Manual de Próteses Auditivas

Thieme Revinter

Manual de Próteses Auditivas

Arthur Menino Castilho
Professor Doutor pela Faculdade de Ciência Médicas da
Universidade Estadual de Campinas (FCM-Unicamp)
Presidente da Sociedade Brasileira de Otologia (SBO)

Vagner Antonio Rodrigues da Silva
Médico Otorrinolaringologista
Mestre em Ciências Médicas e Doutor em Ciências da
Cirurgia pela Faculdade de Ciências Médicas da Universidade Estadual de
Campinas (FCM-Unicamp)
Professor Colaborador da Faculdade de Ciências Médicas da Unicamp

Edson Ibrahim Mitre
Professor Adjunto da Faculdade de Ciências Médicas da Santa Casa de São Paulo
Coordenador da Disciplina de Otorrinolaringologia da Faculdade de
Ciências Médicas da Santa Casa de São Paulo
Chefe do Ambulatório de Ouvido Cirúrgico da Irmandade da Santa Casa de
Misericórdia de São Paulo
Ex-Presidente da Sociedade Brasileira de Otologia (SBO)
Ex-Presidente da Sociedade Paulista de Otorrinolaringologia
Formado pela Faculdade de Medicina da Universidade de São Paulo (FMUSP)
Mestre e Doutor em Medicina pela Faculdade de Ciências Médicas da
Santa Casa de São Paulo

Thieme
Rio de Janeiro • Stuttgart • New York • Delhi

Dados Internacionais de Catalogação na Publicação (CIP) de acordo com ISBD

C352m

Castilho, Arthur Menino

Manual de Próteses Auditivas/Arthur Menino Castilho, Vagner Antonio Rodrigues da Silva e Edson Ibrahim Mitre. Rio de Janeiro: Thieme Revinter Publicações Ltda, 2023.
174 p., il.; 16 x 23 cm.

Inclui bibliografia
ISBN 978-65-5572-171-3
eISBN 978-65-5572-172-0

1. Otorrinolaringologia. 2. Próteses. 3. Implantes. I. Título.

CDD: 610
CDU: 616.21

Elaborada por Bibliotecária Janaina Ramos – CRB-8/9166

Contato com os autores:
Arthur Menino Castilho
arthurcastilho@gmail.com

Vagner Antonio Rodrigues da Silva
vagrodrigues@hotmail.com

© 2023 Associação Brasileira de Otorrinolaringologia e Cirurgia Cérvico-Facial – ABORL-CCF
Todos os direitos reservados.

Thieme Revinter Publicações Ltda.
Rua do Matoso, 170
Rio de Janeiro, RJ
CEP 20270-135, Brasil
http://www.ThiemeRevinter.com.br

Thieme USA
http://www.thieme.com

Design de Capa: Thieme Revinter

Impresso no Brasil por Forma Certa Gráfica Digital Ltda.
5 4 3 2 1
ISBN 978-65-5572-171-3

Também disponível como eBook:
eISBN 978-65-5572-172-0

Nota: O conhecimento médico está em constante evolução. À medida que a pesquisa e a experiência clínica ampliam o nosso saber, pode ser necessário alterar os métodos de tratamento e medicação. Os autores e editores deste material consultaram fontes tidas como confiáveis, a fim de fornecer informações completas e de acordo com os padrões aceitos no momento da publicação. No entanto, em vista da possibilidade de erro humano por parte dos autores, dos editores ou da casa editorial que traz à luz este trabalho, ou ainda de alterações no conhecimento médico durante o processo de produção deste livro, nem os autores, nem os editores, nem a casa editorial, nem qualquer outra parte que se tenha envolvido na elaboração deste material garantem que as informações aqui contidas sejam totalmente precisas ou completas; tampouco se responsabilizam por quaisquer erros ou omissões ou pelos resultados obtidos em consequência do uso de tais informações. É aconselhável que os leitores confirmem em outras fontes as informações aqui contidas. Sugere-se, por exemplo, que verifiquem a bula de cada medicamento que pretendam administrar, a fim de certificar-se de que as informações contidas nesta publicação são precisas e de que não houve mudanças na dose recomendada ou nas contraindicações. Esta recomendação é especialmente importante no caso de medicamentos novos ou pouco utilizados. Alguns dos nomes de produtos, patentes e design a que nos referimos neste livro são, na verdade, marcas registradas ou nomes protegidos pela legislação referente à propriedade intelectual, ainda que nem sempre o texto faça menção específica a esse fato. Portanto, a ocorrência de um nome sem a designação de sua propriedade não deve ser interpretada como uma indicação, por parte da editora, de que ele se encontra em domínio público.

Todos os direitos reservados. Nenhuma parte desta publicação poderá ser reproduzida ou transmitida por nenhum meio, impresso, eletrônico ou mecânico, incluindo fotocópia, gravação ou qualquer outro tipo de sistema de armazenamento e transmissão de informação, sem prévia autorização por escrito.

PREFÁCIO

Os primeiros aparelhos auditivos foram descritos no século XVII. Eram trombetas utilizadas por marinheiros para ouvir as vozes de outros marinheiros chamando-os por longas distâncias no mar. Estes dispositivos foram adaptados à vida civil e vendidos como trombetas de ouvido ou cornetas. Em 1819, a empresa FC Rein & Son, do Reino Unido, acoplou cornetas ao trono de Dom João VI, que tinha problemas auditivos. Com as invenções do telefone e do microfone, os primeiros aparelhos auditivos eletrônicos foram construídos na década de 1870 e têm evoluído rapidamente ao longo dos anos, permitindo maior aproveitamento e melhor satisfação do paciente.

Em 1800, Alessandro Volta estimulou, pela primeira vez, seu próprio ouvido com corrente elétrica. André Djourno e Charles Eyries, em 1957, tentaram estimular o nervo facial com corrente elétrica em um paciente submetido à cirurgia por um extenso colesteatoma. O rosto não se moveu, mas o paciente teve sensações auditivas. Em 1961, William House e John Doyle colocaram um eletrodo de único canal através janela redonda em dois pacientes, resultando em percepção auditiva. Em seguida, surgiram os eletrodos multicanais, melhorando a percepção auditiva em pacientes com perda profunda e que não teriam outra possibilidade de reabilitação. No final dos anos 1970, Tjellström criou a primeira prótese ancorada no osso temporal para estimular a audição em pacientes com cavidade radical que não se adaptaram ao aparelho auditivo convencional. Nos anos 1980 e 1990 foram desenvolvidas as próteses ativas de orelha média que podem ser adaptadas na cadeia ossicular ou na janela oval e redonda.

O desenvolvimento das próteses auditivas tem sido constante ao longo dos anos, as indicações foram ampliadas para reabilitar pacientes ao longo das décadas. A implementação dessas tecnologias requer abordagem de equipe multidisciplinar. O conhecimento de médicos e fonoaudiólogos com a *expertise* de engenheiros que trabalham juntos têm sido fundamentais para o avanço dos dispositivos auditivos. O resultado desse esforço beneficia pacientes e familiares.

Especialistas com amplo conhecimento dos dispositivos contribuíram decisivamente para o sucesso deste livro. O leitor aprenderá indicações e contraindicações dos principais dispositivos disponíveis no mercado brasileiro. Esperamos que a contribuição desse manual possa estimular os profissionais iniciantes nessa caminhada tão interessante das próteses auditivas e sedimente os conhecimentos dos mais experientes. Boa leitura!

Vagner Antonio Rodrigues da Silva
Edson Ibrahim Mitre
Arthur Menino Castilho

COLABORADORES

ANDRÉ ATAÍDE
Médico Otorrinolaringologista
Ex-*Fellow* da Fisch Foundation, Suíça
Mestre em Tecnologia em Saúde pela Pontifícia Universidade Católica do Paraná (PUC-PR)
Cirurgião do Grupo de Implante Coclear do Hospital Pequeno Príncipe – Curitiba, PR
Coordenador do Programa de *Fellow* em Otologia da Fisch Foundation no Brasil

CELSO DALL'IGNA
Médico Otorrinolaringologista
Doutor em Medicina pela Universidade Federal do Rio Grande do Sul (UFRGS)
Professor Titular de Otorrinolaringologia da Faculdade de Medicina da UFRGS

EDI LÚCIA SARTORATO
Livre-Docente em Genética Médica
Doutora em Genética e Biologia Molecular
Coordenadora Adjunta do Centro de Biologia Molecular e Engenharia Genética (CBMEG) da Universidade Estadual de Campinas (Unicamp)

FAYEZ BAHMAD JR.
Professor Livre-Docente pela Faculdade de Medicina da Universidade de São Paulo (FMUSP)
Professor do Programa da Pós-Graduação da Faculdade de Ciências da Saúde da Universidade de Brasília (UnB)

FELIPPE FELIX
Chefe do Serviço de Otorrinolaringologia do Hospital Universitário Clementino Fraga Filho da Universidade Federal do Rio de Janeiro (HUCFF-UFRJ)
Coordenador do Ambulatório de Implante Coclear e Próteses Implantáveis da UFRJ
Doutor e Mestre pela UFRJ

HENRIQUE FURLAN PAUNA
Médico Otorrinolaringologista do Hospital IPO – Curitiba, PR
Preceptor de Otologia no Hospital Universitário Cajuru – Curitiba, PR

JOSÉ RICARDO GURGEL TESTA
Professor Doutor pela Universidade Federal de São Paulo (Unifesp)

LUIZ FERNANDO MANZONI LOURENÇONE
Professor Doutor pela Faculdade de Medicina da Universidade de São Paulo (FMUSP)

LUIZ RODOLPHO PENNA LIMA JUNIOR
Coordenador do Programa de Implantes Auditivos do Otocentro-RN/ Hospital do Coração de Natal

MARIANA HAUSEN PINNA
Médica Otorrinolaringologista
Doutora em Ciências pela Faculdade de Medicina da Universidade de São Paulo (FMUSP)

MELISSA FERREIRA VIANA
Médica Otorrinolaringologista

MIGUEL ANGELO HYPPOLITO
Professor Associado, da Faculdade de Medicina de Ribeirão Preto da Universidade de São Paulo (FMR-USP)

OSMAR MESQUITA DE SOUSA NETO
Médico Otorrinolaringologista
Mestre e Doutor em Medicina (Otorrinolaringologia)
Professor Adjunto da Faculdade de Ciências Médicas da Santa Casa de São Paulo
Responsável pelo Ambulatório de Deficiência Auditiva da Santa Casa de São Paulo
Editor Associado (Neuro-Otologia) do Brazilian Journal of Otorhinolaryngology

OSWALDO LAERCIO MENDONÇA CRUZ
Professor Afiliado do Departamento de Otorrinolaringologia e Cirurgia de Cabeça e Pescoço da Universidade Federal de São Paulo (Unifesp)

PEDRO LUIZ MANGABEIRA ALBERNAZ
Professor Emérito de Otorrinolaringologia da Escola Paulista de Medicina da Universidade Federal de São Paulo (EPM/Unifesp)
Membro do Collegium Oto-Rhino-Laryngologicum Amicitiae Sacrum
Presidente do Collegium de 2004 a 2006
Sócio-Honorário da American Otological Society

RICARDO FERREIRA BENTO
Professor Titular de Otorrinolaringologia da Faculdade de Medicina da Universidade de São Paulo (FMUSP)
Chairmann of Otology and Neurotology Committee of IFOS International Federation of Otolaryngologic Societies

ROBINSON KOJI TSUJI
Médico Otorrinolaringologista
Doutor em Ciências Médicas pela Faculdade de Medicina da Universidade de São Paulo (FMUSP)
Coordenador do Grupo de Próteses Implantáveis do Hospital das Clínicas da FMUSP

ROGERIO HAMERSCHMIDT
Professor e Chefe do Serviço de Otorrinolaringologia do Hospital de Clínicas da Universidade Federal do Paraná (UFPR)

RUBENS VUONO DE BRITO
Professor Associado da Disciplina de Otorrinolaringologia da Universidade de São Paulo (USP)

SADY SELAIMEN DA COSTA
Professor Titular e Chefe do Serviço de Otorrinolaringologia e Cirurgia de Cabeça e Pescoço – Faculdade de Medicina - Universidade Federal do Rio Grande do Sul e Hospital de Clínicas de Porto Alegre

SUELI MATILDE DA SILVA COSTA
Mestre e Doutora em Genética e Biologia Molecular
Pós-Doutora em Genética e Biologia Molecular
Pesquisador no Centro de Biologia Molecular e Engenharia Genética – CBMEG da Universidade Estadual de Campinas (Unicamp)

SUMÁRIO

1. **A PERDA AUDITIVA NO BRASIL E NO MUNDO** 1
   Pedro Luiz Mangabeira Albernaz

2. **GENÉTICA E PERDA DE AUDIÇÃO** 7
   Edi Lúcia Sartorato ▪ Osmar Mesquita de Sousa Neto ▪ Sueli Matilde da Silva Costa

3. **EXAMES ELETROFISIOLÓGICOS PARA DIAGNÓSTICO DA PERDA AUDITIVA** 19
   Henrique Furlan Pauna ▪ Luiz Fernando Manzoni Lourençone ▪ Miguel Ângelo Hyppolito

4. **PRÓTESES AUDITIVAS ANCORADAS NO OSSO TEMPORAL PERCUTÂNEAS** 29
   Arthur Menino Castilho ▪ José Ricardo Gurgel Testa ▪ Vagner Antonio Rodrigues da Silva

5. **PRÓTESES AUDITIVAS DE ANCORAMENTO ÓSSEO TRANSCUTÂNEAS** 43
   Edson Ibrahim Mitre ▪ Felippe Felix ▪ Robinson Koji Tsuji

6. **PRÓTESES AUDITIVAS DE ORELHA MÉDIA** 67
   Vagner Antonio Rodrigues da Silva ▪ Melissa Ferreira Viana ▪ Rubens Vuono de Brito

7. **IMPLANTE AUDITIVO DE TRONCO ENCEFÁLICO** 81
   Ricardo Ferreira Bento ▪ Fayez Bahmad Jr.

8. **IMPLANTE COCLEAR** 97
   Vagner Antonio Rodrigues da Silva ▪ Edson Ibrahim Mitre ▪ Sady Selaimen da Costa ▪ Arthur Menino Castilho

9. **IMPLANTE COCLEAR: MALFORMAÇÕES, CÓCLEAS MALFORMADAS E CAVIDADES RADICAIS** 123
   Rogerio Hamerschmidt ▪ Oswaldo Laercio Mendonça Cruz ▪ Luiz Rodolpho Penna Lima Junior

10. **COMPLICAÇÕES CIRÚRGICAS DO IMPLANTE COCLEAR** 139
    Vagner Antonio Rodrigues da Silva ▪ André Ataíde ▪ Celso Dall'Igna

11. **PRÓTESES ESTEEM®** 151
    Ricardo Ferreira Bento ▪ Mariana Hausen Pinna

    ÍNDICE REMISSIVO 157

Manual de Próteses Auditivas

Thieme Revinter

A PERDA AUDITIVA NO BRASIL E NO MUNDO

CAPÍTULO 1

Pedro Luiz Mangabeira Albernaz

INTRODUÇÃO

Nos velhos tempos as pessoas com surdez eram consideradas mentalmente incompetentes e não possuíam os mesmos direitos civis das pessoas com boa audição. Na Idade Média, inclusive, ao menos uma parte da Igreja Católica acreditava que eles não teriam direito à salvação!

Esta atitude persistiu até o século XVI, quando se verificou que os surdos podiam ser educados. Os pioneiros foram Girolamo Cardamo (1501-1576), na Itália, Padre Pedro Ponce de Leon (1520-1584) e Pablo Bonet (1573-1633), na Espanha, e George Dalgarno (1626-1787), na Inglaterra. Muitas crianças surdas foram educadas, em pequenos grupos. Não havia, nessa ocasião, escolas para crianças surdas.

Em 1775, o Abade Charles Michel de l'Épée (1712-1789) fundou a primeira escola de surdos em Paris. Dois anos depois, Samuel Heinicke (1727-1790) fundou a primeira escola alemã, em Leipzig, escola esta que ainda existe.

L'Épée e Heinicke usavam métodos diferentes, que ainda persistem: l'Épée preferia a linguagem dos sinais, enquanto Heinicke recomendava a comunicação oral.

Meu primeiro contato com crianças surdas ocorreu em Saint Louis, em 1958, no Central Institute for the Deaf (CID).

A escola do CID foi fundada, em 1914, por Max Goldstein, nessa ocasião Professor de Otorrinolaringologia da Washington University em Saint Louis. Foi ele, também, quem fundou o *Laryngoscope*.

Em 1893, Goldstein foi a Viena para estagiar com Adam Politzer. Durante sua estada em Viena, ele ficou fascinado com a educação oral de crianças surdas, em uma escola dirigida pelo Prof. Victor Urbantschitsch Golstein nunca tinha tido contato com esse tipo de educação, pois nos Estados Unidos, nessa ocasião, as escolas ensinavam somente a linguagem de sinais.

Retornando aos Estados Unidos, Goldstein tentou, inutilmente, convencer os educadores de surdos a utilizar o método oral. Todos eles recusaram. Ele, então, resolveu fundar sua própria escola.

Em 1932, além da escola de surdos, o CID fez construir um centro de pesquisas, inicialmente presidido pelo eminente neurofisiologista, Rafael Lorente de Nó; quando este foi convidado a presidir o National Institutes of Health, foi substituído pelo Dr. Hallowell Davis, também um eminente cientista, meu professor de neurofisiologia.

Meu contato com a educação oral certamente influenciou o meu interesse pelos implantes cocleares, desde o seu início.

Esta introdução se refere essencialmente à surdez profunda. Mas ao longo do tempo se percebeu que algumas perdas auditivas não profundas também afetam a qualidade de vida de seus portadores. Essas perdas auditivas são cada vez mais frequentes, relacionadas com diversos tipos de doenças, mas também com a estimulação auditiva com sons intensos, quer em situações industriais – máquinas ruidosas – ou em ouvir música em alto nível por meio de fones.

As próteses auditivas – aparelhos de surdez convencionais, parcialmente implantáveis ou implantáveis e os implantes cocleares – são atualmente indispensáveis para a melhor comunicação social e profissionais nestas pessoas. Os implantes cocleares, inicialmente utilizados apenas para as pessoas com surdez profunda, hoje têm muitas outras indicações, como a perda da discriminação auditiva ou a perda auditiva unilateral. Mas, como iremos ver, estes recursos não estão disponíveis para uma grande parcela da população.

PERDA AUDITIVA

As perdas auditivas são afecções frequentes e apresentam diversas consequências, dependentes de seu grau. A surdez é o "defeito invisível", razão pela qual muitas pessoas têm problemas sociais e/ou profissionais, particularmente nas perdas mais severas. Para mim, a surdez profunda é a mais incapacitante das doenças humanas, por reduzir a comunicação e provocar o isolamento.

O Brasil é um país de grandes contrastes, com cidades modernas com alto padrão de vida e muitas áreas pouco desenvolvidas, onde a pobreza e a desnutrição são fatores importantes.

A Organização Mundial da Saúde (OMS) atualmente considera a perda auditiva como um sério problema de saúde pública. E para ela é importante criar programas para a prevenção da surdez.

Segundo o recenseamento realizado, em 2010, pelo Instituto Brasileiro de Geografia e Estatística (IBGE), existiam no Brasil cerca de 10 milhões de pessoas com surdez. Dessas 10 milhões de pessoas, 2,7 milhões eram portadoras de surdez profunda. Mas os dados da OMS, divulgados, em 2015, mostram números mais expressivos: 28 milhões de pessoas no nosso país possuem algum grau de deficiência auditiva. Esse percentual equivale a 14% da população brasileira. Em todo o mundo esse número é de 360 milhões de habitantes. A previsão da OMS, para o ano de 2050, é de que, no mundo, mais de 900 milhões de indivíduos apresentarão perda auditiva.

Ainda segundo a OMS, a causa mais frequente das perdas auditivas é a otite média crônica. Cerca de 90% delas são descritas em países do sudeste da Ásia, em regiões africanas e nos Inuítes do norte do Canadá. Em algumas regiões a porcentagem de otites médias crônicas chega a 46%. Em Nepal e na Indonésia houve mutirões de cirurgiões operando, em fins de semana, muitos casos de otite média. Esses mutirões resultaram em grande redução na incidência de colesteatomas.[1,2]

Berruecos empreendeu uma análise das condições de prevenção das perdas auditivas na América Latina. Ele destacou três níveis de prevenção:

1. Evitar a doença por meio de imunização contra doenças infecciosas;
2. Prover diagnóstico precoce e intervenções;
3. Reabilitar os pacientes com perda auditiva, melhorando suas condições sociais e profissionais.[3]

Em 1999 e 2001, o Prof. Ricardo Bento e eu organizamos para a Sociedade Brasileira de Otologia uma campanha para verificar a presença de distúrbios da audição em crianças do primeiro ano de Ensino Fundamental. Essa campanha recebeu total apoio do Ministério da Educação e do Ministério da Saúde.[4-7] A triagem primária consistiu em imagens e sons nas frequências de 500, 1.000, 2.000 e 4.000 Hz. Os sons foram gravados em diversas intensidades, e a tarefa das crianças era contar quantos sons ouviam em cada frequência.

A campanha se estendeu para 38.000 escolas de 480 cidades com 50.000 ou mais habitantes. Aproximadamente 780.000 crianças foram testadas, em 1999, e mais de um milhão, em 2001. Todas as crianças que não passaram no teste foram submetidas a um exame otorrinolaringológico e a um exame audiológico.

Das 780.000 crianças avaliadas, em 1999, cerca de 260.000 (33%) não passaram na triagem; em 2001, somente 160.000 (16%) não passaram.

Os resultados dos exames otorrinolaringológicos e audiológicos se encontram no Quadro 1-1.

É interessante observar que muitas crianças (aproximadamente 60%) tinham problemas simples que foram resolvidos na primeira consulta; contudo 32% delas necessitaram de tratamento clínico ou cirúrgico. Próteses auditivas foram obtidas para 8% dessas crianças.

Estes resultados são essencialmente semelhantes aos de muitos outros países. Cerca de 12% destas crianças apresentaram algum grau de deficiência auditiva. É importante assinalar que muitas delas apresentaram surdez neurossensorial. Algumas delas, inclusive, apresentaram surdez neurossensorial profunda; recebiam cuidados especiais de suas professoras, apesar de estas não terem sido treinadas para educar essas crianças.

Sem estas campanhas, a maioria destas crianças não teria sido diagnosticada, e elas não teriam recebido nenhum tratamento, clínico ou cirúrgico.

Infelizmente, por motivos políticos, estas campanhas deixaram de ser realizadas; as crianças das escolas públicas deixaram de receber atenção no que diz respeito à prevenção das perdas de audição. Em outras palavras, um importante programa foi totalmente inativado.

A Sociedade Brasileira de Otologia continua empreendendo esforços para lidar com as perdas auditivas, mas não tem recebido apoio governamental.

A incidência de perdas auditivas em todo o mundo foi avaliada pela Organização Mundial da Saúde, em 2012.[8] A Figura 1-1 e o Quadro 1-2 nos mostram a incidência de perdas

Quadro 1-1. Diagnósticos das Crianças Avaliadas

Diagnóstico	1999	2001
Cerúmen	60,4	58,1
Corpo estranho	1,4	1,5
Otite média de repetição	1,2	1,2
Otite média crônica supurada	3,0	2,3
Otite externa	1,2	1,2
Otite média com efusão	11,4	10,6
Otite média crônica não supurada	2,8	1,9
Malformação congênita	0,5	0,3
Surdez neurossensorial	10,7	8,0
Respiração bucal	9,5	6,2

Perdas auditivas em diferentes regiões

- Oriente Médio e África do Norte: 3%
- África do Sul do Saara: 9%
- Europa Central e Oriental e Ásia Central: 9%
- Alta Renda: 22%
- Sul da Ásia: 27%
- Ásia (Costa do Pacífico): 10%
- América Latina e Caribe: 9%
- Leste da Ásia: 11%

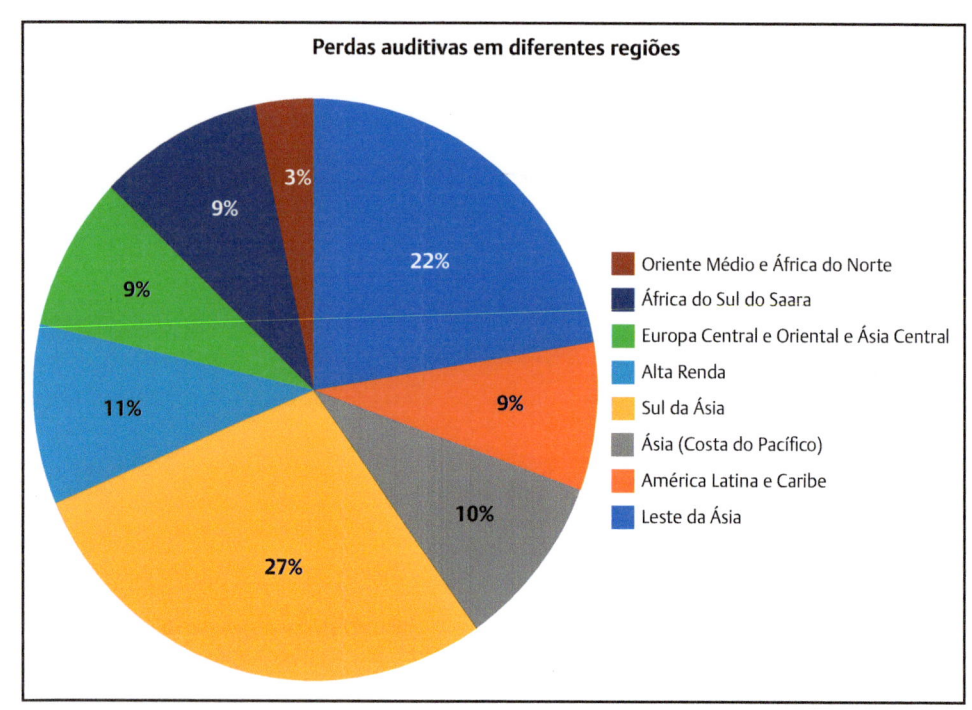

Fig. 1-1. Porcentagem de habitantes com perdas auditivas em diferentes regiões do mundo. (Adaptada de OMS, Estimativas da Prevalência de Perda Auditiva, 2012).[8]

Quadro 1-2. Prevalência da Surdez Incapacitante em Diferentes Regiões

Regiões selecionadas	Perda auditiva em crianças		Perda auditiva em adultos			
	Ambos os sexos		Sexo masculino		Sexo feminino	
	Milhões	%	Milhões	%	Milhões	%
Alta renda	0,8	0,5	19	4,9	18	4,4
Europa e Ásia Central	1,1	1,6	1,4	9,0	16	8,8
África ao Sul do Saara	6,8	1,9	17	7,4	13	5,5
Oriente Médio e África do Norte	1,2	0,9	6	4,1	4	2,9
Sul da Ásia	12,3	2,4	52	9,5	36	7,0
Ásia no Pacífico	3,4	2,0	19	8,7	15	6,8
América Latina e Caribe	2,6	1,6	15	7,6	13	6,0
Leste da Ásia	3,6	1,3	41	7,4	30	5,6
MUNDO	**31,9**	**1,7**	**183**	**7,5**	**145**	**5,9**

auditivas em diversas regiões. Foi observado que, em virtude das vidas mais longas, as perdas auditivas atingem uma porcentagem cada vez maior nos adultos idosos.

Uma organização internacional, denominada *"Sound-Seekers"*,[9] tem-se dedicado a reduzir as perdas auditivas em diferentes países africanos. Enumeraremos algumas de suas conclusões, que não se limitam apenas à África:

A) Noventa por cento das crianças com problemas auditivos em países em desenvolvimento não vão à escola, o que resulta em ter menos oportunidades de trabalho, ao se tornarem adultos;
B) As otites infecciosas, que podem ser curadas com antibióticos, deixam de ser tratadas em numerosas regiões pobres, onde as pessoas não têm condições para comprar estes medicamentos;
C) Na maioria dos países em desenvolvimento há uma escassez de pessoal capaz de cuidar dos pacientes que necessitam de educação especial e outros recursos. Em Zâmbia, por exemplo, há apenas um audiólogo, para uma população de aproximadamente 14 milhões de pessoas. Em Malawi, que possui cerca de 18 milhões de pessoas, há dois audiólogos. Ainda não há audiólogos em Serra Leoa, nem na Gâmbia, que possuem, cada uma, cerca de 2 milhões de habitantes;
D) Uma criança da região africana, ao sul do deserto de Saara, tem duas vezes mais probabilidade de se tornar surda do que uma criança de um país desenvolvido.

Como nos diz Berruecos, é muito importante cuidar da reabilitação de pacientes com perda auditiva, melhorando suas condições sociais e profissionais.

Este livro se dedica a avaliar os diferentes tipos de próteses auditivas, desde as mais simples até as próteses parcial ou totalmente implantáveis, assim como os implantes cocleares. Elas são um elemento importante na reabilitação. É importante mencionar, contudo, que os aparelhos de surdez tradicionais em uso representam somente 10% da necessidade no mundo.

O impacto da perda auditiva nos países em desenvolvimento afeta o desenvolvimento da fala e da linguagem em crianças, faz com que elas tenham grandes dificuldades de aprendizagem. Ao longo do tempo, surgem dificuldades em obter, conservar e conduzir atividades. Além disso, a surdez produz isolamento social, em todas as idades, causa pobreza e representa uma sobrecarga econômica para os indivíduos e para a sociedade.

Nós, otologistas, certamente contribuímos para auxiliar aqueles que têm perdas auditivas. As próteses auditivas, a estapedectomia, as timpanoplastias, as próteses auditivas semi-implantáveis ou implantáveis e os implantes cocleares ajudam-nos a resolver muitos problemas. Mas não temos a responsabilidade de fazer chegar às pessoas os recursos para minorar suas dificuldades. Esta responsabilidade realmente cabe aos governos, principalmente nos países pouco desenvolvidos.

REFERÊNCIAS BIBLIOGRÁFICAS

1. Shrivastav RP. One and a Half Decades of Mobile Ear Surgery Camps in Rural Areas of Nepal to Combat Deafness and Ear Disease. 2004.
2. Alberti P. Comunicação pessoal.
3. Berruecos P. Primary, Secondary and Tertiary Prevention of Hearing Impairments in Latin America. In: Suzuki J, Kobayashi T, Koga K (Eds.). Hearing Impairment – an Invisible Disability. Tokio: Springer-Verlag. 2004. p. 460-5.

4. Bento RF, Mangabeira-Albernaz PL, Di Francesco RC, et al. Detection of hearing loss in elementary schools: a national campaign. Proceedings of the 17th World Congress of Otolaryngology. International Congress Series. 2003;1240:225-9.
5. Mangabeira-Albernaz PL, Russo ICP. Um vídeo-teste para avaliação inicial de audição em escolares brasileiros. Acta AWHO. 2001;20:53-4.
6. Mangabeira-Albernaz PL. Hearing impairment in Brazil. In: Suzuki J, Kobayashi T, Koga K (Eds.). Hearing Impairment – an Invisible Disability. Tokio: Springer-Verlag. 2004. p. 49-52.
7. Organização Mundial de Saúde. Estimativas da Prevalência de Perda Auditiva, [Internet]. 2012.
8. Shrivastav RP. One and a Half Decades of Mobile Ear Surgery Camps in Rural Areas of Nepal to Combat Deafness and Ear Disease. In Suzuki J, Kobayashi T, Koga K (Eds.). Hearing Impairment – an Invisible Disability. Tokio: Springer-Verlag. 2004. p. 466-70.
9. Sound Seekers: Hearing Loss in the Developing World [Internet]. 2018.

GENÉTICA E PERDA DE AUDIÇÃO

CAPÍTULO 2

Edi Lúcia Sartorato ▪ Osmar Mesquita de Sousa Neto
Sueli Matilde da Silva Costa

INTRODUÇÃO

O diagnóstico genético (ou molecular) da perda auditiva pode trazer muitos benefícios específicos para o manejo do paciente candidato ao tratamento/reabilitação com o uso de próteses auditivas.

Algumas perguntas sobre a perda auditiva podem ser muito difíceis de responder em uma grande proporção de casos. Estabelecer a causa, a topografia da alteração (disfunção auditiva específica) ou a provável evolução da mesma pode não ser possível, mesmo com grande esforço das equipes multiprofissional e disciplinar. A escolha segura da estratégia de reabilitação, bem como a estimativa de resultado com a mesma, depende muito dessas informações.

Quando se tem o diagnóstico genético (e cerca de 30% dos casos de perda auditiva sensorioneural bilateral infantil são genéticos),[1] consequentemente já sabemos a causa, a topografia e o modo de disfunção auditiva. Isso facilita muito a programação da reabilitação e a orientação do paciente/família, além de tornar o aconselhamento genético específico para cada situação e, portanto, mais adequado.[2]

Exemplos práticos podem ser bem simples e claros e são representados a seguir:

- Criança com perda auditiva diagnosticada na triagem auditiva neonatal, confirmada até os seis meses de vida, de grau severo a profundo, com diagnóstico de mutação no gene *GJB2*. Sabe-se a causa e que a lesão é coclear, sem prejuízo das estruturas neurais. Espera-se um ótimo resultado com o implante coclear, caso o resíduo auditivo não seja aproveitável;[3]
- Criança com perda auditiva progressiva nos primeiros anos de vida, pior em frequências baixas, evoluindo rapidamente. O diagnóstico molecular revelou mutação no gene *POU3F4*. Como já citado, tal mutação tem herança ligada ao X e pode evoluir com malformação coclear (partição incompleta do tipo III).[4] Nesse caso, a pesquisa genética forneceu informações preciosas sobre o padrão de herança, sobre a causa em si, sobre a expectativa de resposta ao tratamento com o implante coclear (geralmente muito promissor) e ainda alerta sobre cuidados a serem observados na cirurgia (certeza da ocorrência de *Gusher* no intraoperatório);
- Criança que passou pela triagem auditiva neonatal sem problemas, mas com família que buscou avaliação específica da audição ao notar atraso do desenvolvimento da linguagem

(comportamento indiferente aos estímulos sonoros) com cerca de 1 ano de vida. A avaliação auditiva comportamental sugeriu perda auditiva sensorioneural de grau severo a profundo, embora a pesquisa das emissões otoacústicas revelasse respostas amplas para todas as frequências testadas. A avaliação complementar com potenciais de tronco encefálico não obteve potenciais reprodutíveis, o que caracterizou "distúrbio do espectro da neuropatia auditiva". A ressonância magnética não detectou nenhuma alteração da forma da orelha interna e nervos cocleares, e o estudo molecular encontrou mutação do gene *OTOF*, nesse caso, com provável penetração elevada. Tal mutação interfere na sinapse entre a célula ciliada interna e o primeiro neurônio auditivo, podendo levar a casos de perda auditiva profunda, mas que tem excelente potencial de sucesso com o implante coclear, visto que o sistema nervoso auditivo a partir dessa topografia está preservado;[5]

- Adulto com perda auditiva progressiva, caracterizada por discriminação de palavras muito comprometida, desproporcional em relação aos limiares tonais obtidos. A pesquisa das emissões otoacústicas revela resultados normais, e não se observam respostas reprodutíveis na pesquisa dos potenciais de tronco encefálico. Tal quadro sugere neuropatia auditiva desmielinizante, e foi confirmada a presença de doença de Charcot-Marie--Tooth (com mutação do gene *MPZ*). Tal situação sugere que a amplificação tradicional e o implante coclear devam ser vistos com cautela, pois a alteração da condução neural não seria corrigida com essas intervenções.[6,7]

Tais exemplos clínicos são interessantes para ilustrar o potencial de auxílio que o diagnóstico genético tem a oferecer na prática clínica, porém, também revela que, em situações específicas, a informação passada pelo otologista ao geneticista é fundamental para o direcionamento da investigação molecular. Isso será discutido adiante, nesse capítulo.

ETIOLOGIA GENÉTICA DA SURDEZ

O estudo das causas genéticas da audição teve seu início, nos anos 1990, e avançou significativamente desde então. Muitos genes foram mapeados e relacionados com a surdez e acredita-se que aproximadamente 300 genes podem ser causa de perdas auditivas hereditárias, um número considerável, uma vez que representa 1% de todo o genoma. Mutações em alguns desses genes podem causar deficiência auditiva de forma isolada, conhecida como formas não sindrômicas, ou ainda diversas síndromes genéticas podem apresentar a surdez como um dos sinais clínicos, chamadas de formas sindrômicas de surdez.[8]

Um dos maiores empecilhos na localização de tais genes envolvidos na deficiência auditiva refere-se à dificuldade de acesso à cóclea e estruturas da orelha interna. Apesar dos avanços e dos detalhados estudos relativos aos processos fisiológicos do sistema auditivo, assim como o entendimento dos aspectos clínicos da audição e da perda auditiva, muito ainda permanece obscuro, principalmente a respeito dos genes e dos mecanismos moleculares envolvidos nos processos da audição e manutenção do equilíbrio. Acrescente-se ainda a suscetibilidade diferencial de cada indivíduo que, submetidos à segregação educacional e social pelas dificuldades de comunicação, se identificam e naturalmente tendem ao casamento endógamo. Neste caso, as abordagens em nível molecular ficam mais confundidas, pela heterogeneidade genética, por padrões complexos de segregação e por causa de fatores ambientais que contribuem com o fenótipo.

Atualmente cerca de duas centenas de *loci* (região em que cada gene é encontrado em um cromossomo) já estão devidamente mapeadas e associadas à surdez não sindrômica. Nesses *loci* muitos genes foram identificados, sendo 124 localizados no DNA nuclear e 5 em genes mitocondriais.[9]

Os *loci* relacionados com o padrão de herança autossômica dominante são denominados DFNA (DFN = *deafness*, A = autossômico dominante), DFNB (B = autossômico recessivo), e ligado ao cromossomo X, DFNX. Os números que acompanham essa nomenclatura são dados sequencialmente de acordo com a ordem cronológica de descoberta. Entre os casos de surdez sindrômica, a perda de audição pode ocorrer em até 400 tipos diferentes de síndromes, resultando, portanto, em outras centenas de genes associados.

Entre os casos de surdez hereditária, a maioria se apresenta sem associação a qualquer outro sinal clínico, em que, aproximadamente 70% desses são não sindrômicos.[10] Apesar de muitos genes terem sido mapeados associados à forma de surdez sensorioneural, o gene *GJB2* que codifica a proteína conexina 26 está envolvido na causa da perda auditiva hereditária em até 50% dos casos, apresentando-se preferencialmente com padrão de herança autossômico recessivo. O gene *GJB2* foi o primeiro gene nuclear associado à surdez não sindrômica hereditária.[11]

A perda auditiva decorrente de mutações no gene *GJB2* se caracteriza por ser pré-lingual, não progressiva, profunda e com limiares altos em todas as frequências e, portanto, nesses casos é o gene mais relevante a ser rastreado em busca do diagnóstico genético. Interessantemente, quando este gene está envolvido, a maioria dos casos deve-se a uma específica alteração, a variante c.35delG, que se trata de uma deleção da base guanina na posição 35 do gene.[12] Entretanto, apesar da forma de herança recessiva da variante c.35delG, em que o indivíduo deve herdar uma cópia da alteração de ambos os pais para manifestar a deficiência auditiva (homozigose), existem alguns casos em que se observa a variante em somente um dos alelos do gene (heterozigose). Nesses casos foi observada associação a outro gene de conexina, o gene *GJB6*, que codifica a proteína conexina.[30] Entre 10% a 40% dos casos ocorrem alterações em um dos alelos da conexina 26 e alguma diferente deleção no gene da conexina.[30] Apesar de existirem várias deleções já reportadas no gene *GJB6*, as deleções denominadas del(*GJB6*-D13S1830) e del(*GJB6*-D13S1834) são as mais relevantes a serem rastreadas para o diagnóstico rápido.[13]

As conexinas são proteínas que compõem junções intercelulares (*gap junctions*), canais associados à comunicação celular, que promovem a remoção rápida de íons potássio das células ciliadas sensoriais, permitindo a reciclagem de íons potássio nos fluidos cocleares, desempenhando um papel crucial na homeostase iônica coclear e no processo fisiológico do potencial endococlear a fim de manter a capacidade auditiva. O mecanismo subjacente exato da surdez relacionada com a mutação *GJB2* não é muito claro. Inicialmente foi considerado que as mutações do *GJB2* impedem a reciclagem do potássio intercelular, o que resulta em disfunção das células ciliadas e surdez. No entanto, evidências mais recentes mostram que a degeneração das células ciliadas pode não ser a causa primária de surdez associada ao *GJB2*; em vez disso, a alteração das propriedades micromecânicas das células de suporte, que por sua vez reduzem a eletromotilidade das células ciliadas externas e a amplificação coclear ativa, está mais relacionada com a fisiopatologia da perda auditiva associada à mutação *GJB2*.[14,15]

No Brasil existem escassos estudos de epidemiologia genética das perdas auditivas, além de a etiologia da surdez variar grandemente entre as regiões. Entretanto, estudos prévios indicam que mutações no gene *SLC26A4* são a segunda causa mais frequente de perda auditiva não sindrômica, autossômica recessiva sensorioneural, geralmente de início pré-lingual, podendo apresentar aqueduto vestibular alargado.[16] Mutações no gene *SLC26A4* estão também associadas à síndrome de Pendred (SP), caracterizada por perda auditiva sensorioneural, grave à profunda, pré-lingual e, algumas vezes de rápida progressão. Além disso, os pacientes com essa síndrome podem desenvolver bócio eutireoidiano e apresentar uma gama de malformações de ouvido envolvendo a orelha externa/média ou malformações vestibulococleares, como aqueduto vestibular alargado, displasia/aplasia de órgãos vestibulares, partição incompleta da cóclea do tipo II ("displasia de Mondini"), aplasia coclear e hipoplasia.[17] Em alguns casos o bócio pode ser de início tardio e clinicamente não aparente ou ainda não apresentar os demais sinais clínicos da Síndrome de Pendred. Nesses casos os indivíduos poderiam ser incluídos em coortes de perda auditiva não sindrômica.

Outros genes frequentemente associados à perda auditiva de herança recessiva são: *MYO15A, MYO7A, OTOF, CDH23* e *TMC1*.[18] No entanto, a epidemiologia genética é extremamente variável entre as populações. O quadro a seguir mostra um resumo dos principais genes relacionados com a surdez não sindrômica (Quadro 2-1).

Quadro 2-1. Alguns Genes Associados à Perda Auditiva Não Sindrômica

Genes	Padrão de herança	Tipo de surdez
CDH23	AR/AD	Sensorioneural, pré-lingual, severa à profunda, não progressiva
COCH	AD	Pós-lingual, geralmente progressiva, associada à disfunção vestibular
COL11A2	AD	Não progressiva, afetando principalmente as frequências médias
DIAPH1	AD	Sensorioneural, progressiva
GJB2	AR/AD	Sensorioneural, geralmente pré-lingual, moderada à profunda, não progressiva
GJB3	AR/AD	Sensorioneural, pré-lingual, profunda
GJB6	AR/AD	Sensorioneural, pré-lingual, moderada à profunda, não progressiva
KCNQ4	AD	Início tardio, progressivo, moderado a profundo
MYH14	AD	Sensorioneural, progressiva, severa à profunda
MYO3A	AR/AD	Progressiva, moderada à profunda
MYO7A	AR/AD	Variável, progressiva, profunda
MYO15A	AR	Sensorioneural, pré-lingual, moderada à profunda, não progressiva
OTOF	AR	Sensorioneural, geralmente pré-lingual, profunda
SLC26A4	AR	Sensorioneural, variável, geralmente progressiva, moderada à profunda
TECTA	AR/AD	Pré-lingual, frequentemente não progressiva
TMC1	AR/AD	Pré-lingual, não progressiva, profunda
TMIE	AR	Pré-lingual, não progressiva, severa à profunda
TMPRSS3	AR	Pós-lingual, início na infância, profunda
WFS1	AD	Sensorioneural progressiva, de baixa frequência

A perda auditiva sindrômica é responsável por aproximadamente 30% de todos os casos de surdez de origem genética. A perda de audição é relatada em centenas de síndromes, sendo que, pelo menos 49 genes já foram mapeados e associados aos principais tipos de perda auditiva sindrômica.[9,10] As formas sindrômicas mais comuns incluem: síndromes de Usher, Pendred, Waardenburg, brânquio-otorrenal, Jervell e Lange-Nielsen, Alport entre outras (Quadro 2-2).

A síndrome de Usher é a forma mais frequente de perda auditiva sindrômica autossômica recessiva associada à cegueira em todo o mundo, com grande heterogeneidade clínica e genética.[19] Esta síndrome é caracterizada por perda auditiva sensorioneural associada à diminuição progressiva da visão decorrente da degeneração das células fotorrecepto-

Quadro 2-2. Principais Síndromes que Manifestam a Perda Auditiva

Síndrome	Genes	Padrão de herança	Manifestações clínicas
Pendred	SLC26A4	AR	Surdez sensorioneural, bócio, disfunção tireoidiana; aquedutos vestibulares alargados e partição incompleta da cóclea
Waardenburg:			Surdez sensorioneural, telecanto, heterocromia da íris, mecha branca frontal de cabelo
Tipo 1	PAX3	AD	
Tipo 2	MITF, SNAI2	AD	
Tipo 3	PAX3	AD	
Tipo 4	EDNRB, EDN3, SOX10	AR	
Usher:			Surdez sensorioneural, retinite pigmentar
Tipo 1	MYO7A, USH1C, CDH23,	AR	Disfunção vestibular severa
Tipo 2	PCDH15, SANS, USH1G	AR	Função vestibular normal
Tipo 3	USH2A, GPR98, WHRN, ADGRV1, VLGR1 CLRN1	AR	Disfunção vestibular variável
Alport	COL4A5, COL4A6 COL4A3, COL4A4	LX AR	Surdez sensorioneural, glomerulonefrite
Branchio-oto-renal CHARGE	EYA1, SIX5, SIX1 CHD7, SEMA3E	AD AD	Fístulas pré-auriculares, anormalidades do pavilhão auricular; fístulas e cistos branquiais; hipoplasia/displasia renal
Jervell and Lange-Nielsen	KCNQ1, KCNE1	AR	Função vestibular ausente; síndrome do QT longo
Stickler	COL2A1, COL11A1, COL11A2, COL9A1, COL9A2	AD	Surdez sensorioneural, miopia com alterações vítreo-retinianas, anomalia de Robin, displasia epifisária
Norrie	NDP	LX	Surdez sensorioneural, displasia retiniana com cegueira, retardo mental
Treacher Collins	TCOF1, POLR1D, POLR1C	AD	Surdez condutiva, fissuras palpebrais oblíquas para baixo, coloboma palpebral, micrognatia, microtia
Perrault	HSD17B4, HARS2, CLPP, LARS2	AR	Surdez sensorioneural, disgenesia dos ovários

ras da retina, denominada retinose pigmentar e ocasionalmente disfunção vestibular. De acordo com os achados clínicos a síndrome de Usher tem sido classificada em três tipos. O tipo I (USH1) é a forma mais grave, apresentando perda auditiva sensorioneural congênita de grau severo a profundo, disfunção vestibular e início de retinite pigmentosa na primeira década de vida que rapidamente evolui para cegueira. O tipo II (USH2) é a forma mais comum da doença, representando de 59%-85% dos casos, consiste em perda auditiva sensorioneural congênita leve à grave, função vestibular normal e retinite pigmentosa com início na puberdade ou quando adulto. Finalmente, o tipo III (USH3) é caracterizado por deficiência auditiva pós-lingual progressiva, disfunção vestibular variável e retinite pigmentosa com idade variável de início. Pelo menos 13 diferentes genes já foram associados às diferentes formas da síndrome de Usher (Quadro 2-2).[9]

Na maioria dos tipos da síndrome de Usher a identificação correta da doença não é possível até que apareça a retinose pigmentar em geral em fases tardias do desenvolvimento. Nesses casos o diagnóstico molecular realizado precocemente em crianças com perda auditiva sensorioneural é de fundamental importância para um diagnóstico preciso, tratamento e prognóstico, assim como para a identificação precoce das famílias de risco e aconselhamento genético adequado.

Apesar de a maioria dos casos de surdez não apresentar outros sinais clínicos, alguns genes nucleares envolvidos em casos sindrômicos podem ser confundidos com não sindrômicos pela manifestação tardia de alguns sintomas, como são os casos já citados da retinite pigmentosa na síndrome de Usher e o bócio eutireoidiano na síndrome de Pendred (gene *SLC26A4*), tais características podem ser identificadas muitas vezes na segunda ou terceira décadas de vida.

O Quadro 2-2 mostra um resumo dos principais genes relacionados com a surdez sindrômica e algumas das mais importantes manifestações clínicas.

Além de genes autossômicos relacionados com a surdez, existem genes também ligados ao cromossomo X, responsáveis por aproximadamente 1%-2% dos casos de perda auditiva hereditária e pode ser classificada como doença rara. Os pacientes podem apresentar perda auditiva pré ou pós-lingual, sindrômica ou não sindrômica.[10] Atualmente 5 genes localizados no cromossomo X têm sido associados à perda auditiva não sindrômica, sendo eles: *PRPS1*, *POU3F4*, *SMPX*, *AIFM1*, *COL4A6*. A perda auditiva ligada ao X tipo 2 (DFNX2/gene *POU3F4*) é encontrada em aproximadamente 50% de todas as famílias com perda auditiva não sindrômica ligada a esse cromossomo.[20] Diferentes mutações no gene *POU3F4* causam diferentes tipos de perda que podem ser condutivas, sensorioneurais ou mistas. Anormalidades, como hipoplasia parcial da cóclea e dilatação do canal auditivo interno, muitas vezes com uma comunicação fistulosa entre sua face lateral e a volta basal da cóclea, podem ser observadas. Portanto, as cirurgias para correção da fixação do estribo devem ser avaliadas quanto à possibilidade de uma comunicação anormal entre o líquido cefalorraquidiano e a perilinfa. Quando indicado, o implante coclear nessas condições anatômicas já deve incluir no planejamento cirúrgico a estratégia para controle de *Gusher* intenso.[21]

Quanto às formas sindrômicas, pelo menos 15 genes foram identificados, alguns dos quais também estão implicados em formas não sindrômicas. A perda auditiva ligada ao cromossomo X representa 85% dos casos da síndrome de Alport (gene *COL4A5*).[22] Esta síndrome é caracterizada por surdez sensorioneural progressiva de várias intensidades associada à glomerulonefrite progressiva e achados oftalmológicos variados. Os Quadros 2-3 e 2-4 mostram as principais formas não sindrômicas e sindrômicas da perda auditiva ligada ao X.

Quadro 2-3. Genes Associados à Perda Auditiva Não Sindrômica Ligada ao X

Gene	Tipo de surdez	Alterações anatômicas da orelha
PRPS1	Sensorioneural, pós-lingual progressiva; severa à profunda	Sem alteração
POU3F4	Pré-lingual, progressiva, mista; variável, mas pode evoluir para profunda	Dilatação do meato acústico interno, comunicação anormal entre o meato acústico interno e o compartimento da orelha interna, hipoplasia da cóclea, ausência de modíolo
SMPX	Pós-lingual, sensorioneural progressiva; moderada à profunda	Sem alteração
AIFM1	Início infância, neuropatia auditiva e neuropatia sensorial periférica	Hipoplasia do nervo coclear
COL4A6	Pré-lingual, perda auditiva sensorioneural progressiva de gravidade variável	Cóclea malformada, com partição incompleta da cóclea e separação incompleta do conduto auditivo interno

Quadro 2-4. Genes Associados à Perda Auditiva Sindrômica Localizados no Cromossomo X

Síndrome	Gene	Padrão de herança	Manifestações clínicas
STAR	FAM58A	D	Surdez sensorioneural, monolateral, profunda, telecanto, sindactilia, malformações renais e anogenitais
Adrenoleucodistrofia ligada ao X (X-ALD)	ABCD1	R	Surdez sensorioneural está presente apenas na forma cerebral infantil (tipo mais grave), alteração no tônus muscular, danos do sistema nervoso, convulsões, perda visual
Charcot-Marie-Tooth (CMTX4)/ Cowchock	AIFM1	R	Surdez sensorioneural de gravidade variável, retardo mental, fraqueza muscular e neuropatia axonal
Alport	COL4A5	R	Surdez sensorioneural progressiva de gravidade variável, glomerulonefrite e achados oftalmológicos variáveis
Hipofosfatemia ligada ao X (XLH)	PHEX	D	Surdez sensorioneural, pode causar raquitismo com deformidades ósseas, anomalias dentárias, hipofosfatemia, hipocalciúria e aumento da atividade das fosfatases alcalinas séricas
Fabry	GLA	R	Grau variável de perda auditiva sensorioneural ou mista. Casos de surdez súbita também são relatados, episódios de dor, angioceratomas, hipoidrose, cornealopacidade
Norrie	NDP		Surdez sensorioneural, progressiva, anormalidades vasculares na cóclea, desenvolvimento anormal da retina, leucocoria e catarata; deficiência intelectual leve à moderada

Alguns genes localizados no DNA mitocondrial também têm sido associados à surdez. Mutações em DNA mitocondrial determinam um padrão de herança materno e podem causar diversas doenças genéticas relacionadas com a disfunção respiratória mitocondrial, em alguns casos algumas alterações podem causar anormalidades somente na cóclea, levando à perda auditiva não sindrômica. Como a cóclea é um órgão que demanda um grande consumo de energia, essas alterações podem ocasionar perdas auditivas que são sempre sensorioneurais, com variações de grau e idade de manifestação, penetrância e gravidade variáveis, mesmo dentro das famílias. Em 1% dos casos ocorre em crianças em fase pré-lingual e em pelo menos 5% em casos pós-linguais.

Entre as mutações em genes mitocondriais, as mutações m.1555A>G no gene *MTRNR1* (ou 12SrRNA), que codificam o RNAt de serina (RNAtSer[UCN]) e a mutação m.3243A>G no gene *MTTL1* (tRNA Leu [UUR]), são causas relativamente frequentes de perda auditiva neurossensorial.[23] A mutação m.1555A>G está também associada à suscetibilidade à perda auditiva não sindrômica induzida por antibióticos aminiglicosídeos, dada à semelhança entre a subunidade 16S do RNAr bacteriano, alvo desses antibióticos, e a 12S RNAr humano que eventualmente apresenta a alteração m.1555A>G no gene *MTRNR1*. No Brasil a frequência estimada da alteração m.1555A>G é de 2%, sendo assim o rastreamento desta alteração é recomendada principalmente porque os aminoglicosídeos ainda são algumas vezes utilizados no país.

A mutação m.3243A>G tem sido associada à encefalomiopatia mitocondrial, acidose láctica e episódios semelhantes a acidente vascular cerebral (MELAS); surdez e diabetes herdadas pela mãe; e oftalmoplegia externa progressiva crônica. Além disso, várias outras mutações mitocondriais, incluindo m.1494C>T em *MTRNR1* e m.7445A>G, 7472insC e 7511T>C em *MTTS1* (tRNA Ser [UCN]), foram associadas à perda auditiva sensorioneural não sindrômica. As mutações, m.8344A>G e m.8356T>C em *MTTK* (tRNA Lys), a mutação m.14709T>C em *MTTE* (tRNA Glu) e várias variantes em *MTTH* (tRNA His) e MTTS2 (tRNA Ser [AGY]) também foram relatadas como associadas à PA sensorioneural não sindrômica ou sindrômica em diferentes países.[23]

O fenótipo clínico dos indivíduos com alterações mitocondriais pode variar consideravelmente, já que pode existir também a possibilidade de tais alterações serem observadas em heteroplasmia (mistura de DNA mitocondriais com e sem a alteração) ou homoplasmia (somente DNA mitocondrial com a alteração presente).

DIAGNÓSTICO ETIOLÓGICO DA PERDA AUDITIVA HEREDITÁRIA

O diagnóstico etiológico da perda auditiva hereditária requer uma variedade de testes realizados que inclui avaliação clínica (avaliação de história familiar, exame físico, avaliação otológica e audiológica e testes auxiliares) e testes de genética molecular. Dessa forma, assim como na maioria das doenças genéticas o modelo multiprofissional é importantemente indicado no acompanhamento do paciente com perda auditiva. A equipe constituída por profissionais de diversas áreas nesses casos deve ser composta principalmente por médico otologista, fonoaudiólogo, psicólogo, profissionais especializados em genética clínica e aconselhamento genético e enfermagem. Uma das razões pelas quais o modelo multiprofissional é particularmente aplicável nos casos de perda auditiva é que o diagnóstico e a conduta de tratamento são frequentemente acompanhados de incertezas. Em razão da grande heterogeneidade clínica e genética, as interações gene-ambiente, modificadores genéticos e outros fatores epigenéticos que podem contribuir para o curso e a gravidade da condição, o preciso diagnóstico molecular da perda auditiva hereditária pode ser difícil.

Os geneticistas clínicos e/ou otologistas, por meio da obtenção de histórias familiares detalhadas, são capazes de identificar o indivíduo ideal para se submeter ao teste genético, bem como reconhecer outros indivíduos em risco.[24] Quando possível, além de testar o probando é indicado testar também os pais, para aprimorar o diagnóstico e auxiliar no aconselhamento genético. Esses membros da equipe podem ainda obter importantes informações que de alguma maneira podem direcionar os testes genéticos, como uso de medicações ototóxicos, heredrogramas, padrão de herança, tipo de perda entre outros.

No modelo multiprofissional, é fortemente indicado que as informações sejam compartilhadas entre a equipe e o laboratório de biologia molecular, contribuindo para uma maior eficiência e redução de custos na determinação da causa das perdas auditivas. Uma vez identificada a mutação causal, a informação é novamente compartilhada, possibilitando traçar um plano de conduta para intervenção com tratamento e acompanhamento específico e aconselhamento genético adequado. Nos casos em que a causa genética não foi identificada ou apresenta um significado incerto, pesquisas adicionais podem ser realizadas. No entanto, o processo pode ser longo e nem sempre produz resultados informativos; a equipe deve estar ciente, e os pacientes cuidadosamente aconselhados a respeito das limitações.

Com os avanços no campo do diagnóstico molecular, muitas tecnologias e plataformas estão disponíveis para o rastreamento da perda auditiva. A triagem convencional com base na reação em cadeia da polimerase (PCR, do inglês *Polymerase Chain Reaction*), e sequenciamento Sanger ainda são muito usadas na maioria dos laboratórios. Essas técnicas são bastante sensíveis e confiáveis, contudo podem ser demoradas, dependendo do gene/mutação a ser pesquisado e ter aplicações limitadas no caso de triagens abrangentes.

Na tentativa de otimizar o diagnóstico molecular das perdas auditivas, abrangendo um maior número de genes, a tecnologia de sequenciamento massivo tem sido usada. Existem diversos painéis de captura disponíveis no mercado que permitem a identificação de mutações raras em genes incomuns, embora possam apresentar um custo mais alto, melhoram a taxa de conclusão do diagnóstico com uma média de 44% dos casos.

Deve-se destacar, contudo, que a prevalência e as frequências de mutações estão associadas à origem étnica, e isso deve ser levado em consideração ao decidir qual tipo de ensaio é mais apropriado para um paciente.

DIAGNÓSTICO DA SURDEZ EM NEONATOS

A incidência de perda auditiva sensorioneural em países desenvolvidos varia de 1 a 3 por 1.000 nascidos vivos em neonatos saudáveis a termo e de 2 a 4 por 100 em bebês de alto risco.[25] Nestes países metade dos casos pode ser atribuída a fatores genéticos. No Brasil a incidência varia de 2 a 7 por 1.000, dependendo da região, e a maioria dos casos de perda auditiva é causada por fatores ambientais, como infecções congênita (principalmente rubéola), anoxia perinatal, kernicterus e meningite.[26]

De acordo com o Comitê Misto de Audição Infantil (Joint Committee On Infant Hearing – JCIH), referência na área, todos os bebês devem ter acesso à triagem auditiva neonatal até 1 mês de idade. Todas as crianças que não passarem na triagem auditiva inicial e na nova triagem subsequente devem ser submetidas à avaliação audiológica até o terceiro mês de vida e, no caso de confirmação de perda auditiva sensorioneural ou condutiva permanente, a intervenção precoce, quando necessária, deve ocorrer até o sexto mês de vida. Inicialmente, o JCIH indica o exame de emissões otoacústicas (EOA), que analisa a audição periférica através das células ciliadas externas, e o exame de avaliação de potencial evocado auditivo de tronco encefálico (PEATE ou "BERA"), que observa o *status* da ativação e condução neural até o mesencéfalo.

Durante as últimas décadas, programas universais de triagem da perda auditiva em recém-nascidos foram implementados em diversos países na tentativa de diminuir a idade de identificação dos problemas auditivos, permitindo a adaptação de dispositivos de amplificação sonora e da (re) habilitação auditiva, levando a melhores resultados no desenvolvimento auditivo e de linguagem destas crianças, já que a plasticidade do sistema nervoso central é maior no primeiro ano de vida. Alguns países incluem nesta triagem os testes genéticos, envolvendo os principais genes e mutações. Dados da literatura mostram que metade dos recém-nascidos com perda auditiva congênita não sindrômica autossômica recessiva severa à profunda tem mutações no gene *GJB2*, sendo a variante c.35delG a mais frequente.

É de extrema importância que o diagnóstico seja o mais cedo possível para reabilitação do indivíduo, assim como para a possibilidade do implante coclear. Sugere-se que surdez associada ao gene *GJB2* apresenta resultados significativamente melhores do implante coclear (IC) quando comparada à perda auditiva adquirida causada por etiologias ambientais.[15] As células ganglionares espirais normais e os nervos auditivos são fatores críticos para o sucesso do IC, quando ocorrem alterações no gene *GJB2*, as células ciliadas da cóclea são afetadas, enquanto as células ganglionares espirais normais permanecem preservadas.[27] Sendo assim, os resultados do IC nesses pacientes devem ser melhores do que aqueles em que a surdez não esteja relacionada com alterações nesse gene. Ainda que os resultados gerais sejam inconclusivos e controversos a respeito do sucesso do IC em pacientes positivos para alterações no gene *GJB2*.[15]

Por sua vez, pacientes diagnosticados com neuropatia auditiva, que apresentam variantes na sequência do gene *OTOF*, de acordo com dados publicados na literatura, apresentam um bom resultado de IC, o que realmente é esperado, já que o nervo auditivo permanece intacto (o defeito funcional é sináptico). Assim, os pacientes com neuropatia auditiva relacionada com alterações no gene *OTOF* são bons candidatos para IC.[28] Dessa forma, antes do implante coclear, o teste genético auxiliará a esclarecer qual parte da via auditiva está prejudicada o que auxiliará a prever os resultados do IC.

Os programas de triagem auditiva neonatal contribuem para a identificação da deficiência auditiva, direcionando a conduta a ser adotada no tratamento ou intervenção cirúrgica e na (re) habilitação. Nos casos com clara etiologia genética é de extrema importância a avaliação dos riscos de recorrência, sendo possível um aconselhamento familiar adequado aos pacientes.

CONSIDERAÇÕES FINAIS

A surdez afeta indivíduos de todas as idades e pode ocorrer em qualquer momento desde o nascimento, sendo um grave problema de saúde pública, afetando 10% da população mundial, que, nesse caso, requer algum tipo de intervenção para sua comunicação. Assim, o diagnóstico da surdez o mais cedo possível é extremamente necessário, apesar de a busca da etiologia das perdas auditivas ser complexa por envolver um grande número de genes além de fatores ambientais.

Os benefícios desse diagnóstico são inquestionáveis sobretudo nos casos com etiologia genética, em que podem ser considerados os riscos de recorrência, bem como a manifestação de outros sintomas que podem ajudar no prognóstico dos pacientes. Há que se considerar também que vários estudos, como mencionado anteriormente, demonstram a melhor *performance* do implante coclear em determinados casos de etiologia genética.

Os dados publicados na literatura científica a respeito da frequência da principal variante causadora da surdez de origem genética (c.35delG no gene *GJB2*) indicam a importância da inclusão do rastreamento dessa alteração em neonatos que falharem na triagem por emissões otoacústicas, principalmente no Brasil que possui uma população altamente miscigenada e com significativas dificuldades em seu sistema de atenção à saúde materno-infantil.

Considerando as pesquisas e artigos da literatura publicados sobre a perda auditiva de origem genética na população brasileira, o principal gene a ser investigado é o gene *GJB2*, e iniciando-se pela principal alteração envolvida, a c.35delG. Além desse gene, os genes nucleares, *SLC26A4, MYO15, MYO7A, OTOF, CDH23, TMC1*, e os genes mitocondriais, *MTRNR1* e *MTTL1*, também apresentaram significativo número de alterações em nosso meio. Dessa forma, o rastreamento desses genes deve ser levado em conta de acordo com os dados clínicos que o paciente apresentar.

Os progressos obtidos por meio da biologia molecular no diagnóstico genético das perdas auditivas podem permitir distinguir a surdez supostamente avaliada como idiopática e podem atualmente influenciar nas decisões a respeito do implante coclear e, finalmente, facilitar o estabelecimento de linhas terapêuticas e de reabilitação mais efetivas.

REFERÊNCIAS BIBLIOGRÁFICAS

1. Morzaria S, Westerberg BD, Kozak FK. Systematic review of the etiology of bilateral sensorineural hearing loss in children. Int J Pediatr Otorhinolaryngol. 2004;68(9):1193-8.
2. Deltenre P, Van Maldergem L. Hearing loss and deafness in the pediatric population: causes, diagnosis, and rehabilitation. Handb Clin Neurol. 2013;113:1527-38.
3. Eshraghi AA, Polineni SP, Davies C, et al. Genotype-Phenotype Correlation for Predicting Cochlear Implant Outcome: Current Challenges and Opportunities. Front Genet. 2020;11:678.
4. Smeds H, Wales J, Karltorp E, et al. X-linked Malformation Deafness: Neurodevelopmental Symptoms Are Common in Children With IP3 Malformation and Mutation in POU3F4. Ear Hear. 2021;43(1):53-69.
5. Varga R, Kelley PM, Keats BJ, et al. Non-syndromic recessive auditory neuropathy is the result of mutations in the otoferlin (OTOF) gene. J Med Genet. 2003;40(1):45-50.
6. Kobayashi M, Yoshida T, Sugimoto S, et al. Cochlear implantation in patient with Charcot-Marie-Tooth disease. Auris Nasus Larynx. 2021;48(2):327-30.
7. Petit C. Genes responsible for human hereditary deafness: symphony of a thousand. Nat Genet. 1996;14(4):385-91.
8. van Camp G, Smith RJH. Hereditary Hearing Loss Homepage [Internet]. 2003.
9. Hilgert N, Smith RJH, van Camp G. Function and expression pattern of nonsyndromic deafness genes. Curr Mol Med. 2009a;9(5):546-64.
10. Kelsell DP, Dunlop J, Stevens HP, et al. Connexin 26 mutations in hereditary non-syndromic sensorineural deafness. Nature. 1997;387(6628):80-3.
11. Denoyelle F, Weil D, Wilcox AS, et al. Prelingual deafness: high prevalence of a 30delG mutation in the connexin 26 gene. Hum Molec Genet. 1997;6:2173-7.
12. del Castillo FJ, Rodríguez-Ballasteros M, Alvares A, et al. A novel deletion involving the connexin 30 gene del(GJB6-D13S1854), found in trans with mutations in the GJB2 gene (connexin 26) in subjects with DFNB1 nonsyndromic hearing impairment. J Med Genet. 2005;42(7):588-94.
13. Zhu Y, Liang C, Chen J, et al. Active cochlear amplification is dependent on supporting cell gap junctions. Nat Commun. 2013;4:1786.
14. Abdurehim Y, Lehmann A, Zeitouni AG. Predictive Value of GJB2 Mutation Status for Hearing Outcomes of Pediatric Cochlear Implantation. Otolaryngology–Head and Neck Surgery. 2017;157(1):16-24.
15. Lezirovitz K, Mingroni-Netto RC. Genetic etiology of non-syndromic hearing loss in Latin America. Hum Genet. 2021.

16. Miyagawa M, Nishio SY, Usami S. Deafness Gene Study Consortium. Mutation spectrum and genotype-phenotype correlation of hearing loss patients caused by SLC26A4 mutations in the Japanese: a large cohort study. J Hum Genet. 2014;59(5):262-8.
17. Hilgert N, Smith RJ, Van Camp G. Function and expression pattern of nonsyndromic deafness genes. Curr Mol Med. 2009;9(5):546-64.
18. Toms M, Pagarkar W, Moosajee M. Usher syndrome: clinical features, molecular genetics and advancing therapeutics. Ther Adv Ophthalmol. 2020;12:2515841420952194.
19. Su Y, Gao X, Huang SS, et al. Clinical and molecular characterization of POU3F4 mutations in multiple DFNX2 Chinese families. BMC Med Genet. 2018;19(1):157.
20. Cremers CW, Hombergen GC, Wentges RT. Perilymphatic gusher and stapes surgery. A predictable complication? Clin Otolaryngol Allied Sci. 1983;8(4):235-40.
21. Savige J, Storey H, Il Cheong H, et al. X-Linked and Autosomal Recessive Alport Syndrome: Pathogenic Variant Features and Further Genotype-Phenotype Correlations. PLoS One. 2016;11(9):e0161802.
22. Mutai H, Watabe T, Kosaki K, et al. Mitochondrial mutations in maternally inherited hearing loss. BMC Med Genet. 2017;18(1):32.
23. Erskine KE, Griffith E, Degroat N, et al. An interdisciplinary approach to personalized medicine: case studies from a cardiogenetics clinic. Per Med. 2013;10(1):73-80.
24. Wroblewska-Seniuk K, Greczka G, Dabrowski P, et al. Hearing impairment in premature newborns-Analysis based on the national hearing screening database in Poland. PLoS One. 2017;12(9):e0184359.
25. Nivoloni K de A, da Silva-Costa SM, Pomílio MC, et al. Newborn hearing screening and genetic testing in 8974 Brazilian neonates. Int J Pediatr Otorhinolaryngol. 2010;74(8):926-9.
26. Jun AI, McGuirt WT, Hinojosa R, et al. Temporal bone histopathology in connexin 26-related hearing loss. Laryngoscope. 2000;110:269-75.
27. Zheng D, Liu X. Cochlear Implantation Outcomes in Patients With OTOF Mutations. Front Neurosci. 2020;14:447.

EXAMES ELETROFISIOLÓGICOS PARA DIAGNÓSTICO DA PERDA AUDITIVA

CAPÍTULO 3

Henrique Furlan Pauna ▪ Luiz Fernando Manzoni Lourençone
Miguel Ângelo Hyppolito

INTRODUÇÃO

O desenvolvimento do aparato auditivo se inicia já nas primeiras semanas de gestação, através de complexas transformações dos tecidos embrionários contidos nos arcos e bolsas faríngeas.[1] A embriologia e o crescimento intrauterino da orelha média e dos labirintos coclear e vestibular são complexos e estão maduros antes do nascimento. Ainda, o desenvolvimento do nervo vestibulococlear, de suas conexões centrais e dos mecanismos fisiológicos necessários para a audição, está aproximadamente completo ao nascimento a termo.[2]

Os distúrbios da audição têm um importante impacto sobre a aquisição da fala e da linguagem, bem como na qualidade de vida de indivíduos e suas famílias nos âmbitos biológico e psicossocioambiental e devem ser diagnosticados e tratados precocemente. Estima-se que em torno de 278 milhões de pessoas afetadas em todo o mundo, com incidências variadas de perda auditiva incapacitante entre países desenvolvidos e em desenvolvimento.[3]

A incidência de perda auditiva neonatal é estimada entre 1 e 6 em cada 1.000 nascidos vivos tendo seu risco aumentado para 6% a 8% nos recém-nascidos que necessitam de UTI neonatal.[4] A perda auditiva na infância pode acarretar distúrbios de desenvolvimento, com atraso na aquisição da fala, da linguagem, no amadurecimento emocional, educacional e social.[4] Nos países desenvolvidos, a incidência de perda auditiva congênita é estimada de 2 a 4 casos por 1.000 nascimentos e estima-se, para os países em desenvolvimento, uma incidência de cerca de 6 casos para 1.000 nascimentos.[4-6] Já a avaliação de escolares, com o emprego da audiometria tradicional, incorre em falhas na detecção da perda auditiva em altas frequências, caracterizadas pela dificuldade de entendimento da fala em ambientes ruidosos. Contrastando com a universalização da investigação da perda auditiva em neonatos, o rastreamento da surdez na população adulta é quase ausente.[7]

As dificuldades de audição, mesmo que leves, nos primeiros meses de vida causam sérios problemas de aquisição de fala e, futuramente, no aproveitamento escolar, desencadeando problemas socioemocionais futuros para as crianças e para seus pais. A detecção precoce da perda auditiva até os 3 meses de vida, conforme é preconizada pelo Joint Committee on Infant Hearing (JCIH), e sua reabilitação precoce por dispositivos, como o implante coclear ou prótese auditiva convencional, além dos estímulos fonoterápicos e trabalho familiar, são de extrema importância para se evitarem problemas cognitivos, escolares, de relacionamento e mais tarde na vida laboral.

As perdas auditivas podem ser classificadas quanto à sua localização em perdas auditivas condutivas (Fig. 3-1): estas envolvem desde o conduto auditivo externo até a orelha média (membrana timpânica e ossículos). As causas mais comuns são as malformações do meato e conduto auditivo externo e orelha média, trauma, otite média aguda, otite média secretora, perfuração de membrana timpânica, colesteatoma. A otite média é a causa mais comum de perda auditiva na criança (Quadro 3-1).

Perdas auditivas neurossensoriais (Fig. 3-2): são as que comprometem a cóclea e/ou o nervo auditivo. Podem ser causadas por fatores ambientais, como infecções congênitas por citomegalovírus, toxoplasmose, rubéola e herpes; condições de nascimento e neonatais, como prematuridade, baixo peso ao nascimento, anóxia, ventilação mecânica, uso de ototóxicos (principalmente os antibióticos aminoglicosídeos e antineoplásicos), meningites, traumas de osso temporal, tumores. Estão presentes em 50% dos casos de surdez neurossensorial. Os outros 50% de causas de perda auditiva neurossensorial são de etiologia genética e são classificadas em sindrômicas (30%) e não sindrômicas (70%). O tipo de herança mais comum para as perdas auditivas neurossensoriais genéticas não sindrômicas é a autossômica recessiva.[10]

Podemos encontrar uma associação de perdas condutivas e neurossensoriais, as perdas auditivas mistas (Fig. 3-3), podendo citar, como exemplo, as malformações de orelhas média e interna com acometimento da cóclea, traumas de osso temporal entre outras.

Para que ocorra a aquisição de fala em uma criança é preciso um sistema auditivo íntegro. As perdas auditivas, leves e moderadas, podem gerar dificuldade de ouvir consoantes e, consequentemente, prejudicar o entendimento da palavra, mas não impedem o aprendizado da fala.[11] As perdas auditivas de graus severo e profundo impedem que a

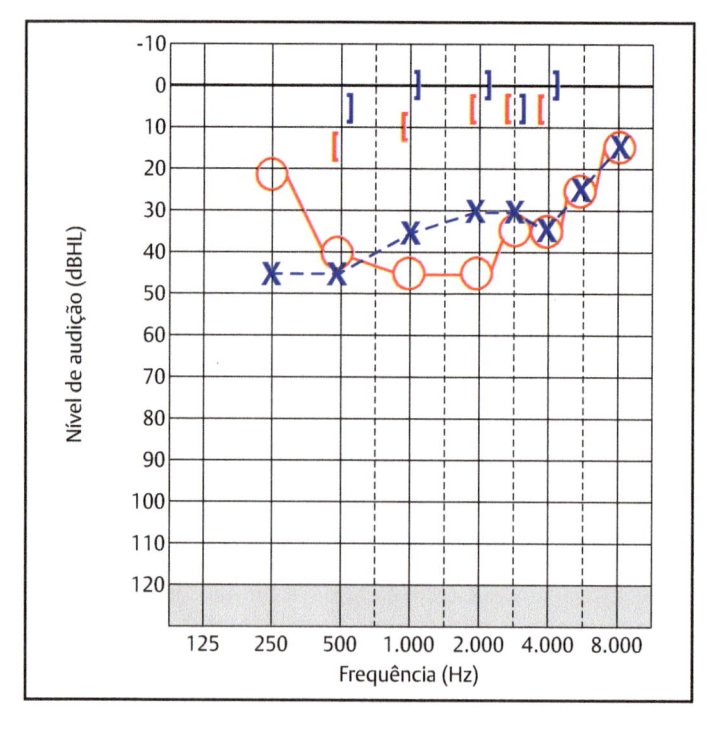

Fig. 3-1. Audiograma representativo de uma perda auditiva condutiva. Observar a diferença entre as vias óssea e aérea (*gap* aéreo-ósseo).

Quadro 3-1. Causas de Surdez na Infância[9]

Pré-natal	
Síndrome genética	Treacher-Collins, Pendred, Usher, Waardenburg, Jervel e Lange-Nielsen etc.
Genéticas não sindrômicas	Conexina 31, conexina 26 (mutação 35delG) etc.
Cromossômicas	Down, Edwards, Patau, Turner
Infecções congênitas adquiridas	Rubéola, citomegalovírus, herpes simples, toxoplasmose, sífilis
Natal	
Trauma ao nascimento, hipóxia, prematuridade, baixo peso ao nascer	
Pós-natal	
Icterícia neonatal, sepse neonatal, ototoxicidade (aminoglicosídeos), meningite, caxumba, sarampo, malária, ruído, otite média, cerúmen	

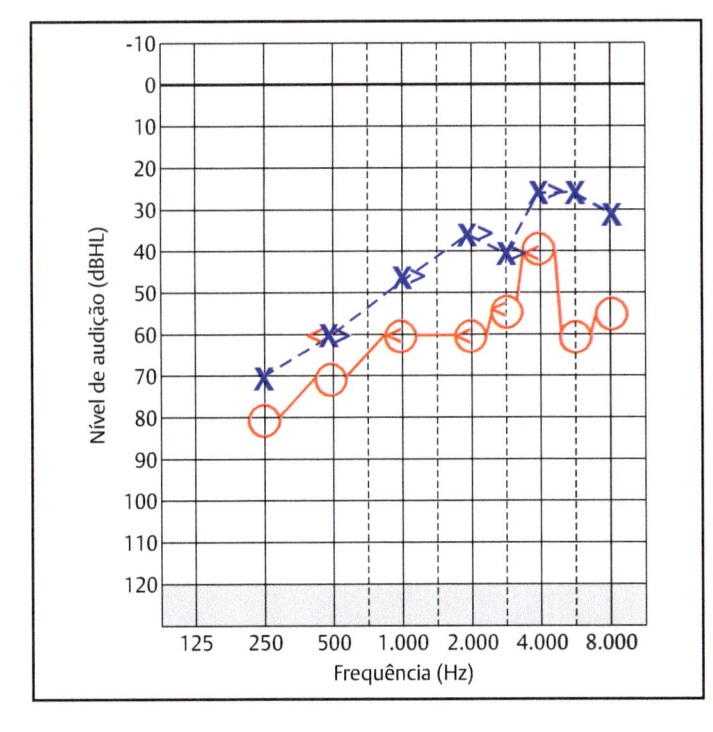

Fig. 3-2. Audiograma representativo de uma perda auditiva neurossensorial. Observar o acoplamento entre as vias óssea e aérea (*gap* aéreo--ósseo ausente).

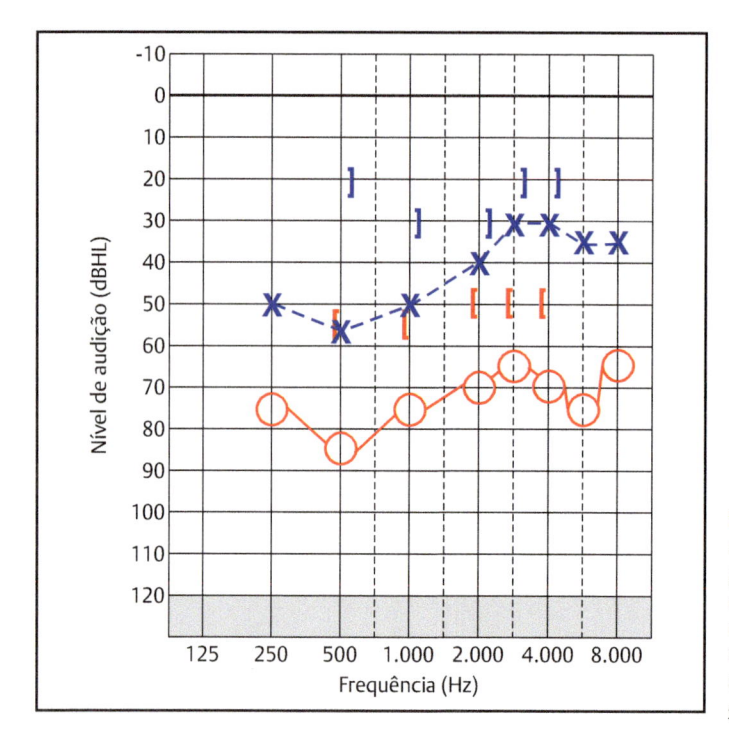

Fig. 3-3. Audiograma representativo de uma perda auditiva mista com componente condutivo e neurossensorial. Observar a queda das vias óssea e aérea (com presença do *gap* aéreo-ósseo).

criança venha a adquirir a fala, a menos que o diagnóstico e a intervenção sejam precoces. A plasticidade do sistema nervoso central para a linguagem se desenvolve até os 7 anos de idade, porém o período crítico de aquisição de linguagem vai até os 4 anos, sendo otimizado até os 2 anos de idade.

As crianças surdas, que foram reabilitadas com o implante coclear até o primeiro ano de vida, apresentam linguagem normal comparadas a crianças da mesma idade. Após este período já existe atraso de aquisição se compararmos crianças da mesma idade. Assim, o diagnóstico da perda auditiva deverá ocorrer o mais precocemente possível, antes dos 3 meses de vida, período este recomendado para a intervenção.[12]

MÉTODOS DE AVALIAÇÃO DAS PERDAS AUDITIVAS

O ponto de partida da avaliação audiológica é a determinação dos limiares tonais e índices de reconhecimento de fala. É grande a responsabilidade da equipe no diagnóstico do espectro da neuropatia auditiva, perdas auditivas assimétricas, perdas auditivas severas e nas crianças pequenas, visto que os limiares obtidos servirão de base para a indicação de aparelhos auditivos, bem como sua validação eletroacústica e comportamental servirá de parâmetros para indicação de outras tecnologias mais avançadas, como o caso do implante coclear.[13,14]

A bateria de testes utilizada na avaliação auditiva, em crianças, depende do seu desenvolvimento neuropsicomotor. Assim, devemos iniciar com uma anamnese detalhada, a fim de caracterizar seu desenvolvimento motor, visual, social, cognitivo, linguístico e auditivo. Importante ressaltar a necessidade de questionar sobre o antecedente gestacional da criança e também o antecedente neonatal. A bateria de testes deve envolver múltiplos procedimentos, como testes comportamentais, fisiológicos e eletrofisiológicos, pois um único exame é incapaz de determinar o *status* auditivo de um paciente (ainda mais o de uma criança).[14] Dessa forma, utiliza-se o princípio do *cross-check*, em que o resultado de um teste deve ser confirmado por outro independente. A escolha dos exames, no entanto, deve fornecer as respostas quanto à habilidade auditiva do paciente, de forma mais rápida possível a fim de orientar e subsidiar as decisões quanto à amplificação e reabilitação auditiva. O diagnóstico audiológico é determinado quando o tipo, o grau e a configuração da perda auditiva são definidos, ou seja, limiares audiométricos confiáveis, com especificidade por frequência – por via aérea e por via óssea – e em cada orelha.[15] Para determinação do diagnóstico audiológico, sugere-se a seguinte bateria de exames (Quadro 3-2).

Antes dos 5 meses de idade, as respostas comportamentais não permitem determinar o limiar auditivo, visto que são respostas reflexas em sua maioria. A importância da audiometria comportamental reside no fato de permitir a observação do desenvolvimento da função auditiva, o que demonstra a maturação das vias auditivas. Essa avaliação requer o conhecimento sobre o desenvolvimento neuropsicomotor do bebê, sobre a maturação do sistema auditivo central e sobre o espectro acústico dos itens utilizados. Podem ser usados instrumentos musicais, tom modulado (*warble*) ou a fala e uso do teste dos seis sons do Ling (que consiste na apresentação, sem pista visual dos seguintes fonemas:/m/, /u/,/a/,/i/,/ch/e/s/, sem variação de entonação) e que permite fazer uma varredura de todo o espectro de frequências da fala (/m/= 250 Hz;/u/= 500 Hz;/a/= 1.000 Hz;/i/e/ʃ/= 2.000 Hz; e/s/= 4.000 Hz).[16-18]

Quadro 3-2. Bateria de Exames e Sequência Usada nas Diferentes Faixas Etárias para Determinação do Diagnóstico Audiológico e para Confirmação e Correlação dos Resultados

Idade do desenvolvimento neuropsicomotor			Objetivo
0 a 5 meses	5 a 24 meses	Acima de 24 meses	
EOA PEATE-click PEATE-TB (500 Hz e 2 kHz, VA e VO) Timpanometria (1 kHz)	Timpanometria (226 Hz) VRA (500 Hz e 2 kHz, VA e VO, 1 kHz e 4 kHz, VA)	Timpanometria (226 Hz) Reflexo acústico Audiometria lúdica (1 kHz, 2 kHz, 4 kHz, 500 Hz, 250 Hz, 8 kHz, VA e 500, 2 kHz, 1 kHz, VO)	Avaliação audiológica inicial
Observação do desenvolvimento	PEATE-TB/EOA	SRT	*Cross-check* 1
Reflexo acústico ASSR (500 Hz, 1 kHz, 2 kHz, 4 kHz) PEATE-TB VA (1 kHz e 4 kHz)	SRT Reflexo acústico Observação do desenvolvimento	PEATE-*click*/EOA Observação do desenvolvimento	*Cross-check* 2

ASSR: resposta auditiva de estado estável; EOA: emissões otoacústicas; PEATE-TB: potencial evocado auditivo de tronco encefálico – *tone burst*; SRT: limiar de reconhecimento de fala; VA: via aérea; VO: via óssea; VRA: audiometria de reforço visual.

A audiometria com reforço visual é uma técnica muito útil na avaliação pediátrica, a partir dos 5 ou 6 meses, e permite estabelecer os limiares e determinar o audiograma com o uso do procedimento psicoacústico padrão para o estabelecimento dos limiares por frequência obtidos por via aérea e por via óssea. Durante a avaliação devem-se priorizar as pesquisas dos níveis auditivos mínimos por via aérea com o uso de fones de inserção ou supra-aurais (ou em campo livre, na ausência do dispositivo). O tipo de estímulo deve ser priorizado primeiramente o tom puro (com fones) ou o tom *warble* (em campo livre). Caso não haja resposta, o estímulo utilizado é o ruído de banda estreita. As respostas podem ser as seguintes: atenção ao som, levantar os olhos, procurar a fonte sonora, expressar alteração facial, mudança de padrão de sucção etc.[18] A criança é treinada a associar um estímulo auditivo a um estímulo visual, de forma que ela consiga apontar ou olhar para o objeto ao ouvir o som. A audiometria lúdica ou condicionada demanda um treinamento prévio para que a criança aprenda a responder ao som por meio de um brinquedo, jogo de encaixe ou outra brincadeira. Dessa forma, ela associa que a cada vez que ouvir um estímulo sonoro, uma peça do jogo deve ser encaixada. É importante salientar que quando o exame é realizado em campo livre, as respostas são analisadas de forma binaural e podem demonstrar os limiares de apenas uma orelha.[17,18]

A partir dos 3 anos de idade a audiometria tonal limiar é possível de ser realizada em algumas crianças que compreendem o exame. Como critério, para as crianças abaixo de 7 anos é recomendada a classificação de Northern & Downs, em 1984, conforme o Quadro 3-3.

A avaliação audiológica básica de crianças maiores, adolescentes e adultos é com base na audiometria tonal limiar, que segue a classificação de Lloyd e Kaplan, em 1978, conforme o Quadro 3-4.

Logoaudiometria é um teste que avalia a habilidade do indivíduo para detectar e reconhecer a fala. Por meio da logoaudiometria, é possível avaliar o limiar de detecção de voz (LDV), o limiar de reconhecimento de fala (LRF) e o índice percentual de reconhecimento de fala (IPRF). Entre esses testes, os resultados do IPRF são classificados conforme descrito no Quadro 3-5, como sugerem Jerger, Speaks e Trammell, em 1968. A partir dos 8 meses é possível fazer a pesquisa de limiar de reconhecimento de fala com o uso de ordens simples presentes no vocabulário da criança. Devem-se adequar as perguntas e o vocabulário para o desenvolvimento cognitivo e de linguagem de cada criança, e podem-se usar objetos ou figuras para a criança olhar ou apontar. Ainda, a timpanometria é utilizada para avaliar o

Quadro 3-3. Classificação do Grau da Perda Auditiva, para Crianças até 7 Anos

Média tonal	Grau da perda auditiva	O que a criança ouve
≤ 15 dBNA	Audição normal	Todos os sons da fala
16-25 dBNA	Perda auditiva discreta ou mínima	Vogais são ouvidas claramente. Discreta dificuldade com as consoantes surdas
26-40 dBNA	Perda auditiva de grau leve	Ouve somente alguns dos sons da fala. Somente os fonemas sonoros mais fortes
41-65 dBNA	Perda auditiva de grau moderado	Perde a maior parte dos sons da fala para uma conversação normal
66-95 dBNA	Perda auditiva de grau severo	Não ouve os sons da fala de uma conversação normal
≥ 96 dBNA	Perda auditiva de grau profundo	Não ouve a fala ou outros sons

Quadro 3-4. Classificação do Grau da Perda Auditiva em Adultos[19]

Média tonal de 500 Hz, 1 kHz e 2 kHz	Denominação	Habilidade para ouvir a fala
≤ 25 dBNA	Audição normal	Nenhuma dificuldade significativa
26-40 dBNA	Perda auditiva de grau leve	Dificuldade com fala fraca ou distante
41-55 dBNA	Perda auditiva de grau moderado	Dificuldade com fala em nível de conversação
56-70 dBNA	Perda auditiva de grau moderadamente severo	A fala deve ser forte; dificuldade para conversação em grupo
71-90 dBNA	Perda auditiva de grau severo	Dificuldade com fala intensa; entende somente fala gritada ou amplificada
≥ 91 dBNA	Perda auditiva de grau profundo	Pode não entender nem a fala amplificada; depende da leitura labial

Quadro 3-5. Classificação do IRPF[20]

Resultado de IRPF	Dificuldade de compreensão da fala
100% a 92%	Nenhuma dificuldade para compreender a fala
88% a 80%	Ligeira/discreta dificuldade para compreender a fala
76% a 60%	Moderada dificuldade para compreender a fala
56% a 52%	Acentuada dificuldade para compreender a fala
Abaixo de 50%	Provavelmente incapaz de acompanhar uma conversa

funcionamento e integridade da orelha média. A timpanometria convencional é realizada com o tom puro em 226 Hz (Quadro 3-6). Para lactentes e bebês, é indicado o tom puro em frequência mais alta (1.000 Hz).

Embora as medidas comportamentais sejam imprescindíveis para uma avaliação audiológica completa, nem sempre podem ser obtidas em crianças pequenas ou com atraso de desenvolvimento. Além disso, muitas vezes são submetidas à avaliação em campo aberto, sendo difícil a avaliação monoaural. Dessa forma, a bateria inicial de testes audiológicos deve incluir medidas fisiológicas, além dos métodos comportamentais de acordo com a idade da criança. Os exames eletrofisiológicos podem ser utilizados desde o período do nascimento, passando pela triagem neonatal até a avaliação diagnóstica (quando da falha na triagem neonatal). Entre seus pontos positivos, destaca-se a possibilidade de avaliar cada orelha separadamente, além da possibilidade de avaliar a via auditiva central.[23]

As emissões otoacústicas (EOA) consistem num exame funcional que avalia especificamente as células ciliadas externas da cóclea. As EOA são sinais acústicos de baixa intensidade captados no conduto auditivo externo. Esses sinais são gerados pela atividade mecânica de contração das células ciliadas externas do órgão de Corti em reposta a um estímulo sonoro que movimenta a membrana basilar da cóclea e proporciona a deflexão

Quadro 3-6. Classificação do Timpanograma[21,22]

Tipo de curva	Definição	Valor de referência
Tipo A	Mobilidade normal do sistema tímpano-ossicular	Volume: 0,3-1,65 mL Pressão de pico: em torno de 0 daPa podendo desviar até -100 daPa
Tipo Ar (ou As)	Amplitude reduzida Baixa mobilidade do sistema tímpano-ossicular	Volume: abaixo de 0,3 mL Pressão de pico: em torno de 0 daPa podendo desviar até -100 daPa
Tipo Ad	Amplitude aumentada Hipermobilidade do sistema tímpano-ossicular	Volume: acima de 1,65 mL Pressão de pico: em torno de 0 daPa podendo desviar até -100 daPa
Tipo C	Pico deslocado para pressão negativa	Volume: 0,3-1,65 mL Pressão de pico: desviando para pressão negativa superior a -100 daPa
Tipo B	Ausência de mobilidade do sistema tímpano-ossicular	Curva achatada sem pico de máxima complacência ou com complacência muito reduzida

das células ciliadas externas e de seus estereocílios. As EOA podem ser divididas em respostas transientes (respostas provocadas geralmente por clique – mas também por *tone burst* e *tone bip* – fornecendo um padrão de frequência específico da cóclea) e produtos de distorção (geradas em resposta à apresentação de dois tons puros simultâneos à cóclea).[24-26]

As respostas auditivas de tronco encefálico (ou potencial evocado auditivo de tronco encefálico – PEATE) são potenciais elétricos captados entre 0 e 20 milissegundos após a apresentação de estímulo acústico transiente. As respostas são geradas pelo nervo auditivo e pelo tronco encefálico. A principal aplicação do PEATE por clique é a avaliação da função neural, integridade do tronco encefálico e maturidade das vias auditivas, além de definição do tipo de perda auditiva (condutiva ou neurossensorial). As respostas por frequência específica são pontos-chave na avaliação diagnóstica. Estão disponíveis diversas ferramentas, como *tone burst* – disponível na maioria dos equipamentos, Chirp e respostas auditivas de estado estável.[24-26]

As respostas auditivas de estado estável são potenciais evocados por tons contínuos sinusoidais modulados em amplitude e/ou frequência. São usadas para a obtenção de limiares frequência-específicos em recém-nascidos e crianças e podem ser feitas sob sedação em centro cirúrgico. A resposta está associada à modulação do estímulo, que pode ser monoaural ou binaural, sendo oferecido em quatro frequências simultaneamente, por via aérea ou óssea.[27]

A eletrococleografia ainda é pouco utilizada para o diagnóstico audiológico, apesar de indicações precisas. Pode ser um exame complementar ao PEATE, pois ajuda a identificar o possível limiar eletrofisiológico e sítio da lesão (orelha média, cóclea ou nervo auditivo), podendo auxiliar a definir o tipo de perda auditiva (condutiva ou neurossensorial).[24-26]

Por fim, temos os potenciais de média latência (10 a 80 milissegundos após o estímulo) que são influenciados pelo estado de atenção do indivíduo. Esses potenciais são evocados por clique, *tone burst* ou sons de fala e gerados no córtex auditivo primário e áreas de associação auditiva do lobo temporal. O potencial cognitivo P300 é registrado após a apresentação de dois estímulos no paradigma *oddball*: o estímulo frequente é apresentado com probabilidade de 80% a 90% e o estímulo raro, com probabilidade de 10% a 20%. O potencial cognitivo P300, é obtido em longa latência ao estímulo (300 ms), é robusto e está inserido na avaliação clínica para analisar habilidades de discriminação e processamento auditivo e no estudo da plasticidade neuronal.[26,28]

AVALIAÇÃO POR IMAGEM NA INVESTIGAÇÃO DA PERDA AUDITIVA

A avaliação por imagem dos pacientes com perda auditiva é realizada por tomografia computadorizada (TC) e ressonância magnética (RM). A TC do osso temporal deve ser realizada com cortes finos (0,3 a 0,6 mm de espessura) a fim de se avaliarem as estruturas ósseas, sendo importante no diagnóstico de anomalias do desenvolvimento ósseo e identificação das malformações do osso temporal, alterações da parede coclear e janelas cocleares, como no caso da otosclerose, trauma, infecções agudas e crônicas.

A RM possibilita a avaliação do labirinto membranoso, nervos cranianos e parênquima encefálico. A sequência em T1 permite caracterizar hemorragias subagudas no labirinto, granuloma de colesterol e lesões com componente gorduroso (como lipomas). A sequência em T2 é importante pois auxilia na avaliação do tamanho e sinal do conduto auditivo interno, labirinto membranoso, cisternas da base do crânio e se existem lesões expansivas no tronco encefálico ou fossa posterior.[29]

CONCLUSÃO

A perda auditiva em crianças é comum, e houve progressos substanciais no diagnóstico e manejo desses casos. A identificação precoce da perda auditiva e a compreensão de sua etiologia podem auxiliar no prognóstico e no aconselhamento das famílias. Além disso, o conhecimento das estratégias de tratamento, incluindo as muitas opções de aparelhos auditivos, implante coclear e outros dispositivos, pode ajudar no manejo direto do paciente para otimizar os resultados.

REFERÊNCIAS BIBLIOGRÁFICAS

1. van Waegeningh HF, Ebbens FA, van Spronsen E, Oostra RJ. Single origin of the epithelium of the human middle ear. Mech Dev. 2019;158:103556. PMID: 31121244.
2. Lim R, Brichta AM. Anatomical and physiological development of the human inner ear. Hear Res. 2016;338:9-21. PMID: 26900072.
3. Mazón M, Pont E, Montoya-Filardi A, Carreres-Polo J, Más-Estellés F. Inner ear malformations: a practical diagnostic approach. Radiologia. 2017;59(4):297-305. PMID: 28040203.
4. Alvarenga KF. Avaliação audiológica em bebês de 0 a 1 ano de idade. In: Bevilacqua MC et al. Tratado de Audiologia. São Paulo: Santos; 2011:517-32.
5. Godinho R, Sih T, Ramos SR. Avaliação auditiva na infância. IV Manual Otorrinolaringologia Pediátrica da IAPO. 2006;254-63.
6. Nort Hen JL, Dows MP. Hearing in children. 3rd ed. Williams & Wilkins, Baltimore; 1984.89.
7. Martinez MANS, Balen AS. Métodos diagnósticos audiológicos comportamentais da deficiência auditiva. In: Bento RF et al. Tratado de Implante Coclear e Próteses Auditivas Implantáveis. Rio de Janeiro: Thieme;2014;49-53.
8. American Academy of Pediatrics, Joint Committee on Infant Hearing. Year 2007 position statement: Principles and guidelines for early hearing detection and intervention programs. Pediatrics. 2007;120(4):898-921. PMID: 17908777.
9. Hollyngsworth R, Ludlow AK, Wilkins A, Calver R, Allen PM. Visual performance and ocular abnormalities in deaf children and young adults: a literature review. Acta Ophthalmol. 2014:92(4):305-10. PMID: 24330468.
10. Caskey M, Vohr B. Assessing language and language environment of high-risk infants and children: a new approach. Acta Paediatr. 2013;102(5):451-61. PMID: 23397889.

11. Lloyd LL, Gladstone V, Kaplan H. Audiometric interpretation: manual of basic audiometry. 2nd ed. Massachusetts: Allyn and Bacon Needhan Heights. 1993.
12. Reilly S, Wake M, Ukoumunne OC, Bavin E, Prior M, Cini E, Conway L, Eadie P, Bretherton L. Predicting language outcomes at 4 years of age: findings from Early Language in Victoria Study. Pediatrics. 2010;126(6):e1530-7. PMID: 21059719.
13. Oliveira JAA. Implante coclear. Rev Hosp Clin Fac Med Rib Preto USP. 2005;38:262-72.
14. Pascolini D, Smith A. Hearing impairment in 2008: A compilation of available epidemiological studies. Int J Audiol. 2009;48(7):473-85. PMID: 19444763.
15. Hyppolito, MA; Massuda, ET. Update On Hearing Loss. Rijeka-Croácia: InTech, 2015, v.1. p.196.
16. Bloch, P. Noções de Foniatria. Em: Otorrinolaringologia. Hélio Hungria (Ed). Rio de Janeiro, Guanabara Koogan.1991:182-94.
17. Gessel, A; Amatruda, C. Psicologia do desenvolvimento do lactente e da criança pequena. Bases neuropsicológicas e comportamentais. Editores: Hilda Knobloch, Benjamin Passamanick; tradução de Vera Lúcia Ribeiro. São Paulo: Atheneu, 2002:3-26.
18. Ling D. Foundations of spoken language for hearing impaired children. Washington: AG Bell; 1989.
19. Manrique M et al. Review of audiometric criteria in treatment of neurosensorial deafness with hearing aids and implantable hearing devices. Acta Otorrinolaringol Esp. 2008;59(1):30-8. PMID: 18215387.
20. Jerger J, Speacks C, Trammell J. A new approach to speech audiometry. J Speech Hear Disord.1968;33(4):318-28. PMID: 5696322.
21. Jerger J. Clinical experience with impedance audiometry. Arch Otolaryngol. 1970;92(4):311-24. PMID: 5455571.
22. Jerger J, Jerger S, Mauldin L. Studies in impedance audiometry. Normal and sensorineural ears. Arch Otolaryngol. 1972;96(6):513-23. PMID: 4621039.
23. Tiensoli LO, Goulart L, Resende L, Colosimo E. Hearing screening in a public hospital in Belo Horizonte, Minas Gerais State, Brazil: hearing impairment and risk factors in neonates and infants. Cad Saude Publica. 2007;23(6):1431-41. PMID: 17546334.
24. Danieli F, Hyppolito MA. Potenciais auditivos de tronco encefálico evocados eletricamente (PEATE-e). 2022. In. Manual de eletrofisiologia e Eletroacústica. Um guia para Clínicos. 1 ed. Ribeirão Preto: Book Toy, 2022.
25. Hyppolito MA. Avaliação dos potenciais evocados auditivos corticais In: Tratado de Eletrofisiologia para a Audiologia. 1 ed. Ribeirão Preto: BookToy, 2018.
26. Hyppolito MA, Bento RF. Directions of the bilateral cochlear implant in Brazil. Braz J Otorhinolaryngol. 2012;78(1):2-3. PMID: 22392231.
27. Wright I. Hearing and balance. In: Davis AJ, Dobbing J. Scientific Foundations of Paediatrics. 2a ed. London: William Heinemann Medical Books; 1981:878-98.
28. Brown CJ. Clinical uses of electrically evoked auditory nerve and brainstem responses. Curr Opin Otolaryngol Head Neck Surgery. 2003;11(5):383-7. PMID: 14502071.
29. Sennaroğlu L, Bajin MD. Classification and current management of inner ear malformations. Balkan Med J. 2017;34(5):397-411. PMID: 28840850.

PRÓTESES AUDITIVAS ANCORADAS NO OSSO TEMPORAL PERCUTÂNEAS

Arthur Menino Castilho ▪ José Ricardo Gurgel Testa
Vagner Antonio Rodrigues da Silva

INTRODUÇÃO

As próteses auditivas de condução óssea ou próteses ancoradas no osso temporal (PAAO) são utilizadas desde os anos 1970. Inicialmente, foram desenvolvidas para reabilitação de pacientes submetidos à mastoidectomia, com perda condutiva que não conseguiram se adaptar ao aparelho de amplificação sonora individual (AASI). Ao longo dos anos, as indicações das PAAO foram ampliadas, permitindo a reabilitação auditiva de pacientes com diversas patologias.

Múltiplos mecanismos fisiológicos contribuem para a audição através da condução óssea. A energia sonora é transmitida por vibrações do crânio diretamente para a cóclea, contornando a orelha média. Ocorre a propagação de ondas ao longo da membrana basilar que estimula nervo coclear.

Podemos dividir as PAAO em quatro (4) tipos:

1. *Não cirúrgicas:* vibradores ósseos que podem ser adaptados à tiara – BAHA SoundArc (Cochlear Ltd., Sydney, Austrália), faixa elástica – Softband (Oticon A/S, Smorum, Denmark, Cochlear Ltd., Sydney, Austrália), adesivos ADHEAR (Med-El, Innsbruck, Áustria), presos na arcada dentária – Sonitus SoundBite System ou ao conduto auditivo TransEar;
2. *Percutâneas:* o estímulo ocorre através de um *abutment* que perfura a pele, sendo acoplado ao processador – Baha Connect (Cochlear BAS, Gothenburg, Sweden) e o sistema Ponto (Oticon Medical AB, Askim, Sweden).
3. *Transcutâneas:* é implantada uma placa de titânio no osso temporal. O processador é adaptado a um ímã que transmite o som pela pele intacta – Baha Attract (Cochlear BAS, Gothenburg, Sweden) e Sophono (Medtronic, Jacksonville, FL);
4. *Transcutâneas ativas:* prótese ativa colocada sob a pele e a musculatura do osso temporal que se comunica sem fio com o processador de som externo por radiofrequência – Bonebridge (Med-El, Innsbruck, Áustria) e Osia2 (Cochlear BAS Gothenburg, Sweden);

As PAAO percutâneas são constituídas por um elemento de titânio fixo, parafuso (*abutment*) e um processador de som. O dispositivo de titânio é implantado no osso temporal, conectado ao *abutment* e ao processador que converte a energia sonora em vibração que é transmitida ao crânio. O objetivo da cirurgia é conseguir a osteointegração do implante com mínima reação da pele circundante (Fig. 4-1).

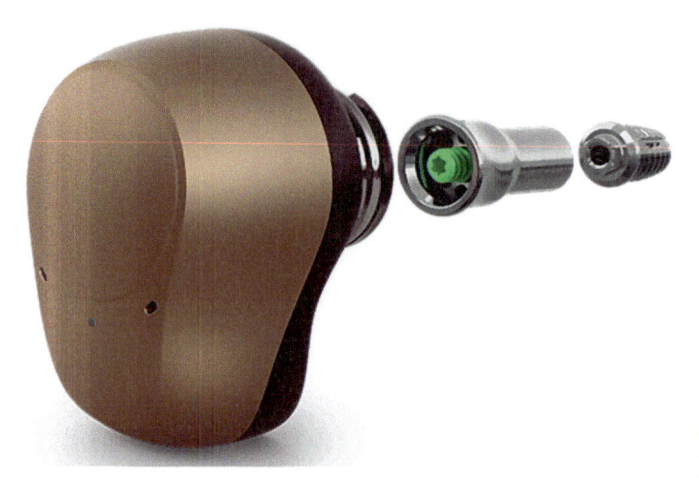

Fig. 4-1. Prótese percutânea.

A osteointegração é definida como *conexão estrutural e funcional direta entre osso vivo e a superfície de um implante*.[1] As origens deste termo estão na odontologia. Tjellstrom *et al.* foram a primeira equipe a combinar os princípios da osteointegração com o conceito de aparelhos auditivos de condução óssea.[2] Os três primeiros pacientes utilizaram um implante de titânio percutâneo com um dispositivo auditivo de condução óssea, em 1977. O tempo necessário para a osteointegração completa para promover estabilidade à prótese foi originalmente pensado que levasse pelo menos 3 meses. No entanto, nos últimos anos, modificações no *design* e tecnologia do implante resultaram em algumas próteses que podem ser ativadas em 4 semanas, sem aumento na reação da pele ou taxa de perda de implantes.[3]

INDICAÇÕES

As PAAO implantáveis são indicadas para pacientes com idade a partir de cinco anos, com perda auditiva condutiva, mista ou surdez unilateral profunda, que não se adaptam aos aparelhos de amplificação sonora individual (AASI) convencionais.

Principais indicações:

- Malformações de orelha externa ou média;
- Estenose adquirida do conduto auditivo externo;
- Pós-operatório tardio de cirurgias na orelha média;
- Otite externa recorrente;
- Otite média supurativa crônica;
- Surdez neurossensorial profunda unilateral.

Microtia e atresia aural congênita (Fig. 4-2) são malformações que ocorrem aproximadamente em 1 a cada 10.000 a 20.000 nascidos vivos. A correção cirúrgica dessas malformações é um dos procedimentos mais desafiadores da otorrinolaringologia. As complicações pós-operatórias são comuns – reestenose do conduto auditivo externo (a cirurgia de revisão pode ser necessária em 25% a 36% dos casos), paralisia facial periférica, lateralização do enxerto e infecção crônica.[3,4] As PAAO surgiram como excelente alternativa para os pacientes com essas malformações por terem bom ganho auditivo e serem cirurgias rápidas.

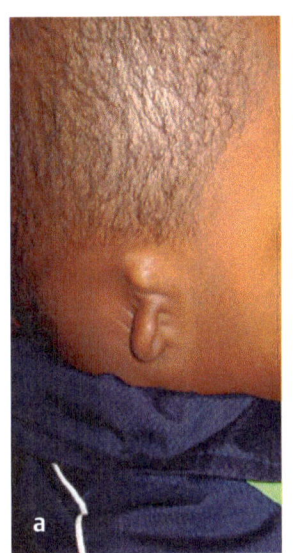

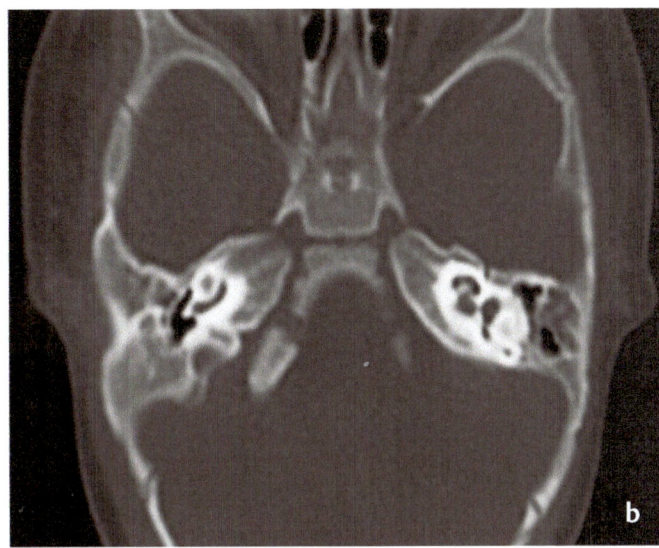

Fig. 4-2. (**a**) Criança com microtia. (**b**) Exame de tomografia de mastoide da mesma criança, corte axial, mostrando cóclea normal, mas sem evidência de cadeia ossicular e, mastoide pouco desenvolvida.

Há pacientes que não conseguem utilizar AASI por diversos motivos – otite externa recorrente ou eczematosa. Pacientes, submetidos à cirurgia como petrosectomia subtotal em que não há possibilidade de ser adaptado AASI, têm bons resultados com as PAAO.

A prioridade no tratamento da otite média crônica é evitar infecções de repetição e proteger a caixa timpânica. A reabilitação auditiva é também um objetivo importante. As reconstruções da cadeia ossicular com enxerto autólogo ou próteses de titânio são a primeira opção. No caso de falha da ossiculoplastia e da não adaptação com AASI, as PAAO podem ser boa opção.

Em pacientes com perda unilateral profunda ou single sided deafness (SSD), as PAAO têm também sido muito indicadas. As PAAO são mais eficazes do que os aparelhos auditivos com CROS para discriminação sonora com e sem ruído.[4] Os pacientes podem ter melhora na discriminação da fala no ruído, com resultados variando de −3,8 a -4,8 dB na relação sinal-ruído, dependendo da localização da fonte sonora.[5]

Otosclerose também figura entre as indicações, cabendo como alternativa à estapedotomia e aos AASI. Entretanto, não é a melhor opção pelo risco de deterioração da reserva coclear ao longo dos anos. Além disso, as complicações da estapedotomia são baixas com otologistas experientes. Assim, apesar de ser considerada alternativa, não é a primeira opção de tratamento.

As indicações das PAAO percutâneas e transcutâneas são as mesmas, entretanto em algumas situações em que a mastoide precisa ser obliterada (petrosectomia subtotal) ou em pós-operatório de ressecções de tumores, o controle da cavidade/doença deve ser feito com ressonância magnética (RM). As próteses percutâneas permitem a realização de RM com até 3 Tesla, com pouco artefato. Outra situação em que é preferível utilizar a prótese percutânea é no rebaixamento da via óssea porque a limitação da amplificação das transcutâneas é maior.

CONTRAINDICAÇÕES

A) Inabilidade de manter ou falta de ajuda em manter higiene adequada à volta do suporte;
B) Qualidade ou espessura óssea insuficiente, prejudicando a estabilidade do implante em curto ou longo prazo;
C) O procedimento cirúrgico de estágio único é contraindicado em pacientes com má qualidade óssea ou com uma profundidade do osso de 3 mm ou menos;
D) Pacientes com doença psiquiátrica, personalidade imatura, abuso de drogas ou álcool, ou que não consigam seguir instruções ou participar de acompanhamento continuado.

CRITÉRIOS AUDIOLÓGICOS DE INDICAÇÃO

Os critérios audiológicos para indicação das PAAO seguem abaixo:

- Perda mista unilateral: limite de via óssea – 65 dB;
- Índice de reconhecimento de fala em conjunto aberto maior que 60% em monossílabos sem AASI;
- Unilateral profunda: orelha contralateral com limiares audiométricos dentro do padrão da normalidade;
- Perda condutiva/mista bilateral simétrica (diferença interaural entre as médias dos limiares por via óssea de 500, 1.000, 2.000 e 3.000 Hz) não deve exceder a 10 dB e deve ser menor que 15 dB em todas as frequências. Permite colocar a prótese bilateralmente;
- Perda condutiva/mista assimétrica: o ideal é colocar a PAAO apenas em um lado (com melhor via óssea).

Em decorrência de sua natureza de condução sonora por via óssea, as PAAO são capazes de estimular ambas as cócleas, mesmo quando adaptadas em apenas uma orelha, por causa da transdução do som pelo crânio. O limite de estimulação é com base na via óssea que é a reserva coclear do paciente. Estas próteses permitem que o paciente realize o teste com dispositivo não implantável por alguns dias para o paciente perceber se há ou não benefício auditivo.

A adaptação bilateral é aplicável à maioria dos pacientes com o limiar de condução óssea simétrico. Os processadores de som bilaterais produzem audição binaural com melhor localização da fonte sonora, sensibilidade ao som no silêncio e reconhecimento de fala no ruído.

O uso das PAAO bilateralmente em pacientes com perda auditiva condutiva bilateral era controverso, porque ambas as cócleas recebem estimulação com o uso de um único processador. No entanto, pacientes com perda condutiva bilateral têm benefício com o uso das PAAO percutâneas bilateralmente quando comparado a pacientes usuários de PAAO unilateral nas seguintes situações:[6]

- *Silêncio*: média em tom puro ≥ 15 dB, recepção de fala 4,0-5,4 dB, e reconhecimento de palavras ≥ 5,5%;
- *Ruído*: recepção da fala ≥ 3,1 dB, reconhecimento de palavras ≥ 14%.

As próteses disponíveis comercialmente no mercado brasileiro – Baha Connect (Cochlear BAS, Gothenburg, Sweden) e o sistema Ponto (Oticon Medical AB, Askim, Sweden) têm a mesma capacidade de amplificação, conforme o processador utilizado (Quadro 4-1).

Quadro 4-1. Limite de Amplificação das PAAO Percutâneas

Prótese	Amplificação – Via óssea
Ponto 3	≤ 45 dB
Ponto 3 power	≤ 55 dB
Ponto 3 superpower	≤ 65 dB
Ponto 4	≤ 45 dB
Baha 5	≤ 45 dB
Baha 5 power	≤ 55 dB
Baha 5 superpower	≤ 65 dB
Baha 6 Max	≤ 55 dB

CIRURGIA PARA IMPLANTE DAS PAAO PERCUTÂNEAS

As cirurgias das PAAO percutâneas são consideradas simples e rápidas. Entretanto, todos os passos do procedimento devem ser realizados de forma minuciosa. Não devem ser negligenciados pelo maior risco de complicações. Pode ser realizada sob anestesia local ou geral. Depende da capacidade de colaboração e idade do paciente. O implante pode ser colocado em estágio único ou em dois estágios. Ambas as próteses podem ser implantadas com a técnica descrita a seguir.

Técnica de Incisão Linear em Estágio Único

Cirurgias reconstrutivas da orelha externa ou próteses de pavilhão auricular futuras devem ser consideradas ao se determinar o posicionamento do implante. Devem ser identificados marcos anatômicos, especialmente no caso de pacientes com malformação congênita ou cirurgia anterior. O processador de som não deve tocar no pavilhão auditivo pelo risco de *feedback* acústico e desconforto, mas também não deve ser colocado em posição muito distante da orelha para otimizar a posição dos microfones.

Incisão

A incisão é marcada no couro cabeludo, sendo linear e vertical, embora outras variantes tenham sido relatadas, como o uso de dermátomo que foi praticamente abandonado pelas altas taxas de complicações de pele. O local da incisão varia de acordo com o protocolo do serviço de saúde. Pode ser feita com 2 a 4 cm de comprimento e posicionada entre 5,0 a 5,5 cm do centro do conduto auditivo externo, posterior ao pavilhão auricular (Fig. 4-3a).

O local do implante deve ser marcado a 1 cm posterior ou anterior da linha de incisão, com ângulo de 30° em relação ao plano horizontal (Fig. 4-3b). A posição do implante pode ser ajustada para uso de óculos (Fig. 4-3c). A assepsia da pele é fundamental. Antes da injeção de anestésico local, uma agulha estéril é inserida para verificar a espessura do couro cabeludo e determinar o comprimento adequado do *abutment* (2 a 3 mm mais longo do que a espessura medida). Essa medida pode ser realizada também com auxílio de ultrassonografia. A seleção do *abutment* adequado varia pela espessura da pele e fabricante, conforme os Quadros 4-2 e 4-3.

A lâmina de bisturi é utilizada para fazer a incisão até o periósteo. A separação da pele do tecido subcutâneo não é mais realizada nas técnicas atualmente para reduzir o risco de complicações. Durante o procedimento, a eletrocoagulação deve ser evitada, especialmente em pacientes que tenham sido submetidos à radiação, para reduzir trauma tecidual.

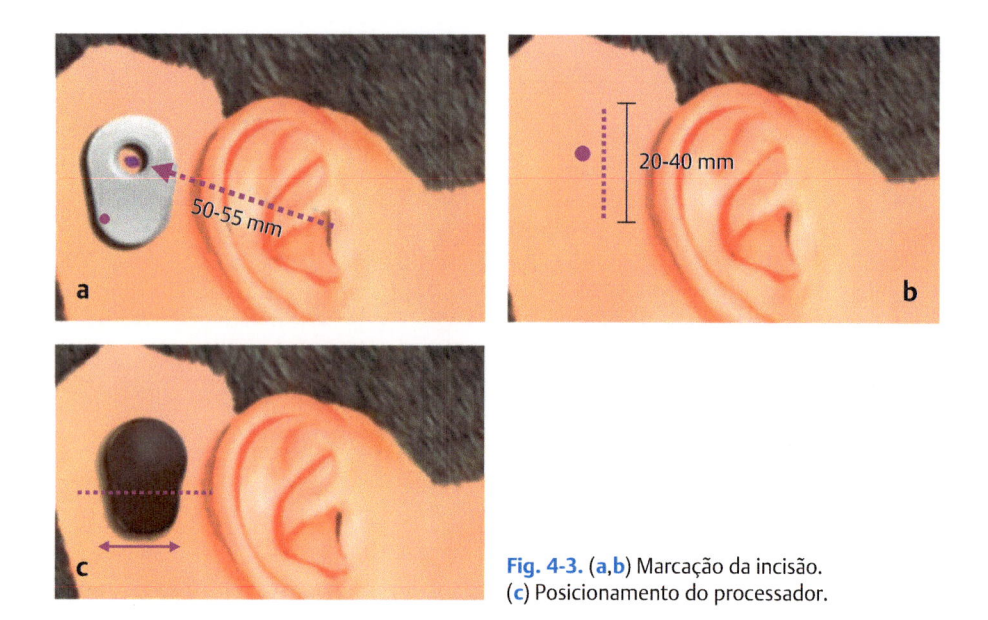

Fig. 4-3. (**a**,**b**) Marcação da incisão. (**c**) Posicionamento do processador.

Quadro 4-2. Espessura de Pele e Comprimento do *abutment* indicado pelo fabricante – Cochlear BAS, Gothenburg, Sweden

Espessura da pele	Abutment Baha connect
≤ 3 mm	6 mm
4-5 mm	8 mm
6-7 mm	10 mm
8-9 mm	12 mm
10-11 mm	14 mm
≥ 12	14 mm (com afinamento da pele)

Quadro 4-3. Espessura de pele e comprimento do *abutment* indicado pelo fabricante – *Oticon Medical AB, Askim, Sweden*

Espessura da pele	*Abutment* Ponto
0,5-3 mm	6 mm
3-6 mm	9 mm
6-9 mm	12 mm
9-12 mm	14 mm

Pode ser utilizada lâmina de bisturi para fazer quatro incisões pequenas, em direção radial a partir do orifício marcado para empurrar o periósteo mais lateralmente à posição planejada do implante.

Perfuração
Iniciada utilizando-se a broca-guia com o espaçador que limita a profundidade da broca para 3 mm. Durante a penetração inicial, devem-se observar a qualidade e a quantidade de osso cortical. A qualidade óssea determinará o torque a ser utilizado ao inserir o implante e o tempo que se deve deixar para a osteointegração. A espessura do osso também determinará se deve ser colocado um implante de 3 ou de 4 mm. Se a espessura do osso for suficiente, o espaçador pode ser removido, e a broca-guia permitirá perfurar até a profundidade de 4 mm.

Os seguintes aspectos relacionados com a perfuração são muito importantes:

A) Resfriamento adequado da broca e do osso para evitar trauma de tecido ósseo induzido pelo calor (que poderá impedir a osteointegração). A broca deve ser movida para cima e para baixo para facilitar o resfriamento. Utilizar velocidade de perfuração de 1.500 a 2.000 rpm;
B) A posição e orientação da perfuração, que determinarão a posição permanente do processador de som no paciente. Deve ser sempre na angulação de 90 graus com o osso temporal;
C) Avaliação contínua da qualidade e da espessura do osso durante a perfuração, para determinar a possibilidade da osteointegração.

Instalação do Abutment
Executada com o equipamento de perfuração no ajuste de baixa velocidade (15 rpm). O ajuste do torque é regulado para se adequar à qualidade do osso, conforme julgado pelo cirurgião durante a perfuração. São recomendáveis 30 a 40 Ncm em osso compacto e 10 a 20 Ncm em osso macio.

O *abutment* com o suporte pré-montado deve permanecer estéril até a inserção no osso, para evitar contaminação, que poderia prejudicar o sucesso da osteointegração. O conjunto pré-montado é retirado usando-se o instalador do suporte conectado à peça de mão, e o implante é inserido.

É importante certificar-se de que o implante se encaixe no orifício corretamente, antes de iniciar a instalação. Se ele entrar no orifício incorretamente, o equipamento deve ser colocado em reverso, o implante desenroscado, o ângulo corrigido e, então, reinserido. Quando o flange do implante tiver atingido a superfície do osso, ela para automaticamente.

Se o flange não alcançar a superfície do osso, o ajuste do torque pode ser aumentado. Em alternativa, pode-se utilizar a chave de torque contrário, com muito cuidado, para inserir o implante manualmente até o flange alcançar a superfície do osso.

Para a cirurgia em estágio único, o implante e o *abutment* são protegidos usando-se a broca em torque mais baixo e irrigação após as primeiras 2 voltas para evitar calor na área. O *abutment* é trazido pelo couro cabeludo. A linha de incisão é fechada, e um curativo de pressão é aplicado.

Curativo
Uma cápsula de curativo é fixada ao suporte, antes ou depois da colocação do curativo, dependendo do tipo utilizado. A cápsula do curativo o mantém no lugar e evita hematoma. Pode ser utilizada uma faixa de gaze embebida em pomada com antibiótico envolvida ao redor do suporte. A gaze deve ser aplicada uniformemente e em quantidades adequadas

para não comprometer o suprimento sanguíneo. Uma bandagem de compressão da mastoide é colocada sobre a gaze e cápsula do curativo.

Importante que a pressão do curativo não seja muito forte, visto que isso pode interromper o suprimento sanguíneo e retardar a cicatrização da ferida ou causar necrose.

Cicatrização e Reabilitação

O curativo e os pontos são retirados após 1 a 2 semanas, quando o tecido mole estiver cicatrizado. A remoção do curativo é facilitada se este estiver molhado. A cápsula do curativo e o curativo são retirados com cuidado, e a ferida é limpa suavemente, utilizando-se soro fisiológico e gaze. O local da ferida é examinado e tratado, se necessário. Nesta etapa, o paciente deve ser informado sobre como cuidar do suporte e da pele à sua volta para manter uma higiene adequada e evitar problemas de irritação e infecção cutâneas.

Se a pele ainda não estiver completamente cicatrizada, deve-se marcar uma nova consulta para remoção da cápsula do curativo e do curativo, aproximadamente uma semana depois.

Cirurgias em Duas Etapas

Indicadas para crianças mais jovens e pacientes cuja espessura óssea craniana é menor que 3 mm ou cujo crânio tenha sido irradiado. Para esses pacientes, o implante é fixado na profundidade disponível. Um parafuso de cobertura, que previne o crescimento do tecido mole, é colocado sobre o implante. A segunda etapa é realizada de 3 a 6 meses depois. Nesse momento, a pele sobre o implante é incisada usando-se um *punch* de biópsia de 5 mm. A tampa é removida. O *abutment* é anexado ao implante e apertado a 25 Ncm.

Cirurgia em Crianças

Em crianças, o procedimento normalmente é geralmente realizado em dois estágios ou como um procedimento de um estágio para cortical com espessura ≥ 4 mm, sob anestesia geral. Por causa do aumento do risco de complicações de pele, perda de aparelhos e por razões cosméticas, profissionais de saúde, bem como crianças e seus pais muitas vezes consideram as PAAO percutâneas menos atrativas do que em adultos.[7]

As principais indicações para estas próteses são idade mínima de 5 anos no momento da implantação e/ou espessura óssea cortical ≥ 3 mm. A perda de fixação é observada em 40% das crianças menores de 5 anos contra 8% para crianças de 5 a 10 anos e 1% para crianças acima de 10 anos (idênticas à taxa observada em adultos).[8]

Assim, no caso de escolha da PAAO percutânea, o uso de um implante extrassecundário (*sleeper*) com um parafuso de capa a aproximadamente 10 a 15 mm do implante principal, para possível uso futuro, pode ser interessante em crianças. Em caso de trauma do implante, a criança pode então ter o processador de som instalado de novo, imediatamente depois de um novo suporte ter sido conectado ao implante secundário, e o tecido mole ter cicatrizado.

Técnica Minimamente Invasiva com *Punch* – MIPS *(Minimally Invasive Ponto Surgery)*

A cirurgia minimamente invasiva por *punch* foi descrita para os implantes da Oticon Medical.[9] A empresa comercializa um *kit* com instrumentais específicos para o procedimento. A preparação, marcação e verificação da espessura da pele seguem os mesmos parâmetros da técnica convencional. Antes de o cirurgião decidir fazer esta técnica, deve dominar a técnica de incisão linear, porque, em alguns casos, pode ser necessária a conversão.

Incisão
A pele e o tecido subcutâneo são removidos até o periósteo com um *punch* de biópsia de 5 mm de diâmetro. Também nessa etapa, é realizada a remoção do periósteo no local da perfuração.

Perfuração
Nesse momento a cânula é acoplada ao orifício, protegendo os tecidos circunjacentes, e realizado o broqueamento com a broca-guia. O uso da broca-guia é determinar a espessura de osso que será removido. Após isso é então realizada a perfuração com a broca escareadora. A perfuração deve ser realizada sob irrigação contínua, para evitar lesão térmica do osso circundante.

Instalação do Implante e Curativo
Idem à técnica clássica.

A cirurgia é de mais rápida execução em média de 12,2 minutos. Apresenta custo-efetividade superior às técnicas tradicionais. Um estudo multicêntrico publicado, em 2018,[10] mostrou que foram observadas diferenças significativas entre o MIPS e a técnica de incisão linear em termos de inflamação cutânea nos primeiros 3 meses. Mas o uso da técnica de MIPS mostrou redução estatisticamente significativa na perda de sensibilidade da pele, menos flacidez da pele, melhores resultados cosméticos e redução do tempo cirúrgico.

COMPLICAÇÕES CIRÚRGICAS DAS PAAO

Complicações Intraoperatórias

Exposição de Dura-Máter e Perfuração do Seio Sigmoide
Apesar de raros, fístula liquórica ou sangramento leve podem ocorrer durante a perfuração. Se isto ocorrer, como é um sistema de baixa pressão, pode ser facilmente vedado. Para um paciente com um bom volume de osso, o implante deve ser colocado para selar o defeito. Se o osso for muito fino, escolher um novo local de implante 5 a 10 mm do local original, tão próximo quanto possível, desde que os dois locais não se intersectem, após vedação com o tecido mole (músculo) ou cera de osso.

Implante Preso Durante a Inserção
Pode ocorrer se o alinhamento do implante for incorreto. A unidade de perfuração deve ser configurada para baixa velocidade e colocada em sentido inverso. Em seguida, o implante deve ser retirado. Deve ser adotado um alinhamento correto, e o implante deve ser reinserido. Se o mesmo acontecer novamente, um novo local deve ser encontrado, pelo menos 5 mm a partir do primeiro local escolhido. Para evitar que o implante fique preso, o indicador de perfuração deve ser utilizado, como sugerido nas etapas cirúrgicas.

Implante Continua a Rodar Quando Atinge o Nível Mínimo
Acontece com mais frequência quando se lida com osso comprometido e macio, e quando o torque é muito alto em relação à qualidade do osso. Um novo local de implante deve ser preparado a pelo menos 5 mm de distância do primeiro e, em seguida, o implante com torque mais baixo deve ser inserido.

Enxerto Danificado não Pode ser Colocado de Volta no Lugar
Normalmente ocorre quando é utilizado o dermátomo ou quando se realiza a cirurgia em um local que já foi manipulado. O retalho de pele fica danificado e não pode ser usado para fechar o local do implante. Quando isso ocorrer, pode tornar-se necessário utilizar um enxerto de pele sem cabelo, por exemplo, da dobra retroauricular.

Osso Duro
Em um osso duro pode ser necessária uma pressão adicional sobre o implante no início do procedimento de inserção. Se o flange não alcançar a superfície do osso usando-se o equipamento de perfuração elétrico, pode-se utilizar a chave de torque contrário, com muito cuidado, para inserir o implante manualmente até que o flange alcance a superfície do osso.

Bolsas de Ar
Uma bolsa de ar pode, às vezes, ser introduzida durante a perfuração. Isso é facilmente controlado, exceto se a broca for redirecionada. Se isso acontecer, é necessário escolher um novo local.

Hematoma Subdural
A hemorragia venosa sob a dura-máter é rara e normalmente de desenvolvimento lento. Não é muitas vezes identificada durante a cirurgia, mas é mais provável causada por trauma direto e irá surgir gradualmente ao longo do tempo (dias, semanas, até meses) e dar sintomas neurológicos inespecíficos. Se isto ocorrer, uma tomografia computadorizada pode ser utilizada para confirmar o diagnóstico. Tratar esta condição de acordo com a prática geral.

Mobilidade do Implante
Se o implante estiver móvel depois da inserção, selecionar um novo local de implante a pelo menos 5 mm de distância do primeiro lugar.

Complicações Pós-Operatórias de Tecidos Moles
Reações cutâneas são a complicação mais comum. O paciente ou cuidador deve limpar e cuidar rigorosamente da pele ao redor do *abutment*. Em 1988, Holgers *et al.*[11] publicaram um artigo em que acompanharam 60 pacientes com PAAO percutânea e criaram um índice para avaliar as complicações de pele e sugerir tratamento que são utilizados até hoje (Quadro 4-4).

A pontuação de Holgers ≥ 2 justifica o tratamento. Tem sido demonstrado que as reações classificadas como Holgers 2 ou superiores ocorrem entre 5% e 15% dos pacientes. Em média, 0,4% dos pacientes apresentam Holgers 4.[12] Pacientes com Holgers 2, normalmente, necessitam apenas de tratamento local. Holgers 3 requer uso de antibiótico sistêmico. As taxas de complicações são variáveis na literatura por experiência da equipe médica com procedimento e pela empresa que oferece o dispositivo.

Grande parte dos estudos concorda que as reações cutâneas relacionadas com as PAAO percutâneas ocorrem precocemente nos primeiros 12 meses de pós-operatório até 46 meses (3,3 anos), sendo o tempo de acompanhamento um fator importante não só na determinação do número de complicações, mas também no grau de Holgers que eles apresentam. Dessa forma, as infecções de grau 4 tendem a aparecer em um tempo médio mais longo em relação às outras (6,3 anos), o que explicaria a baixa incidência de complicações em acompanhamentos mais curtos (Fig. 4-4).[13]

Quadro 4-4. Índice de Holgers, com Tratamento das Lesões Cutâneas em Pacientes com Prótese de Ancoramento no osso Temporal Percutânea.

Grau	Pele	Tratamento
0	Normal	Detritos epiteliais removidos se presentes
1	Leve vermelhidão	Tratamento local temporário
2	Tecido vermelho e ligeiramente úmido; nenhuma formação de granuloma	Tratamento local; controles extras
3	Avermelhado e úmido; às vezes tecido de granulação	Revisão – remoção do tecido e curativo
4	Sinais de infecção tecidual profunda	Remoção do implante

Holgers *et al.* também sugeriram um escore chamado de **R** - Remoção do implante por razões não relacionadas com problemas de pele.

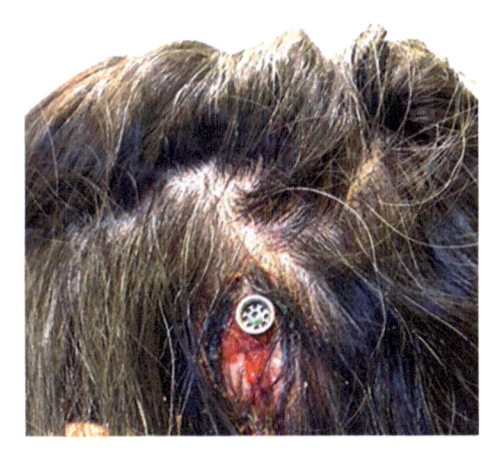

Fig. 4-4. Paciente com Holgers grau 3 – tecido de granulação na região do *abutment*.

Falhas de Osteointegração

É uma das principais complicações das PAAO percutâneas. A perda de implante foi registrada em 8,3% dos pacientes em um estudo com mais de 1.000 pacientes usuários de próteses percutâneas,[14] com uma metanálise relatando taxas variáveis de 2% a 17%.[15] Taxas mais altas são observadas na população pediátrica e em pacientes com mais de 60 anos, por causa da menor espessura do osso, menor vascularidade óssea e maior possibilidade de trauma no pós-operatório. Fatores que podem afetar a osteointegração incluem:[1]

- *Abutment*: *design*, forma, comprimento, diâmetro, composição e biocompatibilidade;
- *Pacientes*: local de implante, celularidade óssea e densidade (osteoporose), potencial osteogênico intrínseco, doença sistêmica (artrite reumatoide, tabagismo, insuficiência renal, deficiência nutricional), medicamentos (imunossupressores e esteroides, cisplatina, varfarina, heparinas, anti-inflamatórios não esteroides) e radioterapia local anterior;
- *Técnica cirúrgica inadequada*: falta de irrigação durante a perfuração do osso, excesso de calor, velocidade da broca.

A osteoporose está associada à osteointegração mais lenta e maior taxa de falhas de implante. Afeta a proliferação de células mesenquimais, síntese proteica e reatividade celular para fatores locais. Os números e a atividade do osteoblasto estão diminuídos. Vascularização ruim. Números de osteoclatos e sua atividade estão aumentados.[16]

O efeito da radioterapia na osteointegração permanece desconhecido. Evidências sugerem que isso leva a atraso na remodelação óssea.[17] Um estudo examinou implantes orais de Brånemark recuperados de locais pré ou pós-operatório irradiados[18] e relatou que implantes com menor duração *in situ* tinham osteointegração esparsa. Acredita-se que a osteointegração ainda pode ser bem-sucedida em áreas que recebem doses completas de irradiação, mas há taxas gerais mais altas de falha do implante.

Dor

Se o paciente sentir dor ao tocar o *abutment*, o risco de perda do implante aumenta significativamente. Na maioria dos casos, o implante pode ser removido e outro colocado no osso adjacente. Em outros casos, o implante deve ser removido e, em seguida, cuidadosamente o defeito deve ser preenchido com sangue ou até mesmo com cera de osso. Na maioria dos casos osso adjacente está disponível e adequado para a colocação de um outro implante.

Dor do Implante

Pode ocorrer em razão de um implante solto ou pelo ímã do implante. Se a dor for por um ímã do implante solto, este deve ser substituído. Se for determinado que a dor é decorrente de um implante solto, ele deve ser removido e outro colocado no osso adjacente. Na maioria dos casos osso adjacente está disponível e adequado para a colocação de um novo implante.

REFERÊNCIAS BIBLIOGRÁFICAS

1. Lee JWY, Bance ML. Physiology of Osseointegration. Otolaryngol Clin North Am. 2019;52(2):231-42.
2. Tjellström A, Lindström J, Hallén O, et al. Osseointegrated titanium implants in the temporal bone. A clinical study on bone-anchored hearing aids. Am J Otol. 1981;2(4):304-10.
3. Doshi J, McDermott AL. Bone anchored hearing aids in children. Expert Rev Med Devices. 2015;12(1):73-82.
4. Prejban DA, Hamzavi JS, Arnoldner C, et al. Single Sided Deaf Cochlear Implant Users in the Difficult Listening Situation: Speech Perception and Subjective Benefit. Otol Neurotol. 2018;39(9):e803-e809.
5. Kim G, Ju HM, Lee SH, et al. Efficacy of Bone-Anchored Hearing Aids in Single-Sided Deafness: A Systematic Review. Otol Neurotol. 2017;38(4):473-83.
6. Janssen RM, Hong P, Chadha NK. Bilateral bone-anchored hearing aids for bilateral permanent conductive hearing loss: a systematic review. Otolaryngol Head Neck Surg. Sep 2012;147(3):412-22.
7. Snik AF, Mylanus EA, Proops DW, et al. Consensus statements on the BAHA system: where do we stand at present? Ann Otol Rhinol Laryngol Suppl. 2005;195:2-12.
8. Roman S, Nicollas R, Triglia JM. Practice guidelines for bone-anchored hearing aids in children. Eur Ann Otorhinolaryngol Head Neck Dis. 2011;128(5):253-8.
9. Kim HHS, Kari E, Copeland BJ, et al. Standardization of the Punch Technique for the Implantation of Bone Anchored Auditory Devices: Evaluation of the MIPS Surgical Set. Otol Neurotol. 2019;40(6):e631-e635.
10. Calon TGA, Johansson ML, de Bruijn AJG, et al. Minimally Invasive Ponto Surgery Versus the Linear Incision Technique With Soft Tissue Preservation for Bone Conduction Hearing Implants: A Multicenter Randomized Controlled Trial. Otol Neurotol. 2018;39(7):882-93.

11. Holgers KM, Tjellström A, Bjursten LM, Erlandsson BE. Soft tissue reactions around percutaneous implants: a clinical study of soft tissue conditions around skin-penetrating titanium implants for bone-anchored hearing aids. Am J Otol. 1988;9(1):56-9.
12. Lagerkvist H, Carvalho K, Holmberg M, et al. Ten years of experience with the Ponto bone-anchored hearing system-A systematic literature review. Clin Otolaryngol. 2020;45(5):667-80.
13. Hernández S, Ospina JC, Gutiérrez-Gómez E, et al. Long term cutaneous complications related to bone conduction hearing implants. A retrospective study (2004-2018). Auris Nasus Larynx. 2021;48(5):878-884.
14. Dun CA, Faber HT, de Wolf MJ, et al. Assessment of more than 1,000 implanted percutaneous bone conduction devices: skin reactions and implant survival. Otol Neurotol. 2012;33(2):192-8.
15. Kiringoda R, Lustig LR. A meta-analysis of the complications associated with osseointegrated hearing aids. Otol Neurotol. 2013;34(5):790-4.
16. Fini M, Giavaresi G, Torricelli P, et al. Biocompatibility and osseointegration in osteoporotic bone. J Bone Joint Surg Br. 2001;83(1):139-43.
17. Sumner DR, Turner TM, Pierson RH, et al. Effects of radiation on fixation of non-cemented porous-coated implants in a canine model. J Bone Joint Surg Am. 1990;72(10):1527-33.
18. Bolind P, Johansson CB, Johansson P, et al. Retrieved implants from irradiated sites in humans: a histologic/histomorphometric investigation of oral and craniofacial implants. Clin Implant Dent Relat Res. 2006;8(3):142-50.

PRÓTESES AUDITIVAS DE ANCORAMENTO ÓSSEO TRANSCUTÂNEAS

CAPÍTULO 5

Edson Ibrahim Mitre ▪ Felippe Felix ▪ Robinson Koji Tsuji

INTRODUÇÃO

As próteses auditivas ancoradas no osso (PAAO) transcutâneas se diferenciam das PAAO percutâneas pela presença da pele intacta com a fixação do processador por meio de ímã. Foram criados para resolver problemas de pele relacionados com as PAAO percutâneas.[3,4] Esses problemas levam à não aceitação do procedimento e podem causar o abandono do seu uso. Em crianças o impacto é maior, tanto pelo prejuízo no desenvolvimento da linguagem quanto pela maior dificuldade de manejar eventuais complicações.

As PAAO transcutâneas têm dois principais desafios associados a este tipo de dispositivo. Em primeiro lugar, a perda de energia resultante das camadas de pele acarreta uma transmissão de som menos eficaz em comparação com condução óssea direta. No entanto, recentes avanços no processamento de som digital tornam possível avaliar e compensar parcialmente a atenuação do som, aumentando a amplificação nas frequências afetadas. Em segundo lugar, o acoplamento magnético deve garantir boa retenção para permitir a transmissão de som eficaz sem causar desconforto e/ou complicações relacionadas com a pressão sobre os tecidos moles.

Os dispositivos atualmente disponíveis no mercado brasileiro são: BAHA Attract® (Cochlear BAS Gothenburg, Sweden), OSIA2® (Cochlear BAS Gothenburg, Sweden) e Bonebridge® (Med-El, Innsbruck, Austria). Todos são compatíveis com exame de ressonância nuclear magnética de até 1,5 T, mas produzem grandes artefatos no exame.

AVALIAÇÃO PROPEDÊUTICA

Os exames complementares de relevância para avaliação e indicação do procedimento são: audiometria, PEATE (potencial evocado auditivo de tronco encefálico), tomografia computadorizada, ressonância magnética e teste funcional com banda elástica.

Os exames complementares audiológicos devem ser realizados de acordo com a hipótese diagnóstica e a idade do paciente. Em pacientes que conseguem realizar adequadamente, o exame de audiometria pode ser suficiente. Por outro lado, crianças pequenas, sindrômicas, neurológicas e com outras comorbidades podem não realizar o exame adequadamente, sendo necessária a avaliação por medidas objetivas (PEATE). O PEATE deve ser realizado, preferencialmente, com medida dos limares por frequência, tanto por via óssea quanto por via aérea. A técnica utilizada pode ser por *Tone Burst* ou Estado Estável.

O exame de ressonância magnética será solicitado de acordo com a suspeita clínica. Algumas próteses osteoancoradas podem dificultar realização posterior da ressonância magnética e criar artefatos para visualização de estruturas intracranianas no futuro.

O exame de tomografia é obrigatório e deve ser solicitado em todos os pacientes. Devendo ser solicitada a tomografia de ossos temporais e crânio. Além do diagnóstico etiológico, a tomografia avalia a anatomia cirúrgica do paciente, o que influencia diretamente na escolha do dispositivo. Os parâmetros avaliados para a cirurgia são: espessura da calota craniana no local de implantação, grau de pneumatização da mastoide, posição da dura-máter e do seio sigmóideo.

O teste funcional com banda elástica simulando o uso da PAAO é fundamental para a indicação, pois consegue prever o ganho funcional do sistema, avaliar a melhora subjetiva e possibilitar que o paciente experiencie o resultado que terá antes da cirurgia.

INDICAÇÕES MÉDICAS

As PAAO são indicadas para pacientes com perda auditiva leve a moderada dos tipos condutiva e mista ou surdez unilateral, que não se adaptam aos aparelhos de amplificação sonora individual (AASI) convencionais, devido a diversas condições médicas.

Afecções que cursam com oclusão do conduto auditivo externo (CAE), como malformações congênitas, estenose adquirida do CAE de diversas causas e tumores benignos, apresentam especial benefício com o uso das PAAO, em decorrência do GAP aéreo-ósseo relativamente grande associado à função coclear normal. Os casos de atresia aural congênita e microtia não excluem a cirurgia reconstrutiva posterior.[2,3]

Também apresentam grande benefício na reabilitação de pacientes com otite média crônica, tanto nos submetidos a procedimentos cirúrgicos quanto nos casos de otorreia persistente, em decorrência da não oclusão do CAE durante o uso.

Pacientes com perda auditiva neurossensorial (PANS) profunda em um ouvido e audição de normal no ouvido contralateral que, por algum motivo, não desejam ou não possam utilizar um aparelho auditivo com sistema CROS, são candidatos para PAAO. Nesta aplicação, o processador de som é colocado no lado não ouvinte, captando o som e transferindo-o para a melhor cóclea do paciente, repercutindo em melhor inteligibilidade de fala no ruído e diminuição do efeito sombra a cabeça. Otosclerose também figura entre as indicações, apesar de pouco indicada devido ao risco de piora da via óssea com o tempo.

Quanto à idade de implantação, é uma opção viável para adultos e crianças. A idade mínima para a cirurgia é controversa, sendo liberado a partir dos 5 anos pela FDA e após 3 anos na União Europeia. Já foram descritos implantes com bons resultados em crianças de até 18 meses.[2]

As indicações clínicas são as mesmas para os sistemas percutâneo e transcutâneo.

CRITÉRIOS AUDIOLÓGICOS DE INDICAÇÃO

As PAAO, em razão de sua natureza de condução sonora por via óssea, são capazes de estimular ambas as cócleas, mesmo quando adaptadas de forma unilateral, por conta da transdução do som na calota craniana.

Nos casos de perda auditiva condutiva, uni ou bilateral, o ganho se baseia na estimulação da cóclea ipsilateral ao implante. Nos casos de perda auditiva mista, uni ou bilateral, a estimulação vai se basear na cóclea com melhor limiar de via óssea. Nos casos de surdez unilateral, a estimulação basear-se-á na cóclea contralateral.

Os limiares para indicação das PAAO tornaram-se mais abrangentes após o desenvolvimento de processadores mais potentes, tornando candidatos os pacientes com piores limiares de via óssea (Quadro 5-1).

É necessário índice de reconhecimento de fala em conjunto aberto superior a 60% em monossílabos sem AASI, usando uma lista de palavras foneticamente balanceadas.

Pacientes com *gap* aéreo-ósseo superior a 30 dB tem benefício significativo de um processador de som de condução óssea, em comparação com um aparelho auditivo convencional.

Nos casos de PAAO bilateral, a diferença interaural entre as médias dos limiares por via óssea de 500, 1.000, 2.000 e 3.000 Hz não deve exceder a 10 dB e deve ser inferior a 15 dB em todas as frequências.

Pelo Sistema Único de Saúde (SUS) brasileiro, a indicação de PAAO fica restrita para pacientes que, além dos critérios audiológicos, apresentem malformação congênita bilateral de orelhas, que não permita adaptação de AASI.

SELEÇÃO DO TIPO DE SISTEMA IMPLANTADO

A escolha entre o sistema percutâneo e transcutâneo é definida individualmente por critérios clínicos e audiológicos.

Os sistemas percutâneos apresentam a vantagem de obter melhores resultados audiométricos, com ganho de 5 a 7 dB em média em decorrência da transmissão direta do estímulo do processador para o osso. Também possuem maior gama de processadores, permitindo troca por outros mais potentes em caso de progressão da perda auditiva. Contudo, estão relacionados com maior incidência de complicações cutâneas e com o aspecto estigmatizante do implante exposto sobre a pele.

Os sistemas transcutâneos têm melhor resultado estético e estão menos relacionados com infecções e inflamações de pele. Todavia, apresentam ganho audiométrico mais limitado em razão da atenuação na transmissão pela interposição da pele. Podem apresentar desconforto e dor local em virtude da pressão exercida pelo magneto. Há relatos de necrose de pele na área do magneto. Também são indicadas, preferencialmente, para perdas auditivas condutivas, mistas leves e surdez unilateral.[6]

Quando o paciente necessita realizar ressonância magnética periódica, como no caso de acompanhamento de tumores intracranianos, devemos considerar realizar o sistema percutâneo. Possui área de artefato consideravelmente menor, assim como menor necessidade de cuidados para realização do exame, quando comparados aos sistemas transcutâneos.

Quadro 5-1. Limiares para Indicação das PAAO

Tipo de prótese	Variedade da perda	Limiares de via óssea da cóclea-alvo*
Bonebridge e BAHA attract	PA condutiva ou mista	≤ 45 dB
	Surdez unilateral	≤ 20 dB
OSIA2	PA condutiva ou mista	≤ 55 dB
	Surdez unilateral	≤ 20 dB

*Média dos limiares de via óssea nas frequências de 500, 1.000, 2.000 e 3.000 Hz.

SELEÇÃO DO LADO A SER IMPLANTADO
PAAO Unilateral
Para perdas auditivas bilaterais com único processador de som é preferível o lado com a melhor função coclear. Nos casos de difícil determinação a partir do audiograma, o teste com *Softband, Headband ou SoundArc* pode ser útil.

Além do aspecto audiológico, fatores como destreza manual, cosmética e particularidades no cotidiano do paciente devem ser considerados. Os aspectos cirúrgicos como qualidade e espessura do osso, possível cirurgia reconstrutiva do ouvido externo no futuro ou próteses de ouvido externo também merecem atenção.

PAAO Bilateral
A adaptação bilateral é aplicável à maioria dos pacientes com um limiar de condução óssea simétrico. Os processadores de som bilaterais produzem audição binaural com melhor localização da fonte sonora, sensibilidade ao som no silêncio e reconhecimento de fala no ruído.

O uso das PAAO bilaterais em pacientes com perda auditiva condutiva bilateral era tido como controverso, uma vez que ambas as cócleas recebem estimulação com a aplicação de um único processador. No entanto, a atenuação transcraniana para estímulos sonoros corresponde, em média, à redução de 5 a 20 dB na faixa de frequência entre 250 e 10.000 Hz. Com dois processadores, indivíduos com atresia aural congênita bilateral conseguem detectar diferenças interaurais no tempo e intensidade, demonstrando que a audição binaural pode ser alcançada por meio de condução óssea.

BAHA ATTRACT®
É uma prótese transcutânea passiva. Utiliza os mesmos tipos de processadores de som e o mesmo implante osteointegrado de titânio como o atual sistema BAHA®. Isto resulta numa pequena área de contato entre o crânio e o implante. Dois discos magnéticos são utilizados: um com diâmetro de 27 mm abaixo da pele intacta e outra com um diâmetro de 29,5 mm, conectado ao processador de som externo. O tamanho maior dos ímãs aumenta a área de contato, possibilitando o uso de pressão menor sobre a pele para retenção do dispositivo. (Fig. 5-1).

Em vez de um pilar de penetração da pele, o sistema baseia-se num implante e um magneto externo. Uma almofada de linhas de material macio no magneto externo distribui a pressão através da superfície da pele.

Há dois principais desafios associados a este tipo de dispositivo. Em primeiro lugar, a perda de energia resultante da camada da pele em transmissão de som menos eficaz em comparação com a condução óssea direta. No entanto, devido a recentes melhoras no processamento digital de som, permitem avaliar e compensar parcialmente a atenuação do som, aumentando a amplificação nas frequências afetadas. Em segundo lugar, o acoplamento magnético deve garantir boa retenção para permitir a transmissão de som eficaz enquanto não causar desconforto e/ou complicações de tecidos moles relacionados com a pressão.

A cirurgia pode ser realizada em estágio único ou em dois estágios. O primeiro caso está reservado a pacientes com espessura óssea superior a 3 mm. A cirurgia em dois estágios deve ser realizada em pacientes com osso de espessura inferior a 3 mm, osso irradiado ou comprometido. O tempo médio entre o primeiro e o segundo estágio pode levar de 3 a 6 meses, quando se espera que a osteointegração esteja completa. A ativação do apare-

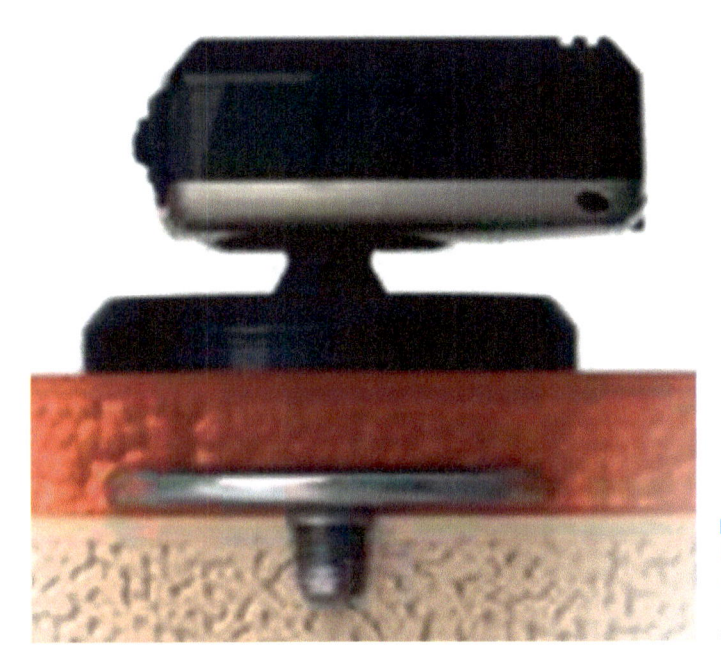

Fig. 5-1. Baha Attract®. Presença da placa magnética sob a pele intacta e o processador com o imã.

lho ocorre em torno de 4 semanas após a cirurgia quando realizada em estágio único ou após o segundo estágio.

Recomenda-se que a espessura dos tecidos moles esteja entre 3 a 6 mm para o aparelho funcionar de maneira ideal. Caso seja inferior a 6 mm corre o risco de o magneto cair e se for menor que 3 mm existe o risco de o magneto ficar fortemente aderido, podendo causar lesão e desconforto na pele.

O procedimento cirúrgico assemelha-se ao do BAHA tradicional, exceto pela inserção do *abutment* que transfixa a pele, que dá lugar a uma placa de titânio magnetizada que fica sob a pele intacta.

Técnica Cirúrgica BAHA Attract

Cirurgia de Estágio Único (FAST)

Aplicada na maioria dos pacientes. A colocação do implante e do suporte, bem como a preparação da pele, são executadas no mesmo procedimento. O processador de som é adaptado após um período de osteointegração, de geralmente 3 meses.

Recomendada nas seguintes situações:

A) Adultos com qualidade e espessura ósseas normais (≥ 3 mm), nos quais não se preveem complicações durante a cirurgia;
B) Crianças com qualidade óssea normal e espessura do osso acima de 4 mm (normalmente a partir dos 5 anos) desde que a idade, a situação de desenvolvimento e outros fatores conhecidos tenham sido considerados e julgados adequados para a cirurgia de estágio único.

O procedimento cirúrgico de estágio único sempre deve ser planejado de forma que estejam disponíveis componentes e instrumentos de reserva necessários para a colocação de um implante de 3 mm. São componentes e instrumentos descartáveis específicos de procedimento para cirurgia de estágio único em adultos: implante de 4 mm com suporte, broca de guia (3 a 4 mm), escareador (4 mm), *punch* de biópsia com 4 mm de diâmetro.

Componentes do Sistema BAHA Attract

- Implante magnético em formato de disco (BIM400);
- Implante de titânio (BI300) de 3 e 4 mm;
- Parafuso de cobertura.

Componentes do *Kit* Cirúrgico

- Broca cônica de 4 mm com limitador de 3 mm;
- Broca escareadora *countersik* de 3 e 4 mm;
- Molde indicador para BAHA Attract;
- Molde do implante magnético;
- Nivelador do leito ósseo;
- Medidor de espessura da pele de 6 mm.

Preparação do Paciente e Marcação do Local do Implante

A posição e a orientação do implante determinarão o local exato do processador de som, sendo fundamental para o resultado da cirurgia. Cirurgias reconstrutivas do ouvido externo ou próteses de ouvido externo futuras devem ser consideradas ao se determinar o posicionamento do implante. Devem ser identificados marcos anatômicos, especialmente no caso de pacientes com malformação congênita ou cirurgia anterior.

O implante deve ser posicionado, preferencialmente, na linha temporal ou na mesma altura que o centro da metade superior do pavilhão auricular. A posição do implante deve estar 50 a 55 mm em uma direção de 10 horas do canal auditivo. Para alcançar uma posição correta do implante, deve-se usar um molde para encontrar a posição em relação ao ouvido. Após antissepsia e tricotomia, a posição de preferência do implante é marcada pelo orifício do molde. É recomendado marcar o local do implante até o osso com uma agulha e tintura (Fig. 5-2).

O processador de som não deve tocar no pavilhão auditivo, visto que isso causará *feedback* acústico e desconforto. Por outro lado, o processador de som não deve ser colocado muito recuado, pois tanto a posição dos microfones quanto a estética serão afetadas. Também se deve evitar colocar o implante embaixo na ponta da mastoide.

Medição da Espessura da Pele

Antes mesmo de infiltrar o anestésico local, deve-se medir a espessura da pele no local do implante magnético. Utiliza-se uma agulha, uma pinça hemostática e uma régua própria. O objetivo dessa medição é avaliar se a pele sobre o disco magnético não terá mais que 6 mm de espessura.

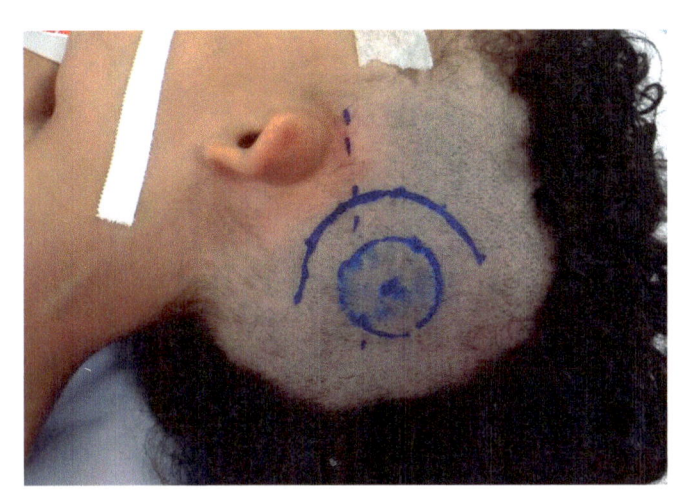

Fig. 5-2. Marcação da pele para o BAHA Attract.

Incisão e Retalho
A incisão é em formato do "C" anterior ou posterior à borda do disco magnético, a 15 mm de distância. Deve-se incisar até o periósteo, preservando-o. Procede-se a uma dissecção supraperiosteal em direção à região de implantação de modo a permitir o acesso cirúrgico à região.

Incisão do Periósteo
Após a confecção do retalho, confecciona-se uma abertura na região marcada de modo a permitir a perfuração do osso. Procede-se uma incisão em forma de "X" com o centro no ponto de implantação do parafuso e posterior afastamento radial do periósteo. É importante deixar o periósteo em volta do local do implante para melhor cicatrização do retalho de pele.

Perfuração
Os seguintes aspectos relacionados com a perfuração são muito importantes:
A) Resfriamento adequado da broca e do osso para evitar trauma de tecido ósseo induzido pelo calor (que poderá impedir a osteointegração). A broca deve ser movida para cima e para baixo para facilitar o resfriamento. Utilizar uma velocidade de broca de 1.500 a 2.000 rpm;
B) A posição e a orientação da perfuração, que determinarão a posição permanente do processador de som no paciente. Deve ser sempre na angulação de 90 graus com o osso temporal;
C) Avaliação contínua da qualidade e da espessura do osso durante a perfuração, para determinar a possibilidade de osteointegração.

Perfuração Inicial
Iniciada utilizando a broca de guia com o espaçador de plástico. O espaçador limita a profundidade da broca para 3 mm, que é adequado ao preparar para a colocação de um implante de 3 mm. Durante a penetração inicial, deve-se observar a qualidade e a quantidade de osso cortical. A qualidade óssea determinará o torque a ser utilizado ao inserir o implante e o tempo que se deve deixar para a osteointegração. A espessura do osso também determinará se deve ser colocado um implante de 3 ou de 4 mm (Fig. 5-3).

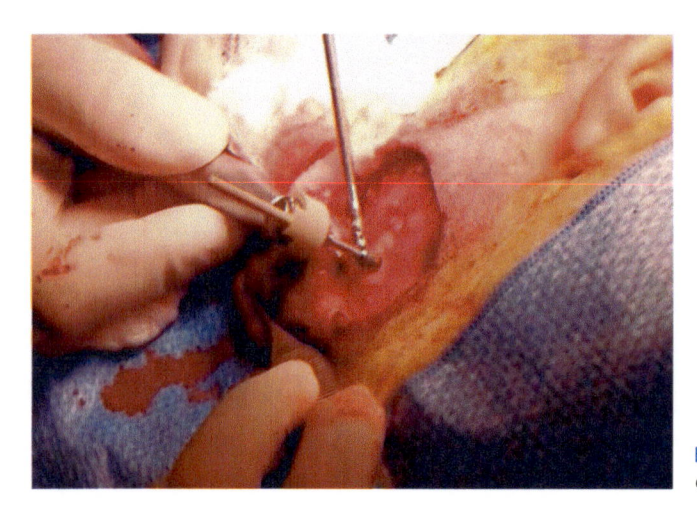

Fig. 5-3. Perfuração óssea para colocar o implante BI300.

Se a espessura do osso for suficiente, o espaçador pode ser removido e a broca de guia permitirá, então, perfurar até uma profundidade de 4 mm, que é adequada ao preparar para colocação de um implante de 4 mm.

Se a espessura do osso e/ou sua qualidade for considerada insuficiente para um tratamento bem-sucedido com o procedimento de estágio único, a cirurgia poderá ter que ser replanejada para um procedimento de dois estágios, ou mesmo suspensa, caso considerada inadequada ao procedimento em múltiplas etapas.

Para alargar o orifício é utilizado o escareador de 3 ou 4 mm, conforme a profundidade do orifício. O escareador é deslocado para cima e para baixo para que a irrigação alcance a ponta da broca. As pás da broca devem ser limpas regularmente para remover o tecido ósseo. A parte do escareador da broca só deve regularizar levemente a superfície óssea para preparar para o implante. A ponta da broca é sem corte para minimizar o risco de dano no tecido no fundo do orifício.

Certificar-se de não alargar excessivamente o orifício, que poderá diminuir a estabilidade inicial do implante.

Particularmente em osso fino, é importante não escarear excessivamente a fim de preservar a camada cortical superior do osso. No caso de osso muito fino, recomenda-se evitar o escareamento.

Implantação o Implante BI300

Executada com o equipamento de perfuração no ajuste de baixa velocidade (15 rpm). O ajuste do torque é regulado para se adequar à qualidade do osso, conforme julgado pelo cirurgião durante a perfuração; recomendável 40 a 50 Ncm em osso compacto e 20 a 30 Ncm em osso comprometido.

O implante com o suporte pré-montado é colocado em uma ampola de plástico com uma capa e fornecido em uma embalagem selada, que constitui a barreira estéril. O implante deve permanecer estéril até a inserção no osso a fim de evitar contaminação, que poderia prejudicar o sucesso da osteointegração. O conjunto pré-montado é retirado usando o instalador do suporte conectado à peça de mão e o implante é inserido.

É importante certificar-se de que o implante se encaixe no orifício corretamente, antes de iniciar a instalação. Se o implante entrar no orifício incorretamente, a furadeira deve ser colocada em reverso, o implante desenroscado, o ângulo corrigido e então reinserido. Quando o flange do implante tiver atingido a superfície do osso, ela para automaticamente.

Se o flange não alcançar a superfície do osso, o ajuste do torque pode ser aumentado. Em alternativa, pode-se utilizar a chave de torque contrário, com muito cuidado, para inserir o implante manualmente até o flange alcançar a superfície do osso.

Quando o implante tiver sido inserido, o instalador do suporte é cuidadosamente desconectado do suporte.

Nivelamento do Leito Ósseo e Fixação do Disco Magnético (BIM400)

O disco magnético é fixado no implante de modo que nenhuma parte dele toque no osso. Para isso deve-se proceder ao nivelamento do leito ósseo utilizando-se como indicador o nivelador (Fig. 5-4). Caso haja um desnivelamento, este deve ser corrigido por meio de broqueamento com brocas cirúrgicas. Feito isso o disco magnético é fixado no implante, inicialmente, por meio de uma chave de fenda e, ao final, com o micromotor com regulagem a 25 Ncm (Fig. 5-5).

Redução Tecidual do Tecido Subcutâneo e Reposicionamento do Retalho Cutâneo

A espessura da pele é novamente avaliada com um medidor e, caso o retalho cutâneo sobre o disco magnético tenha mais de 6 mm, deve-se proceder uma redução da espessura com bisturi e tesoura. O retalho, então, é suturado por camadas.

Curativo

Um curativo compressivo é aplicado com gaze e atadura por 48 horas. A gaze pode ser embebida em pomada e deve ser aplicada uniformemente e em quantidades adequadas para não comprometer o suprimento sanguíneo. É importante que a pressão do curativo não seja muito forte, visto que isso pode interromper o suprimento sanguíneo e retardar a cicatrização da ferida ou causar necrose.

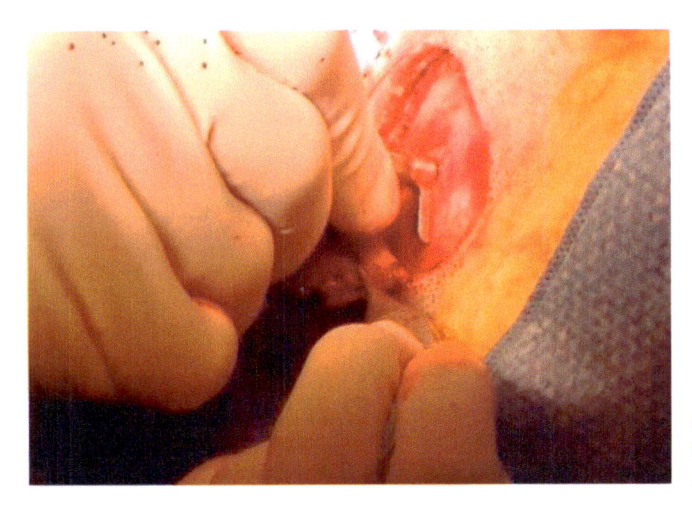

Fig. 5-4. Nivelamento da superfície na cirurgia do BAHA Attract.

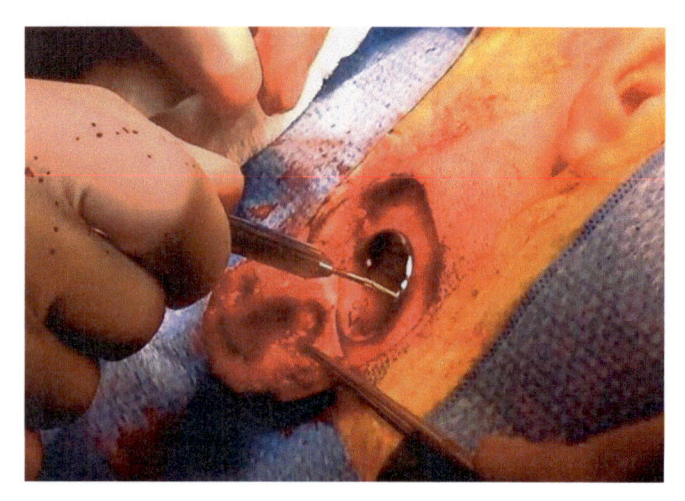

Fig. 5-5. Fixação do magneto no implante BI300.

Cicatrização e Reabilitação

Os pontos são retirados após 10 a 14 dias, quando o retalho estiver cicatrizado. A remoção do curativo é facilitada se este estiver molhado. A ferida é suavemente limpa, utilizando-se soro fisiológico e gaze. O local da ferida é examinado e tratado, se necessário. Nesta etapa, o paciente deve ser informado sobre como cuidar do suporte e da pele à sua volta para manter uma higiene adequada e evitar problemas de irritação e infecção cutâneas. A ativação do audioprocessador pode ser realizada 30 dias após a cirurgia.

Cirurgia em 2 Estágios

A técnica de dois estágios original foi descrita por Tjellström, em 1989. É indicada para pacientes com espessura do crânio inferior a 3 mm, osso irradiado ou de má qualidade, crianças pequenas ou por preferência do cirurgião. O período de osteointegração é prolongado, durando, em média, de 3 a 6 meses entre estágios. O implante é colocado e um parafuso de capa é conectado a este no primeiro procedimento cirúrgico. Após a osteointegração é realizado o segundo procedimento, incluindo a conexão do suporte e a preparação da pele.

O tempo exato necessário para osteointegração se baseia na avaliação da profundidade e qualidade do osso feita pelo cirurgião durante o primeiro estágio do procedimento cirúrgico. O processador de som pode, então, ser adaptado depois de o tecido mole ter cicatrizado após a segunda cirurgia.

Primeiro Estágio

Colocação do Implante

Toda a técnica cirúrgica é a mesmo até a colocação do implante. Depois de colocado o implante, procede-se à colocação do parafuso de capa; e o parafuso é reposicionado.

Colocação do Parafuso de Cobertura

A colocação de um parafuso de cobertura é importante para evitar que o osso cresça sobre ou para dentro do implante. O parafuso de capa é retirado da embalagem com a ponta hexagonal da chave de fenda e é parafusado sobre o implante. Ele não deve ser fixado muito apertado, visto que, então, poderia dificultar sua remoção durante o segundo estágio da cirurgia.

Reposicionamento do Retalho
O retalho é suturado novamente na sua posição.

Curativos
Um curativo padrão da mastoide é deixado no lugar durante 48 horas e os pontos retirados 10 dias após a cirurgia.

Segundo Estágio
O segundo estágio é a implantação do disco magnético. Pode ser realizada após 3 meses do primeiro estágio, devendo-se aguardar tempo maior em casos com risco de osteointegração deficiente. Inicialmente faz-se uma incisão sobre a incisão do primeiro estágio e confecção de retalho com exposição do implante com o parafuso de cobertura. Remove-se o parafuso de cobertura e procede-se como na cirurgia em 1 estágio com nivelamento, fixação do disco imantado, avaliação da espessura do retalho e sutura. A ativação do audioprocessador pode ser realizada 30 dias após o segundo estágio.

Escolha do Procedimento Cirúrgico em 1 ou 2 Estágios
A cirurgia de 2 estágios é recomendada para pacientes adultos nos quais se espera uma profundidade do osso inferior a 3 mm ou má qualidade óssea (osso fino, doença ou histórico de radiação); crianças com espessura óssea inferior a 4 mm ou cuja situação de desenvolvimento etário ou outros fatores tornem a cirurgia de estágio único inadequada; implante colocado juntamente com a cirurgia para remoção de neuroma vestibular; e previsão de contato com a dura-máter ou a parede do seio sigmoide, ou se houver algum risco de complicações.

Complicações
Em uma revisão da literatura de 2017, eritema e dor no local do implante ocorreram em 19% dos usuários de BAHA Attract, com resolução dos sintomas na maioria dos pacientes pela diminuição na força do ímã.[5] Foi relatado um caso de necrose de pele, neste trabalho. Um estudo multicêntrico de 2018 mostrou que aproximadamente 20% dos pacientes relataram algum grau de parestesia na pele pelo contato com o ímã e 38% (leve) dor/desconforto no acompanhamento final de 6 meses, mas com tendência de melhora ao longo do tempo.[6]

BONEBRIDGE®
O Bonebridge® (Med-El, Innsbruck, Áustria) é a primeira prótese transcutânea ativa de condução óssea. Lançado em 2012, o sistema tem as mesmas indicações das outras PAA-Os, podendo ser feitas em crianças a partir de 5 anos de idade.[7]

O Bonebridge® (BB) é um dispositivo composto por um processador de áudio (externo) e um implante de condução óssea ou *bone conduction implant* (BCI). Ao contrário das próteses percutâneas, o som recebido pelo processador é transmitido para o para o BCI através da pele por meio de um campo eletromagnético.[8]

O BCI tem um ímã envolto por uma bobina e o BC-FMT (*bone conduction-floating mass transducer*), que é fixado ao osso e fica sob a pele. O processador se conecta ao ímã do implante pela pele intacta. É alimentado por uma bateria de aparelho auditivo que dura entre dois e sete dias. O processador detecta o som, transmite-o ao implante e o BC-FMT vibra diretamente o osso adjacente. Diferentemente do BAHA Atract, não há atrito entre a pele e o aparelho externo, evitando, assim, complicações, lesões ou mesmo atenuação sonora causada pela pele.

Há dois modelos disponíveis no mercado – BCI 601 e BCI 602. A principal diferença entre o BCI 601 (1ª geração) e o BCI 602 (2ª geração) é o design e tamanho do BC-FMT (Fig. 5-6). A espessura varia de 8,7 a 4,5 mm. Isso tem muitas implicações porque com o BCI 601 é quase sempre necessário expor, até mesmo comprimir, a dura-máter e o seio sigmoide enquanto com o BCI 602 isso é muito improvável. A região escolhida para realização da cirurgia deve ser cuidadosamente selecionada através da tomografia computadorizada no pré-operatório. Uma vez que o BB é montado e fixado, a ferida é fechada. O dispositivo pode ser ativado 2 semanas depois. Mais cedo do que o implante percutâneo, uma vez que a osteointegração não é necessária para a transmissão do sinal de condução óssea deste dispositivo.

O maior benefício do BB é a facilidade de poder ser colocado na mastoide, acima da linha temporal (região da fossa média) e retrossigmoide. O cirurgião pode escolher o melhor local para colocação do aparelho por meio de um *software* que estuda a espessura do osso temporal e compara com a espessura do do BC-FMT (Fig. 5-7). Existem aletas chamadas "*lifts*" que permitem colocação da prótese mesmo em ossos temporais de menor espessura (Figs 5-8 e 5-9).

A região de fossa média e a retrossigmoide são escolhidas, principalmente, para pacientes que já foram submetidos a cirurgias na mastoide ou para os casos de malformações de orelha média pelo posicionamento (lateralização) do nervo facial ou ainda pelo pequeno tamanho da mastoide. Importante ressaltar que em ambos os acessos, normalmente a dura-máter é exposta. Tem que ter muito cuidado para não causar fístula ou sangramentos durante esses acessos.

Não é recomendável utilizar o BCI601 para o acesso em região de fossa média. A cortical do osso temporal, nesta região, é fina. Há risco de compressão excessiva da dura-máter, mesmo utilizando *lifts*, além da chance de compressão da veia de Labbé. A incisão deve ser realizada com muito cuidado para não lesar a artéria temporal.

O BB pode causar grandes artefatos no exame de ressonância nuclear magnética. O BCI 601 pode produzir um artefato de aproximadamente 15 cm ao redor do implante e

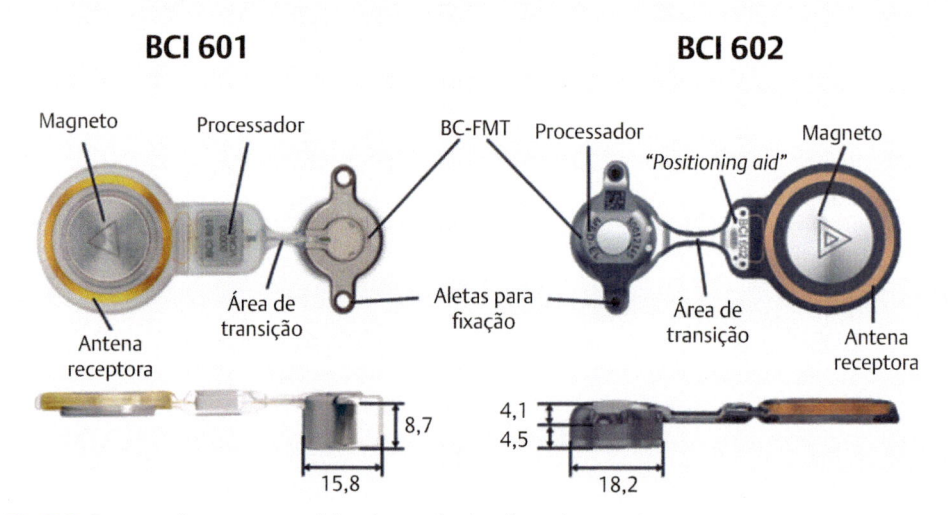

Fig. 5-6. Comparação entre os modelos de Bonebridge disponíveis – BCI601 e BCI602.

BC-FMT

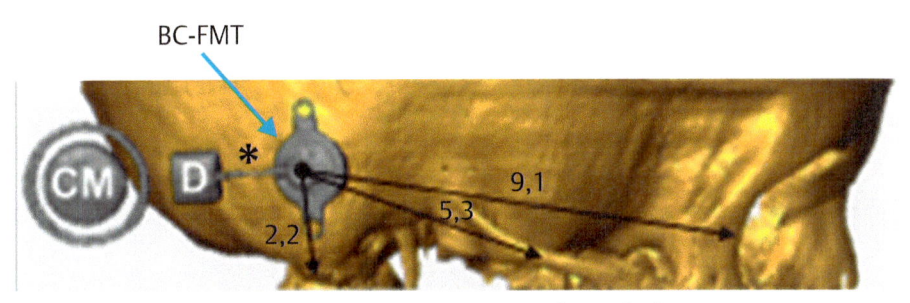

9,1
5,3
2,2

Fig. 5-7. *Software* utilizado para estudo do posicionamento do Bonebridge.

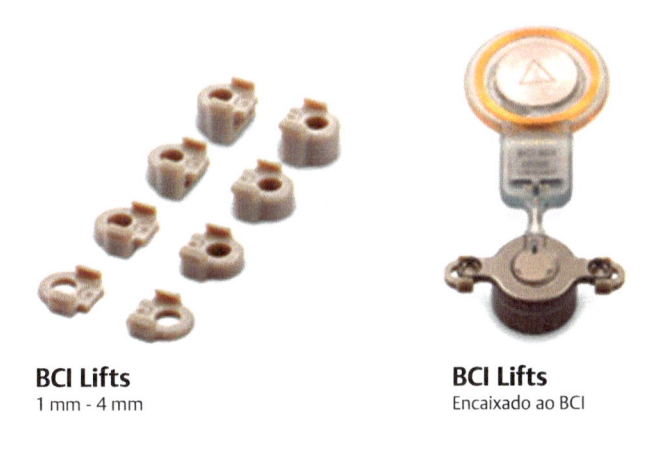

BCI Lifts
1 mm - 4 mm

BCI Lifts
Encaixado ao BCI

Fig 5-8. BCI 601 com os lifts disponíveis – 1 a 4 mm de espessura.

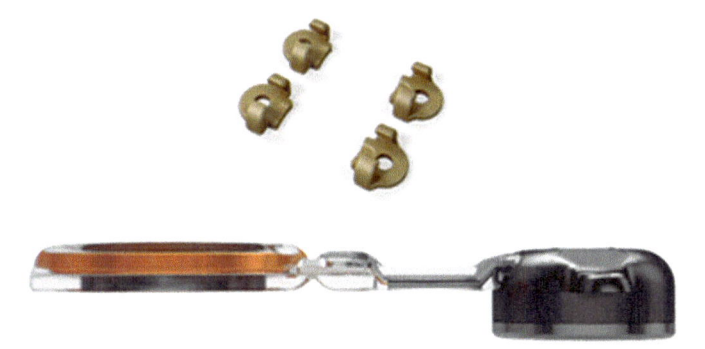

Fig. 5-9. BCI 602 com os lifts disponíveis – 1 mm de espessura.

poderá afetar o sinal do lado contralateral da cabeça[11]. Segundo o estudo de Utrila et al[9], utilizando um protocolo chamado *"MAVRIC" (multiacquisition variable-resonance image combination)*, a região de fossa média pode ser interessante para pacientes submetidos a ressecção de schwannoma do nervo vestibular, com SSD. O BCI602 fez artefato menor quando colocada na região de FM, podendo ser visualizado o ângulo pontocerebelar, quando comparado com a região RS e com o BCI60[19].

A região retrossigmoidea também é uma opção boa para ambos os modelos (BCI601 e BCI602). Tem que se ter muita cautela com veia emissária da mastoide que, em alguns casos, pode ter o mesmo calibre do seio sigmoide e deve ser avaliada cuidadosamente no pré-operatório.

Técnica Cirúrgica Bonebridge®

A pele deve ser marcada, preferencialmente, antes do início da cirurgia para que possa ter uma ideia do posicionamento do componente interno antes do início do procedimento. A escolha do melhor posicionamento deve ser realizada sempre com o auxílio da tomografia computadorizada.

Incisão

O local de realização da incisão vai depender do posicionamento do BC-FMT. É recomendável uso de infiltração com anestésico e vasoconstritor. Após a pele ser incisada, a musculatura deve ser localizada e incisado para, posteriormente, ser colocada a bobina receptora sob a mesma. A espessura do tecido que ficará sobre a bobina receptora não deve exceder 7 mm; caso isso ocorra devemos reduzir o tecido subcutâneo em excesso.

Colocação e Fixação

O BC-FMT é posicionado, preferencialmente na região da mastóide, pelo menor risco de lesão da dura-máter e do seio sigmoide. Os outros posicionamentos têm maior risco de complicações. Apesar do posicionamento do FMT puder ser variável, a antena deve estar sempre na mesma posição.

O nicho para colocação do BC-FMT deve ser confeccionado com brocas otológicas, tendo sempre o cuidado de não usar brocas cortantes sobre o seio sigmoide e dura-máter. O tamanho e a profundidade do nicho ideal são aferidos com o auxílio de um *T-sizer* de silicone, que é oferecido no *kit* cirúrgico. em cada modelo. O tamanho do nicho vai variar conforme o modelo escolhido. Em cada um deles, há um *T-sizer* específico. A fixação do FMT também é diferente.

Mastoide

O posicionamento do BC-FMT na mastoide é o preferível pelo menor risco de lesão das estruturas subjacentes (Figs. 5-10 e 5-11).

Fossa Média

A técnica de posicionamento do BB na região da fossa média pode ser utilizada em pacientes pós-operatório de mastoidectomias e em malformações de orelha média. A Figura 5-12 mostra a marcação da região da incisão que deve ser realizada acima da linha temporal. O posicionamento da antena deve manter a angulação de 45° com a linha temporal e independe da posição do BC-FMT. A incisão pode ser vertical ou horizontal. A incisão

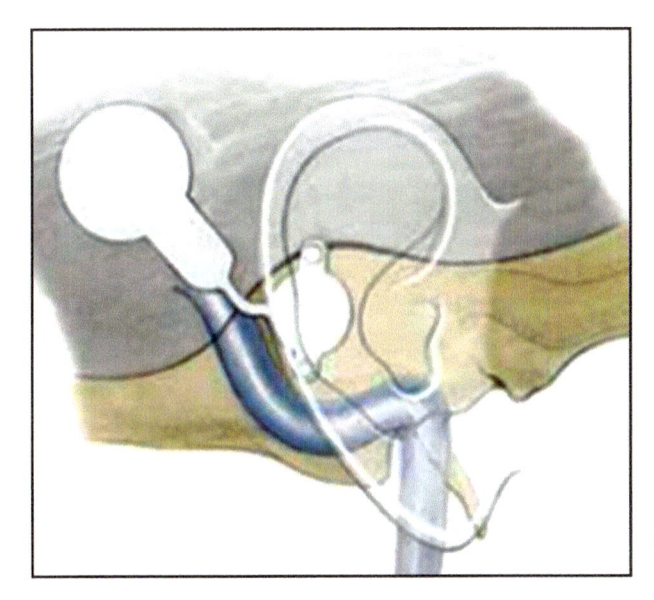

PRÓTESES AUDITIVAS DE ANCORAMENTO ÓSSEO TRANSCUTÂNEAS

Fig. 5-10. Posicionamento do Bonebridge na região da mastoide.

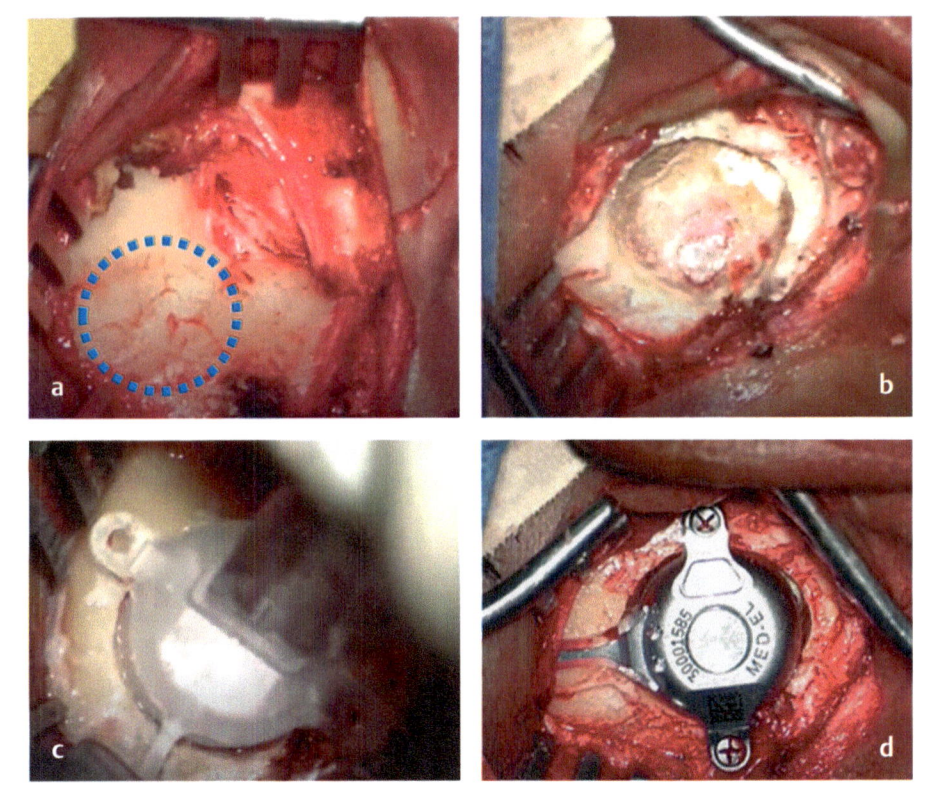

Fig. 5-11. Cirurgia BB na região da mastoide. (**a**) Exposição da cortical da mastoide e delimitação do nicho do BC-FMT. (**b**) Mastoidectomia para confecção do nicho. (**c**) Utilização do T-sizer para checagem do tamanho do nicho. (**d**) Posicionamento e fixação do BCI602 com os parafusos autoperfurantes.

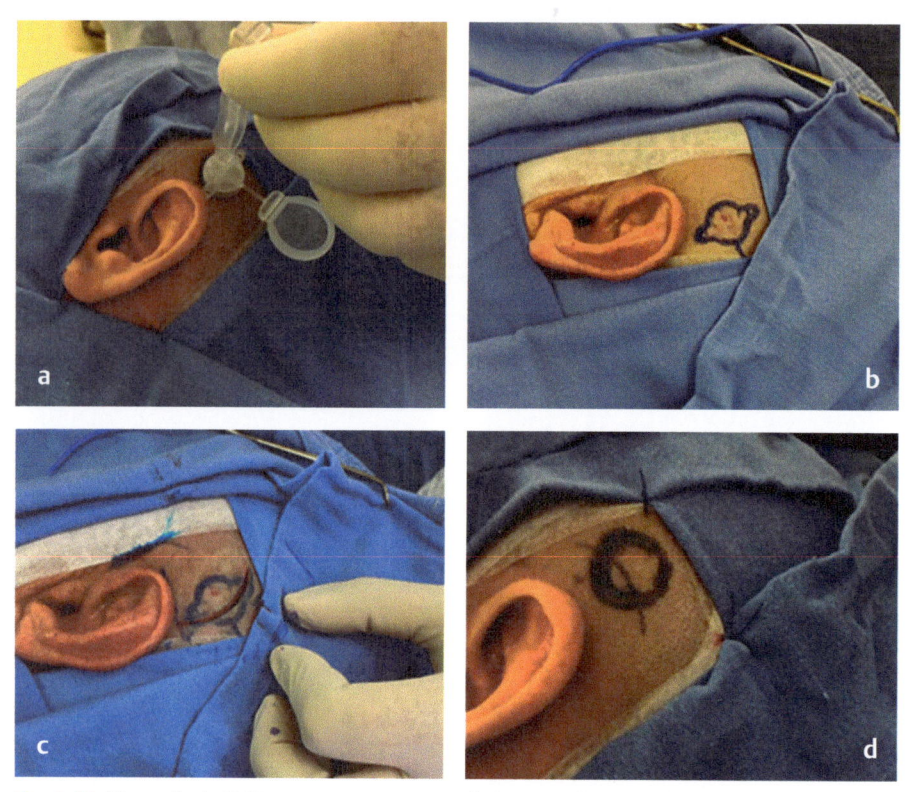

Fig. 5-12. Marcação do FMT para acesso na região da fossa média. (**a**) Utilização do T-sizer para fazer a marcação do posicionamento do BC-FMT e da antena. (**b**) Marcação do BC-FMT com azul de metileno (passo importante para definição do tamanho da incisão). (**c**) Incisão vertical. (**d**) Incisão horizontal.

horizontal tem melhor resultado estético, entretanto deve ter cuidado para não estender essa incisão até a altura do trágus pelo risco de lesão da artéria temporal.

Após a incisão na pele, o músculo temporal é identificado e, também incisado para identificação da porção escamosa do osso temporal (Fig. 5-13). O broqueamento deve ser realizado de forma muito cautelosa para não ocorrer lesão da dura-máter que normalmente é exposta. Após a colocação do BB abaixo do músculo temporal, o BC-FMT é fixado com parafusos autoperfurantes e o retalho é fechado. A Figura 5-14 mostra pós-operatório tardio com o posicionamento do BCI-602 na região da fossa média.

Retrossigmoide

As indicações deste acesso são as mesmas do posicionamento em fossa média (FM). Muitos cirurgiões preferem o acesso retrossigmoide (Fig 5-15) porque o osso é mais espesso, com menor risco de lesão da dura-máter quando comparado com a FM.

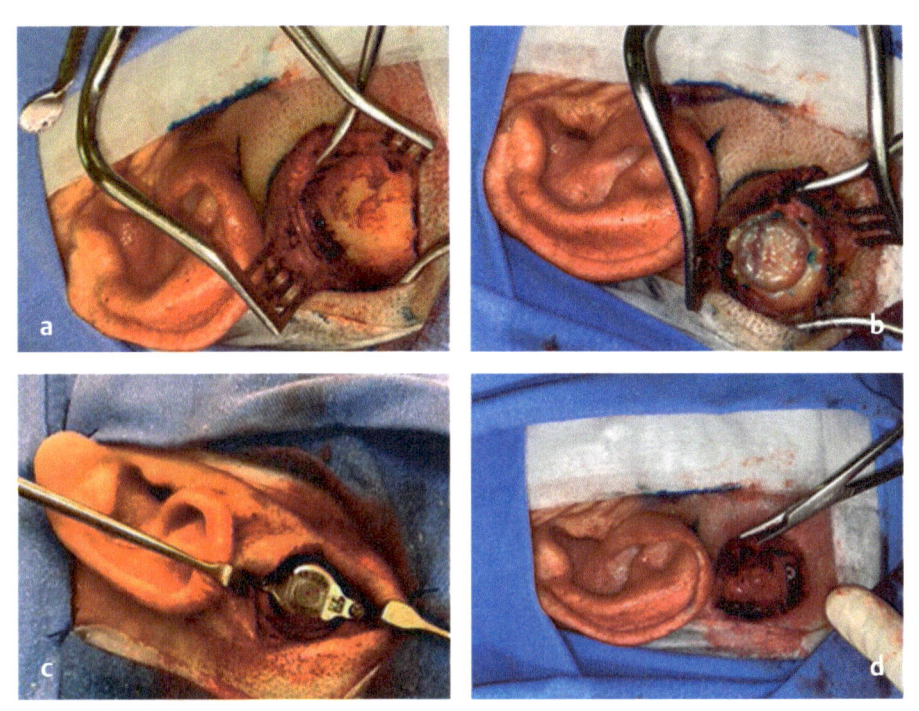

Fig. 5-13. (**a**) Exposição da porção escamosa do osso temporal. (**b**) Broqueamento da porção escamosa com exposição parcial da dura-máter. (**c**) Fixação do BC-FMT com parafusos autoperfurantes. (**d**) Fechamento do retalho do músculo temporal.

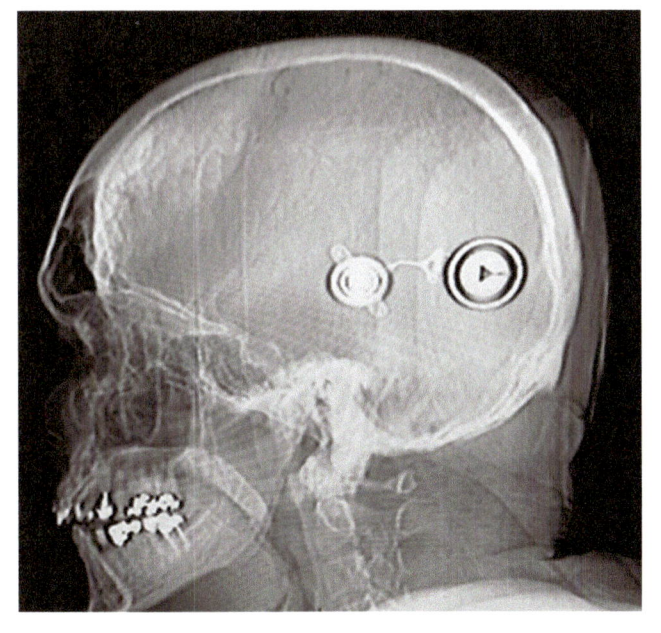

Fig. 5-14. Raios-X em perfil de paciente com BCI602 na região de fossa média

BCI601

O tamanho e a largura dos orifícios de fixação, que devem ser realizados apenas após o término da confecção do nicho, são conseguidos com uma broca específica, também fornecida no *kit* de implante. Portanto, a profundidade de perfuração está limitada a 3,9 mm. Não deve ser movido o *T-sizer* entre a perfuração de dois furos de fixação. Para se evitar exposição do seio sigmoide e dura-máter foram desenvolvidos adaptadores (*lifts* – que variam entre 1 e 4 mm de espessura) que são acoplados aos parafusos de fixação, permitindo uma fixação firme e mais superficial.

Um parafuso cortical regular é colocado em cada orifício âncora da BC-FMT. O parafuso regular tem diâmetro de 2 mm, comprimento de 6 mm e acabamento de superfície de ouro. Uma chave com um torquímetro (Fig. 5-16) é disponibilizada para prender firmemente os parafusos na mastoide, girando no sentido horário até ser conseguida uma fixação segura. Há disponível um parafuso de emergência com acabamento de superfície

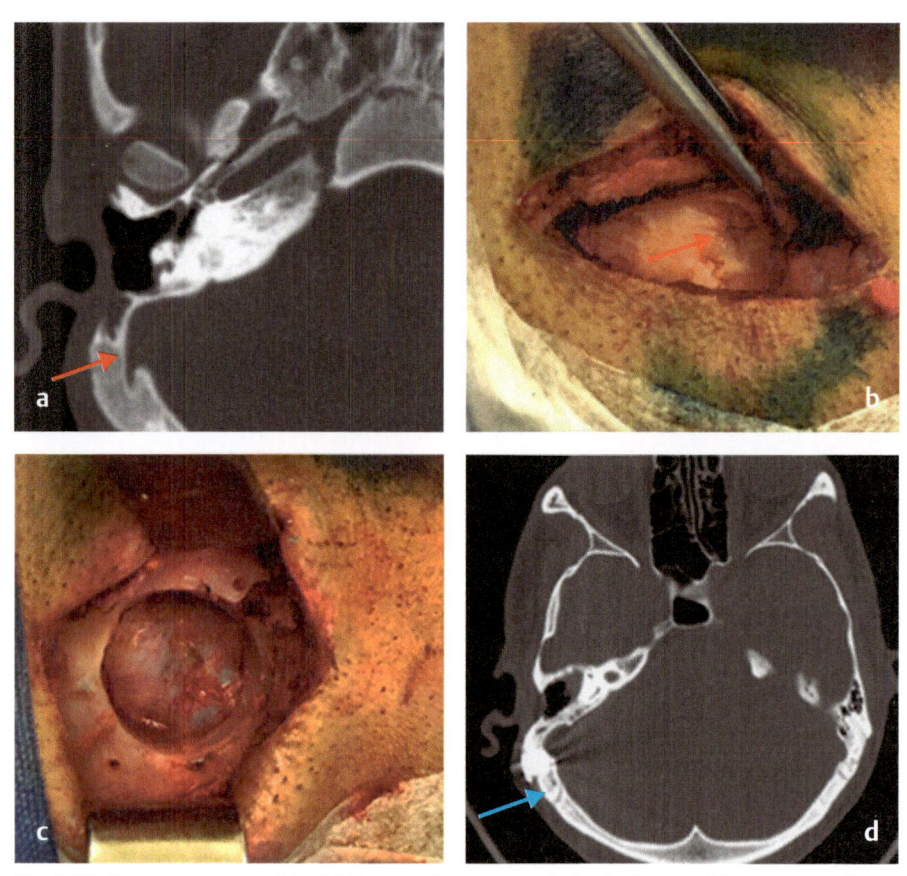

Fig. 5-15. Acesso retrossigmoide. (**a**) Tomografia Computadorizada de mastoide em corte axial, seta vermelha indica a veia emissária da mastoide com o calibre normal. (**b**) Posição da veia emissária (seta vermelha) após incisão da musculatura. (**c**) Broqueamento do nicho do BC-FMT com exposição da dura-máter e confecção dos furos para fixação do BCI-601. (**d**) Pós-operatório tardio. Tomografia computadorizada de mastoide, corte axial, evidência da posição do BC-FMT posterior ao seio sigmoide.

azul, diâmetro de 2,4 mm, 6 mm de comprimento, que deve ser usado apenas se não for obtida uma fixação suficiente com um dos parafusos convencionais. Para apertar os parafusos do *Bonebridge* uma força de cerca de 10 Ncm é suficiente. Não se deve ultrapassar 32 Ncm de torque quando os parafusos forem apertados.

BCI602
Assim como no modelo anterior, a fixação deve ser realizada apenas após o término da confecção do nicho. Em regiões como o RS e FM em que o crânio é um pouco mais convexo, pode ser necessária a utilização de *lifts* (entre 1 e 2 mm de espessura), às vezes em apenas um dos lados, para posicionar mais adequadamente o BC-FMT. Uma das vantagens deste modelo são os parafusos autoperfurantes. Importante o cirurgião ter atenção que no kit da cirurgia vem com três parafusos, sendo um deles de emergência. Este último não é autoperfurante, sendo utilizado apenas quando um dos parafusos autoperfurantes foi utilizado e não ficou adequadamente apertado. A força aplicada aos parafusos deve ser suficiente para manter o BC-FMT firme. Não é necessário uso do torquímetro. Não necessita ser suturado. A fixação do implante através dos dois parafusos é suficiente para mantê-lo em posição.

Fechamento
Antes do fechamento, o BC-FMT pode ser inspecionado sob um microscópio. Deve-se palpar o corpo principal do BC-FMT para que se tenha certeza de que está fixo. Após a verificação, o fechamento deve ser feito em dois planos e realizado curativo compressivo.

O eletrocautério monopolar não deve ser utilizado nesta fase ou em qualquer momento após a colocação do componente interno para hemostasia – assim como qualquer outro dispositivo auditivo implantável.

O implante pode ser ativado tão logo o edema da pele sobre ele tenha diminuído. A osteointegração de qualquer parte do BC-FMT não é necessária para a ativação do sistema.

Complicações[9]
É considerado um dispositivo seguro e com baixas taxas de complicações. Em revisão sistemática publicada por Sprinzl *et al.* mostrou 5,12% de complicações menores e 0,85% de necessidade de revisão após a cirurgia[10].

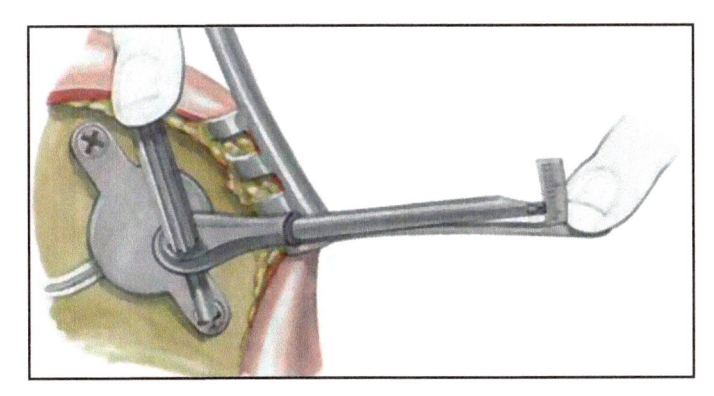

Fig. 5-16 Utilização do torquímetro.

OSIA2®

O sistema Osia® da Cochlear (Osia; Cochlear, Sydney, Australia) é uma geração de próteses auditivas ancoradas ao osso transcutâneas ativas, utilizado no Brasil a partir de 2021. É composto de uma parte colocada cirurgicamente composta de um transdutor piezoelétrico acoplado (OSI200) ao implante de titânio (BI300). Na parte externa teremos um processador sonoro em peça única (OSIA2)[12].

Permite reabilitar pacientes com perda auditiva condutiva, mista (com via óssea até 55dB) e pacientes com surdez profunda unilateral a partir de 5 anos de idade.

Seu ganho auditivo, quando comparado ao BAHA Connect, mostrou melhor desempenho para sons agudos no geral[12].

Técnica Cirúrgica do OSIA®

Escolha do Acesso

O acesso pode ser realizado de diferentes formas, ou por uma incisão anterior ao local do implante ou posterior a ele (Fig. 5-17). Isso vai depender da indicação cirúrgica. Casos em que o paciente já tiver passado por múltiplas cirurgias ou possuir uma cavidade aberta extensa, pode-se optar pela incisão posterior. Nos outros casos, a incisão anterior funciona muito bem.

Marcação e Medidas

Utilizamos um modelo de silicone do sistema Osia® para realizar a marcação da posição na pele do paciente. É interessante que o ponto de inserção do implante fique na mesma altura da entrada do meato acústico externo. O molde deve manter uma distância de 1,5 cm do rebordo da hélice do paciente (Fig. 5-18). Através do orifício do molde, já perfure a pele com uma agulha com azul de metileno e marque profundamente o local do implante (Fig. 5-19).

Na altura do local do magneto devemos medir a espessura da pele através de uma agulha. Na régua verifica-se se essa espessura não ultrapassa 9 mm. Essa medição deve ser realizada em 3 pontos distintos da área do magneto. Caso ultrapasse, deveremos, durante a cirurgia, retirar tecido subcutâneo, pois essa distância pode comprometer a adesão do magneto do processador auditivo ao implante.

É uma prótese de tamanho considerável, conforme a figura XVBX. Diferentemente do Bonebridge que permite que entre a antena e o FMT seja dobrado em até 90°, no Osia2 esse movimento não é possível.

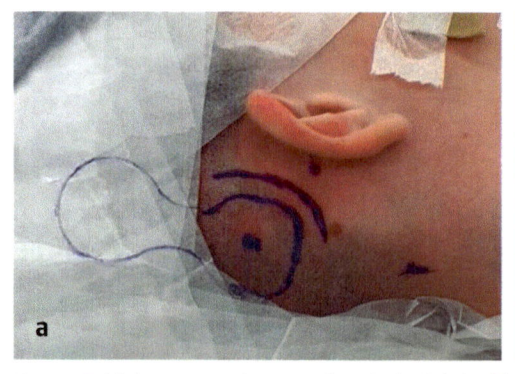

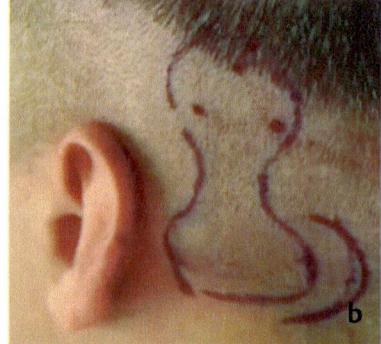

Fig. 5-17 (a) Acesso anterior para cirurgia do Osia®. (b) Acesso posterior para cirurgia do Osia®.

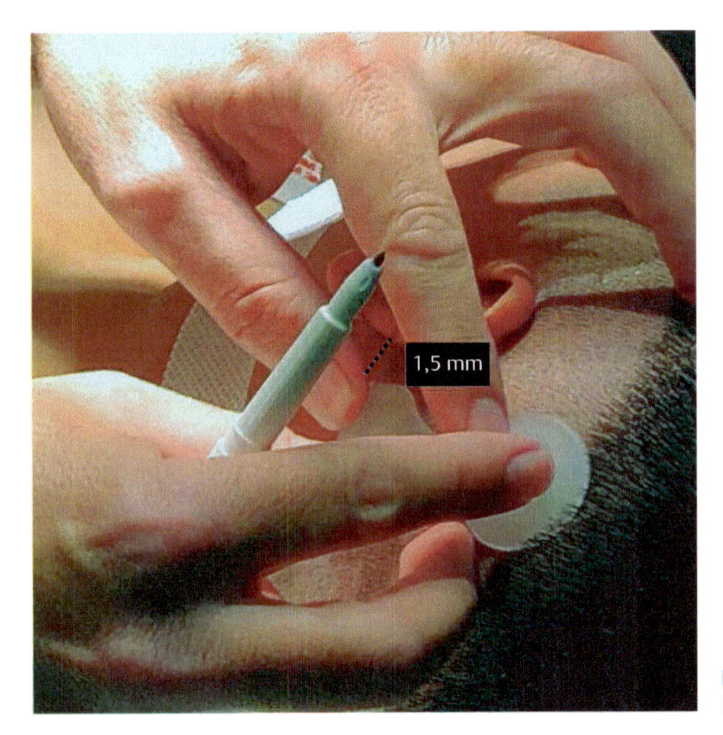

Fig. 5-18. Distância do molde à hélice do paciente.

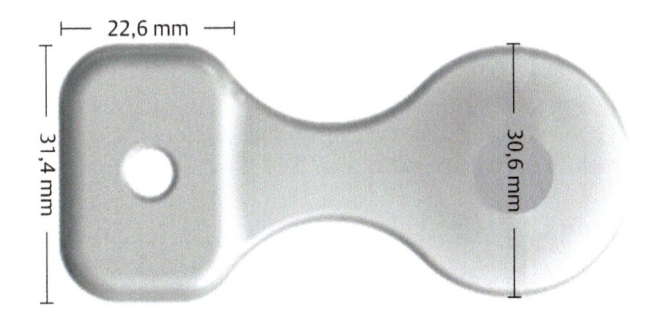

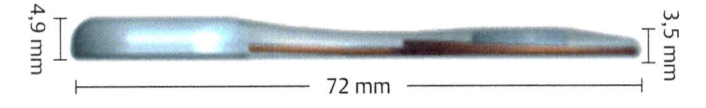

Fig. 5-19. Dimensões do componente interno do Ósia².

Incisão Cirúrgica

Podemos usar 3 tipos de incisão para o acesso: uma incisão retroauricular tradicional com extensão superior; uma incisão em "C" invertido anterior ao implante ou uma incisão em "C" invertido posterior ao implante. É importante manter a distância de 10-15 mm da incisão até a borda do implante.

Descolamento

Realizado o descolamento do tecido subcutâneo de todo sítio em que ficará alojado o implante. Localize o ponto marcado para realizar o implante do pino de titânio.

Posicionamento do Implante de Titânio (BI300)

Após encontrar a marca, previamente realizada com azul de metileno, descole o periósteo ao redor. A primeira perfuração na marca é realizada com o limitador de 3 mm com o motor configurado para uma velocidade de 2.000 rpm. Após a perfuração óssea é checado se há profundidade para chegar a 4 mm; se houver, retiramos o limitador e realizamos a mesma perfuração até 4 mm. Nesse momento já saberemos se será um implante de 3 ou 4 mm.

Após essa etapa é realizado o tempo com o escareador de 3 ou 4 mm dependendo da profundidade que conseguimos na primeira etapa. Ao iniciar o motor, também em 2.000 rpm, devemos manter irrigação contínua para evitar dano ao osso. Um pequeno halo se forma ao redor do orifício, que deve ser penetrado sempre perpendicularmente.

Finalmente, vamos inserir o implante de 3 ou 4 mm. O recipiente do implante deve ser aberto com cuidado e a parte rosqueada não deve entrar em contato com qualquer estrutura para não atrapalhar a osteointegração. O motor vai ser configurado para um torque de 40 Ncm e colocada uma broca especial para colocação do implante. Ele deve ser posicionado perpendicularmente ao orifício criado e, após a primeira volta de inserção, deve ser iniciada a irrigação continua. Ao final, o motor para automaticamente e você pode retirá-lo verticalmente; o implante já estará em posição.

Após colocarmos o implante, checamos com um nivelador se o entorno está plano o suficiente para posicionamento da plataforma OSI2000. Se houver qualquer barreira, removemos com broqueamento padrão até o dispositivo girar 360 graus sem dificuldade.

Posicionamento da Plataforma OSI2000

Nesse momento pegamos a plataforma OSI2000, colocamos o parafuso no centro e o encaixamos sobre o implante BI300. A partir daí, com uma chave de fenda especial, rodamos até o máximo possível para fixá-lo. Ao final podemos testar com o motor se o parafuso estiver sob 25 Ncm de torque.

Fechamento

Por fim, fechamos em diferentes camadas e colocamos curativo externo. Após a colocação do implante, não deve ser utilizado o cautério monopolar, sempre utilizar cautério bipolar.

Ativação do Processador OSIA2®

A ativação do processador deve ser feita aproximadamente 30 dias depois, quando o edema sobre a área do implante já tiver diminuído e a ferida operatória cicatrizada.

Complicações Intraoperatórias
É um modelo disponível comercialmente há pouco tempo da dissertação deste capítulo. A maioria dos estudos disponíveis foram realizados com o modelo anterior que é diferente do atual. Assim, faltam estudos de qualidade e com tempo de seguimento adequado.

REFERÊNCIAS BIBLIOGRÁFICAS
1. Svrakic M, Vambutas A. Medical and Audiological Indications for Implantable Auditory Devices. Otolaryngol Clin North Am. Apr 2019;52(2):195-210.
2. White JR, Preciado DA, Reilly BK. Special Populations in Implantable Auditory Devices: Pediatric. Otolaryngol Clin North Am. Apr 2019;52(2):323-330.
3. Kim HHS, Kari E, Copeland BJ, et al. Standardization of the Punch Technique for the Implantation of Bone Anchored Auditory Devices: Evaluation of the MIPS Surgical Set. Otol Neurotol. 07 2019;40(6):e631-e635.
4. Kohan D, Ghossaini SN. Osseointegrated Auditory Devices-Transcutaneous: Sophono and Baha Attract. Otolaryngol Clin North Am. Apr 2019;52(2):253-263.
5. Chen SY, Mancuso D, Lalwani AK. Skin Necrosis After Implantation With the BAHA Attract: A Case Report and Review of the Literature. Otol Neurotol. 03 2017;38(3):364-367.
6. den Besten CA, Monksfield P, Bosman A, et al. Audiological and clinical outcomes of a transcutaneous bone conduction hearing implant: Six-month results from a multicentre study. Clin Otolaryngol. 03 2019;44(2):144-157.
7. Riss D, Arnoldner C, Baumgartner WD, et al. Indication criteria and outcomes with the Bonebridge transcutaneous bone-conduction implant. Laryngoscope. Dec 2014;124(12):2802-6.
8. Miller ME. Osseointegrated Auditory Devices: Bonebridge. Otolaryngol Clin North Am. Apr 2019;52(2):265-272.
9. Utrilla C, Gavilán J, García-Raya P, Calvino M, Lassaletta L. MRI after Bonebridge implantation: a comparison of two implant generations. Eur Arch Otorhinolaryngol. Sep 2021;278(9):3203-3209.
10. Sprinzl GM, Wolf-Magele A. The Bonebridge Bone Conduction Hearing Implant: indication criteria, surgery and a systematic review of the literature. Clin Otolaryngol. Apr 2016;41(2):131-43.
11. Wimmer W, Hakim A, Kiefer C, et al. MRI Metal Artifact Reduction Sequence for Auditory Implants: First Results with a Transcutaneous Bone Conduction Implant. Audiol Neurootol. 2019;24(2):56-64.
12. Goldstein MR, Bourn S, Jacob A. Early Osia® 2 bone conduction hearing implant experience: Nationwide controlled-market release data and single-center outcomes. Am J Otolaryngol. 2021 Jan - Feb 2021;42(1):102818.

PRÓTESES AUDITIVAS DE ORELHA MÉDIA

CAPÍTULO 6

Vagner Antonio Rodrigues da Silva ▪ Melissa Ferreira Viana
Rubens Vuono de Brito

INTRODUÇÃO

A perda auditiva é uma das deficiências crônicas mais comuns. Um quarto dos adultos com mais de 60 anos tem perda auditiva bilateral. Apesar da alta prevalência de deficiência auditiva, apenas 15% dos candidatos a próteses auditivas as utilizam regularmente, tornando a perda auditiva o maior comprometimento sensorial crônico que permanece sem tratamento.[1] Surpreende porque a perda da audição bilateral afeta a qualidade de vida do paciente. Causa isolamento social, ansiedade, depressão e déficit cognitivo.

Os aparelhos de amplificação sonora individual (AASI) permitem bom ganho funcional para a maioria dos pacientes com perda auditiva. Entretanto, têm indicações limitadas em patologias de orelha externa e orelha média pelo contato com o conduto auditivo externo. Além dos efeitos de oclusão e *feedback* que a evolução tecnológica tem amenizado, ainda podem dificultar a adaptação ao AASI.

Paciente com perdas auditivas em frequências agudas podem ter dificuldade de adaptação ao AASI. A oclusão necessária do conduto auditivo externo para aperfeiçoar o ganho funcional do aparelho pode resultar em distorção sonora, autofonia e plenitude auricular que são indesejáveis ou intoleráveis para muitos pacientes. Para superar estas limitações dos AASI, surgiram as próteses ativas de orelha média.[2]

As próteses ativas de orelha média surgiram nos anos 1990 como alternativas a pacientes que não conseguiam utilizar AASI.[2] Oferecem ganho funcional com melhora do reconhecimento de fala superior ao uso de AASI, não existindo o efeito oclusão, nem o *feedback* para a maioria delas. Têm indicação ampla para perdas neurossensoriais, condutivas e mistas. Podem ser utilizadas em malformações de orelha externa, orelha média e também em otosclerose.

O Sistema Carina (Cochlear Ltd, Sydney, Australia) era uma prótese de orelha média totalmente implantável que necessitava de carregamento por indução diariamente. O microfone era posicionado na região do pescoço ou retroauricular. O sinal era amplificado, processado e emitido ao estimulador que poderia ser acoplado ao corpo da bigorna, estribo, janela oval ou redonda. Em 2020 foi descontinuado pelo fabricante.[3] O Esteem é outra prótese totalmente implantável que tem dois transdutores piezoelétricos. O sensor (ligado à bigorna) capta as vibrações da cadeia ossicular que são convertidas em um sinal elétrico para o processador de som. O sinal é transmitido ao condutor que convertia para vibração no capítulo do estribo. Não necessita ser recarregado diariamente.[4]

O Quadro 6-1 compara as indicações de AASI e próteses de orelha média.

Quadro 6-1. Comparativo de Indicações de AASI e Próteses de Orelha média

Indicações	AASI	Prótese de orelha média
Idade	A partir do nascimento	A partir dos 5 anos de idade*
Custo	Baixo	Elevado
Perda auditiva	Neurossensorial, condutiva e mista	Neurossensorial, condutiva e mista
Perda auditiva leve	Pode ser indicado	NÃO
Perda auditiva moderada/severa	SIM	Indicada
Perda auditiva profunda	Indicado	NÃO
Efeito oclusão e *feedback*	Pode ocorrer	NÃO
Atresia de conduto auditivo externo	Não indicado	SIM
Malformação de orelha média	Depende da malformação	SIM
Malformação de orelha interna	Pode ser indicado	NÃO
Cavidades abertas de mastoidectomia	Pode ser indicado	NÃO
Tumores de APC	SIM, desde que o paciente apresente ganho funcional	NÃO
Otite externa crônica	NÃO	SIM
RM	Deve ser retirado antes do exame	1,5 Tesla (sem o processador)
Petrosectomia subtotal	Não	Pode ser utilizada
Otosclerose	SIM	SIM
Durabilidade	Média de 5 anos	??
Atividade aquática	NÃO	SIM (sem o processador)

VIBRANT SOUNDBRIDGE

O Vibrant Soundbridge (VSB; Med-El, Innsbruck, Áustria) possui dois componentes – processador auditivo externo e o componente interno ou prótese de substituição ossicular vibratória (VORP).[5,6]

O componente externo do VSB é composto por um microfone, processador de áudio, bateria, bobina transmissora e ímã. Processa sinais acústicos para um sinal de modulação em amplitude e os fornece por ondas eletromagnéticas para o componente interno do VSB.[6] O VORP é composto por uma unidade de recepção, *link* condutor, e o *floating mass transducer* (FMT).[7,8]

O FMT é o componente pincipal do VSB. Consiste em uma carcaça de titânio com uma bobina e um ímã. Tem comprimento de 2,3 mm, diâmetro de 1,6 mm e pesa 25 mg. Quando o FMT está ligado a uma estrutura móvel (ossículos ou janela da orelha interna), estas vibrações podem ser transferidas e a cóclea é estimulada. O VSB fornece energia mecânica para a cóclea (Fig. 6-1).[7,9]

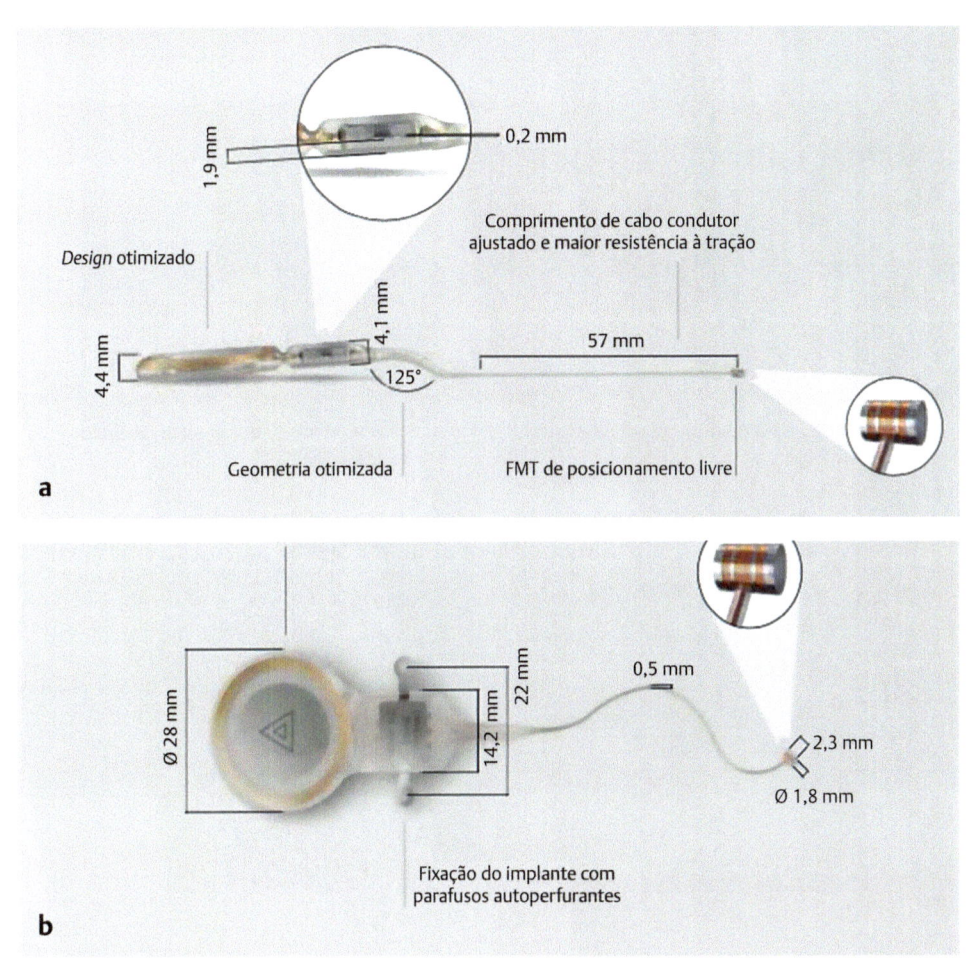

Fig. 6-1. (a,b) VORP 503.

O VSB foi desenvolvido nos anos 1990 para pacientes com perda auditiva neurossensorial. O FMT era acoplado apenas ao ramo longo da bigorna por meio de um pequeno clipe de titânio que era embutido. Eram fabricados modelos destinados à orelha direita e orelha esquerda, conforme a orientação do clipe. Ao longo do tempo o FMT foi colocado na janela redonda e oval que ampliou as possibilidades de uso da prótese para perdas auditivas condutivas e mistas.[6,10,11]

Em 2014 surgiu o modelo 503, que não tem o clipe embutido ao FMT, mas possui uma variabilidade de acopladores. Permite que o FMT seja colocado no ramo curto da bigorna, facilitando a realização da cirurgia. Outros acopladores foram desenvolvidos tanto para a janela redonda quanto para auxiliar a ossiculoplastia e, ainda, podem ser adaptados a algumas PORP (*Partial Ossicular Replacement Protesis*) ou TORP (*Total Ossicular Replacement Protesis*) em cirurgias de orelha média.[9,12] As Figuras 6-2 a 6-6 mostram alguns tipos de acopladores.

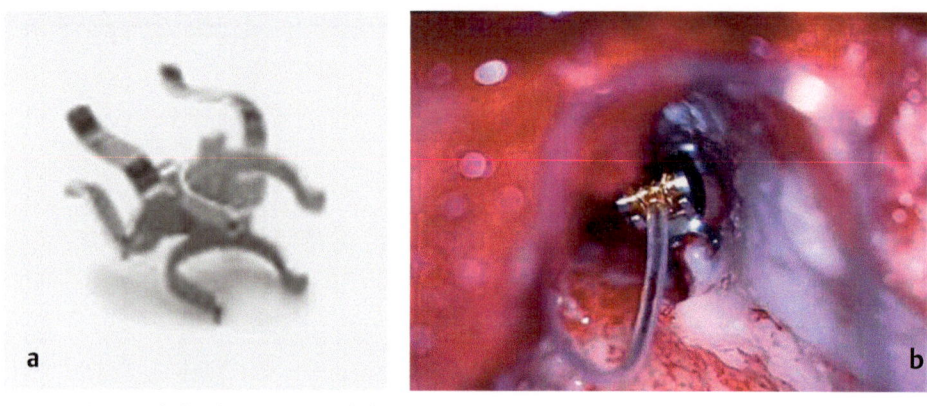

Fig. 6-2. (a) Acoplador de ramo curto de bigorna. (b) Orelha direita. Vibrant Soundbridge acoplado ao ramo curto da bigorna.

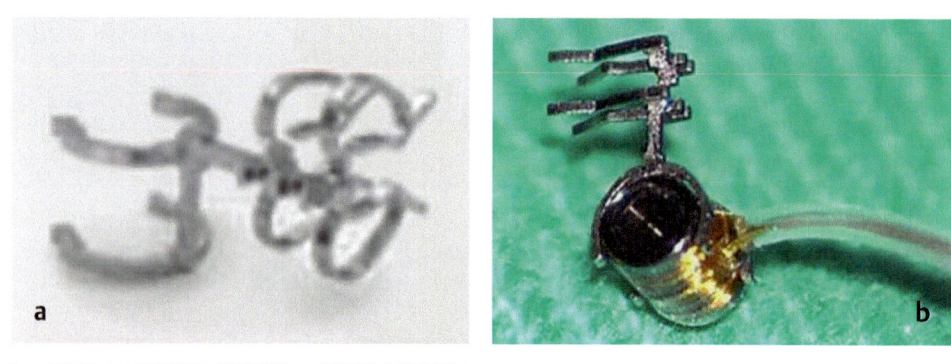

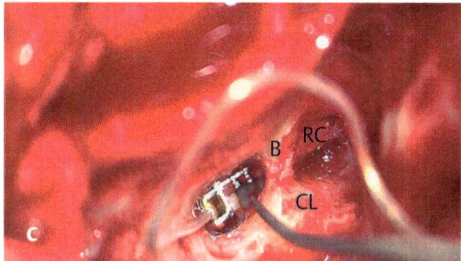

Fig. 6-3. (a,b) Acoplador de ramo longo de bigorna para orelha esquerda. (c) Orelha Esquerda. FMT acoplado no ramo longo da bigorna. B: butress, CL: canal lateral, RC: ramo curto da bigorna.

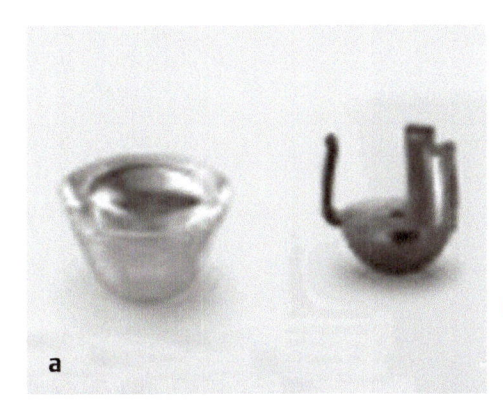

Fig. 6-4. (a) Acopladores de janela redonda. (b,c) Exame de tomografia computadorizada de mastoide (corte axial e coronal). Evidenciam a presença do FMT (seta) na janela redonda.

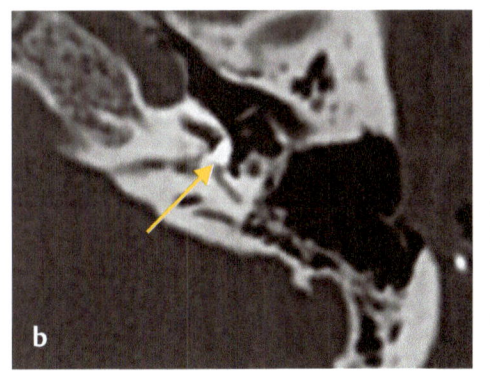

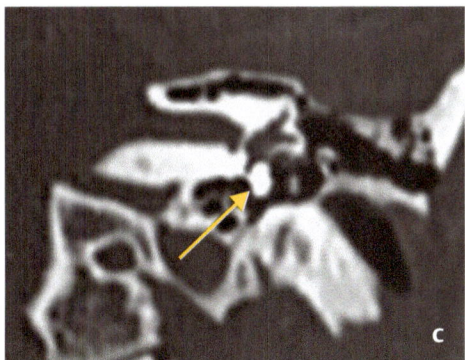

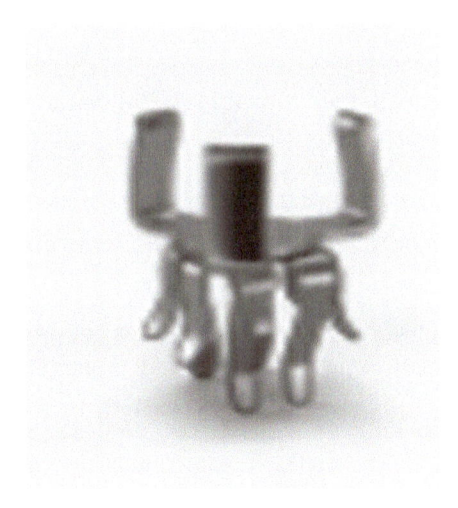

Fig 6-5. Acoplador em *clip* para supraestrutura do estribo.

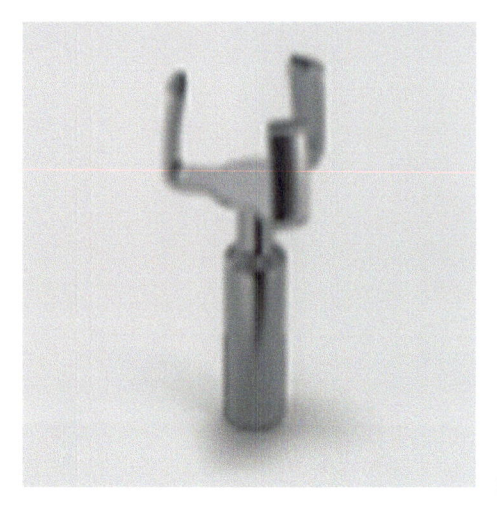

Fig. 6-6. Acoplador para janela oval.

Indicações (Fig. 6-7)

A) Ausência de infecções na orelha média do ouvido que permita o posicionamento do FMT na cadeia ossicular ou na janela oval ou redonda;
B) Benefício limitado com o uso da amplificação convencional;
C) Ausência de achados auditivos retrococleares e centrais;
D) Ausência de achados auditivos retrococleares e centrais;
E) Índice de reconhecimento de fala acima de 50%;
F) Motivação e expectativas adequadas.

Cirurgia

A cirurgia é permitida para crianças a partir de 5 anos de idade até adultos.[9]

A cirurgia convencional para colocação do VSB consiste na realização da mastoidectomia conservadora e timpanotomia posterior ampla para colocação do FMT no ramo longo da bigorna.[6,9] O modelo 502 também era colocado na janela redonda[13] ou acoplado a outros tipos de PORP sobre o estribo ou platina.

O modelo 503 permite adaptar o FMT ao ramo curto da bigorna,[9,14] necessitando apenas de mastoidectomia e aticotomia, sem a realização da timpanotomia posterior, reduzindo tempo e riscos da cirurgia .[12] Há estudos que evidenciam melhor amplificação quando comparado a outras inserções.[15]

Outra indicação do VSB é a colocação na janela redonda após cirurgia de petrosectomia subtotal no caso de pacientes com colesteatomas agressivos ou neoplasias que causaram grandes destruições na orelha média.[16,17] É importante ressaltar que há risco de recidiva da doença e de infectar a prótese, levando à necessidade de sua retirada, além de dificultar ou mesmo proibir (no caso do modelo 502) a realização de ressonância nuclear magnética para controle da doença. Assim, é mais recomendável a utilização de PAAO percutânea nestes casos que são compatíveis com RM de até 3 Tesla e causam pouca distorção ao se realizar o exame.

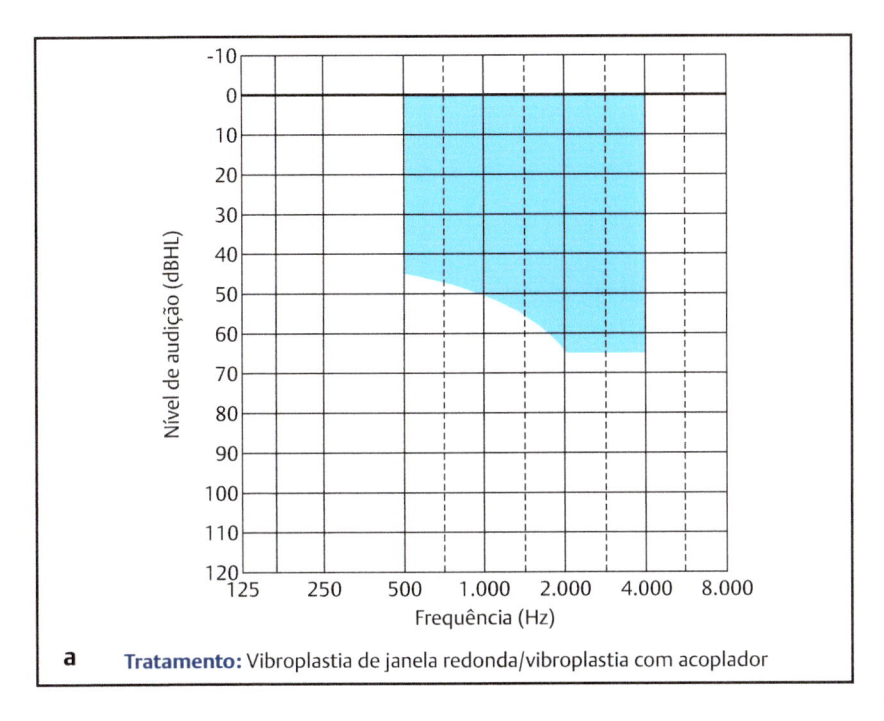

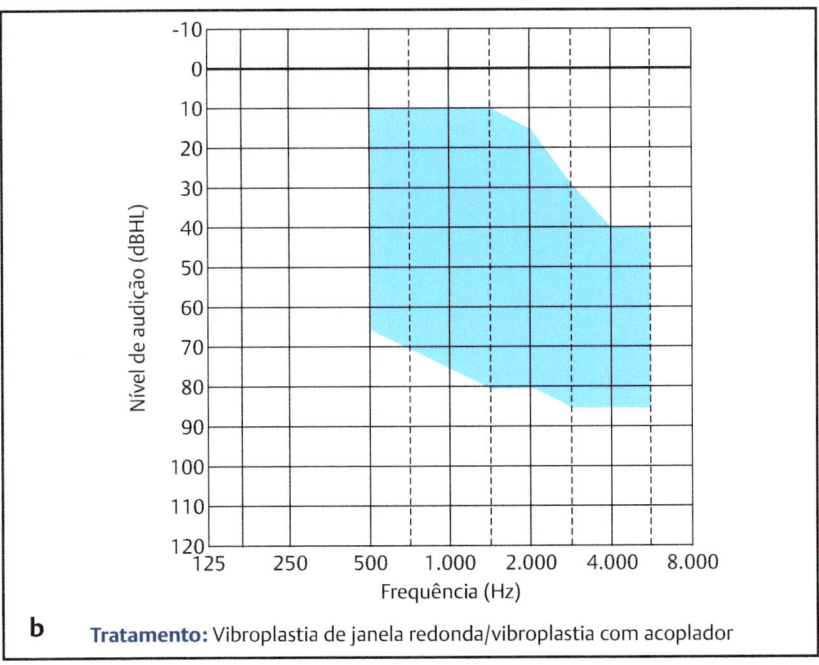

a **Tratamento:** Vibroplastia de janela redonda/vibroplastia com acoplador

b **Tratamento:** Vibroplastia de janela redonda/vibroplastia com acoplador

Fig. 6-7. (**a**) Audiograma para indicação do VSB em pacientes com hipoacusia tipo condutivo (limite de amplificação hachurado em azul). (**b**) Audiograma para indicação do VSB em pacientes com hipoacusia tipo sensorioneural (limite de amplificação hachurado em azul).

Após a realização da cirurgia, geralmente não se sabe se o FMT está em pleno funcionamento. Atualmente o resultado audiológico pode ser testado por um estímulo de BERA CHIRP feito pelo FMT após o término do procedimento.[18,19]

Vibrant® Soundbridge®

A otosclerose é uma doença da capsula ótica e pode evoluir paulatinamente.[20] O Vibrant® Soundbridge® (VSB não é a primeira opção para reabilitação auditiva nestes pacientes. Ao se propor o VSB ao paciente é necessário que a perda auditiva esteja estável por mais de 12 meses. É fundamental orientar os riscos de piora auditiva ao longo do tempo ou durante o procedimento cirúrgico, reduzindo o ganho auditivo funcional da prótese.

A indicação deve ser feita com muito cuidado, sendo reservada a casos excepcionais. Pode ser colocado no ramo curto da bigorna em pacientes com perdas auditivas condutivas que não se adaptam ou têm pouco benefício ao AASI e não desejam correr o risco de serem submetidos à estapedotomia (apesar de ser baixo), artéria estapediana persistente ou nervo facial obliterando totalmente a janela oval. Em pacientes com perdas mistas moderadas/severas também podem ser utilizados em associação à estapedotomia.[21]

O FMT pode ser colocado na janela redonda nos casos de pacientes que já foram submetidos à estapedotomia mas não tiveram ganho funcional por desarticulação incudomaleolar ou, ainda, erosão do ramo longo da bigorna. Entretanto, há risco de a janela redonda ser aberta durante a cirurgia, podendo levar à anacusia. Outro risco é a presença de focos de otosclerose na janela redonda, contraindicando o procedimento. As indicações são impossibilidade de acoplar à bigorna pela erosão do ramo longo. Pode ser uma alternativa à maleoloestapedotomia.

VSB em Malformações

Pode ser colocado em crianças com malformações de orelha externa e orelha média. O sucesso da cirurgia depende do tipo da malformação.[22,23] O trajeto normalmente anômalo do facial dificulta o acesso (aumentando o risco do procedimento) e a obliteração da janela redonda pode implicar no insucesso da cirurgia.[14,24] Pode ser colocado no ramo curto e ramo longo da bigorna, além da janela redonda e janela oval. Ao se colocar o FMT na janela oval há risco de aumentar a perda neurossensorial pela abertura da mesma ou, ainda, aumentar a chance de lesionar o nervo facial.

Ressonância Magnética

O modelo 503 é compatível com campos de até 1,5 Tesla.[25] Os modelos anteriores são incompatíveis com o exame.

Complicações Intraoperatórias

Sangramento
Geralmente pode ocorrer por tecidos moles ou lesão do seio sigmoide durante a mastoidectomia. Ambos podem ser facilmente controlados.

Lesão do Nervo Facial
Ocorre, geralmente, na timpanotomia posterior, que deve ser a mais ampla possível para colocação do FMT no ramo longo da bigorna. Assim, o uso de monitorização do nervo facial torna-se importante durante o procedimento. Uso de corticosteroides em alta dosagem

no pós-operatório ou mesmo descompressão do nervo facial deve ser considerado nos pacientes com evolução desfavorável.

Desarticulação Incudoestapediana
Ocorre na tentativa de colocação do FMT e sua fixação no ramo longo da bigorna. Para que isso seja evitado, a timpanotomia posterior deve ser ampla e o clipe usado na fixação deve ser bem visualizado antes da tentativa da fixação do FMT, além do controle da pressão aplicada durante a fixação. Caso ocorra, pode ser tentado o acoplamento do FMT na supraestrutura do estribo ou, ainda, na janela redonda ou oval.

Hipoacusia Neurossensorial
Pode ocorrer na tentativa de se colocar o FMT na janela redonda ou na janela oval. Para que o procedimento seja realizado adequadamente, a janela deve ser bem exposta, podendo, assim, ser aberta durante a exposição. Podemos diminuir o risco usando acopladores de janela redonda.[26] Caso ocorra, devemos suspender o procedimento e cobrir com fáscia ou tecido muscular e usar cola de fibrina.

Complicações Pós-Operatórias

Hiperemia da Pele
Normalmente causada pelo ímã que pode estar apertando demasiadamente o local. A troca do mesmo deve ser realizada o mais breve possível.

Infecção da pele
Complicação rara, caso haja apenas saída de secreção da pele sem exposição do componente interno, deve ser usada antibioticoterapia e observação do local para que se evite maiores complicações. Caso ocorra a exposição do componente interno, o mesmo deve ser removido.

Não funcionamento do aparelho pode ocorrer por falha no componente interno ou por saída do FMT da sua posição. Neste caso, tomográfica computadorizada de mastoide deve ser solicitada ou mesmo revisão da cirurgia.

OTOTRONIX MAXUM®
O MAXUM® System foi desenvolvido a partir do Soundtec® Direct Drive Hearing System (Soundtec Inc., Oklahoma City, OK), aprovado pela FDA em 2001. Consiste em um ímã e um fio de nitinol que é colocado na articulação incudoestapediana e um processador inserido no conduto auditivo externo.[27,28]

O processador transforma o sinal sonoro em impulso eletromagnético que movimenta o ímã por indução, transmitindo o sinal mecânico correspondente na cadeia ossicular (Figs. 6-8 e 6-9).[27,29,30]

Indicações[27]
A) Idade – a partir de 18 anos;
B) Hipoacusia neurossensorial moderada e severa não adaptada ao AASI;
C) Índice de discriminação de fala superior a 60%.

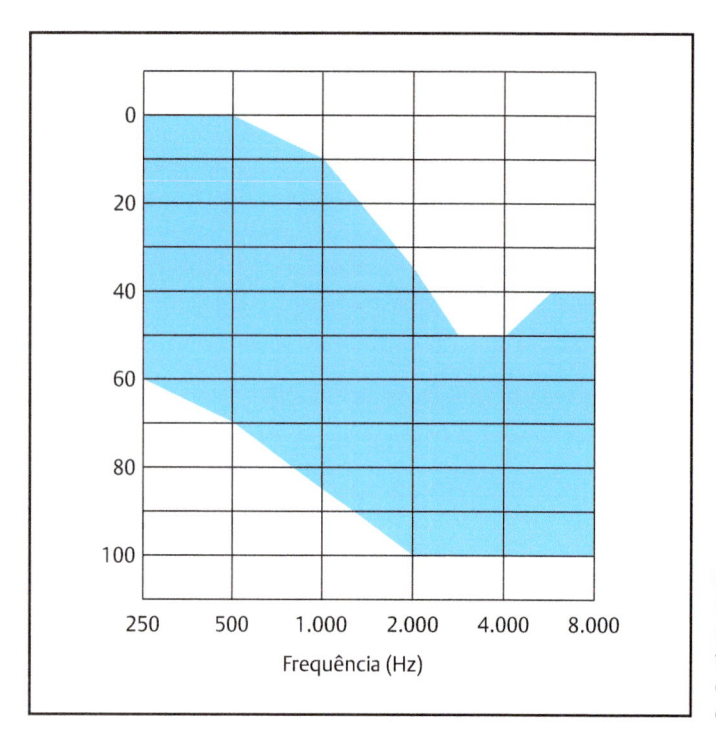

Fig. 6-8. Audiograma para indicação do MAXUM® em pacientes com hipoacusia tipo sensorioneural (limite de amplificação hachurado em azul).

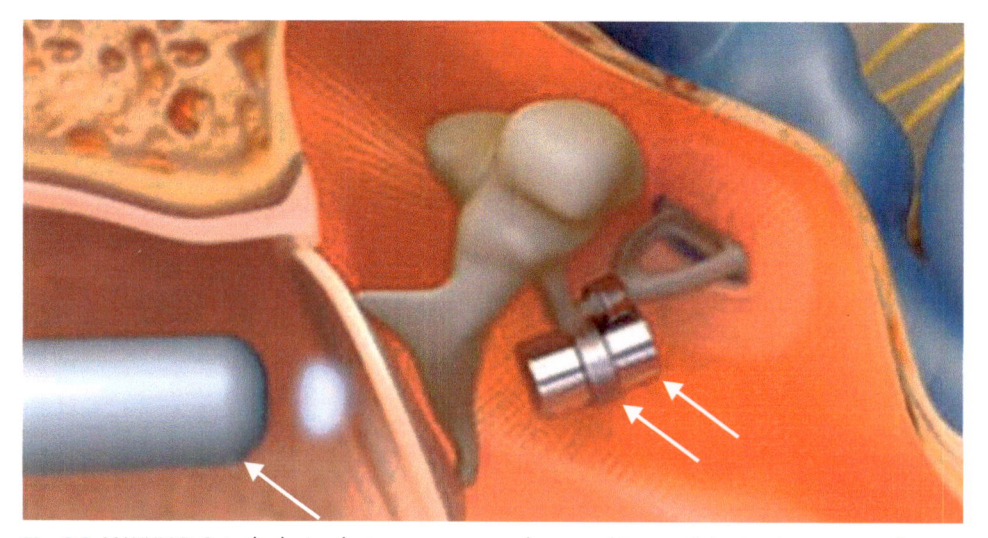

Fig. 6-9. MAXUM®. Seta dupla: implante preso ao ramo longo na bigorna. Seta simples: processador no conduto auditivo externo.

Contraindicações

A) Hipoacusia mista ou condutiva;
B) Perfuração de membrana timpânica;
C) Doença em orelha média;
D) Lesão retrococlear.

O MAXUM® não é seguro para exame de ressonância magnética.[29]

O perfil audiométrico tonal para a indicação do MAXUM® mostra que o dispositivo está na mesma faixa dos AASI e também do implante coclear (exceto pela discriminação). Além disso, pode haver dificuldade em determinar se um paciente com perda auditiva na faixa de AASI pode ter melhor ganho com o MAXUM®.[28]

Resultados

Não há efeito oclusão e *feedback* porque o componente externo é bem ventilado, moldado ao conduto de cada paciente e o estímulo não é sonoro. Apesar de o dispositivo existir há algum tempo e de sua ampla indicação, há poucos estudos que o avaliaram.[27,28,30]

Hunter *et al.*[30] publicaram um artigo que avaliou 4 adultos (6 orelhas) com perda auditiva neurossensorial severa que utilizaram AASI e, posteriormente, foram submetidos à cirurgia. Mostrou que a discriminação de voz melhorou entre 20 a 48% após o procedimento, quando comparada com o desempenho do AASI. Chang *et al.*[31] avaliaram 9 adultos (11 orelhas) em condições semelhantes ao estudo anterior. Neste, o MAXUM® teve melhor resultado, na média, 41,6% superior ao dos AASI na melhora da discriminação vocal.

Cirurgia

É necessária avaliação do conduto auditivo externo antes da realização da cirurgia. Condutos demasiadamente tortuosos impedem a inserção do componente externo, apesar da moldagem.[27,28] O paciente deve ter boa cognição para ser treinado a inserir adequadamente o componente externo no CAE.

A técnica cirúrgica é semelhante à estapedotomia. Realizado acesso endocanal, é levantado o retalho timpanomeatal, curetado o osso do epitímpano até a exposição do ramo longo da bigorna, porção timpânica do nervo facial e eminência piramidal. O ímã é posicionado inferiormente à articulação incudoestapediana e o laço de fio de nitinol é colocado em torno da mesma articulação, sendo fechado com uso de *laser* ou elemento de aquecimento.[27] O nitinol não aperta adequadamente, exigindo a aplicação de um cimento otológico. O tempo para a fixação adequada do cimento é de 6 minutos, mas a maioria de sua força e estabilidade em 24 horas após a cirurgia. Durante a aplicação do cimento, o cuidado deve ser tomado para evitar a sua aplicação em qualquer outro lugar na orelha média, especialmente ao longo do nervo facial, porque é neurotóxico. A aplicação inadvertida do cimento a outras áreas da cadeia ossicular poderia conduzir à fixação ossicular.

O posicionamento adequado do ímã é fundamental. Deve estar em estreita sintonia com o eixo do conduto auditivo externo. O posicionamento inadequado do ímã durante a implantação resultará em diminuição do ganho funcional em razão do desalinhamento entre o ímã e o campo magnético criado pelo processador. Não deve ter contato com a membrana timpânica, pelo risco de perfuração e exposição do ímã. Não deve contatar o promontório.

Fotografias do componente interno antes e depois do reposicionamento do retalho timpanomeatal são realizadas com o microscópio na mesma posição para fornecer à empresa.

Quadro 6-2. Indicações e Comparações das Próteses Ativas de Orelha Média

Indicações	VSB	MAXUM
Malformação de orelha externa/média	Sim	Não
Otite externa crônica	Sim	Não
Totalmente implantável	Não	Não
Mastoidectomia aberta	Não	Não
Compatível com RM	Sim*	Não
Perda severa	Sim	Sim
Perda condutiva/mista	Sim	Não
Necessidade de presença de cadeia ossicular íntegra	Não	Sim
Compatibilidade com tomografia computadorizada	Sim	Sim

*Apenas o modelo VORP 503. Os modelos anteriores não são compatíveis com o exame.

Esta informação será usada ao manufaturar o processador externo de modo que a ponta do processador, que produz o sinal magnético, esteja no alinhamento apropriado ao eixo magnético do ímã. Este processo de manufatura não pode compensar inteiramente um ímã grosseiramente desalinhado. O cuidado pós-operatório é similar àquele após toda a cirurgia da orelha do transcanal. O encaixe inicial do processador e a programação podem ser realizados cerca de 1 mês após a cirurgia.

As complicações pós-cirúrgicas possíveis incluem a exposição do ímã, afrouxamento do fio de nitinol em decorrência de falha do cimento ou da erosão ossicular, e outros riscos associados ao acesso transcanal. Ainda não há publicação de taxa de falha nem relatos de piora da perda neurossensorial relacionados com a cirurgia ou o dispositivo.

A força aplicada à ossicular em decorrência do movimento do ímã pode causar perda auditiva condutiva de 4 dB em média em alguns pacientes.[29] A estabilidade a longo prazo do acessório ou da deslocação do ímã com erosão do ossículo após o uso prolongado não foi determinada.

REFERÊNCIAS BIBLIOGRÁFICAS

1. Donnelly NP, Pennings RJE. Hearing rehabilitation with active middle ear implants. Adv Otorhinolaryngol. 2018;81:43-56.
2. Barbara M, Filippi C, Covelli E, et al. Ten years of active middle ear implantation for sensorineural hearing loss. Acta Otolaryngol. 2018;138(9):807-814.
3. Klein K, Nardelli A, Stafinski T. A systematic review of the safety and effectiveness of fully implantable middle ear hearing devices: the carina and esteem systems. Otol Neurotol. Aug 2012;33(6):916-21.
4. Seidman MD, Janz TA, Shohet JA. Totally implantable active middle ear implants. Otolaryngol Clin North Am. 2019;52(2):297-309.
5. Grégoire A, Van Damme JP, Gilain C, et al. Our auditory results using the Vibrant Soundbridge on the long process of the incus: 20 years of data. Auris Nasus Larynx. Feb 2018;45(1):66-72.

6. Bruchhage KL, Leichtle A, Schönweiler R et al. Systematic review to evaluate the safety, efficacy and economical outcomes of the Vibrant Soundbridge for the treatment of sensorineural hearing loss. Eur Arch Otorhinolaryngol. 2017;274(4):1797-806.
7. Labassi S, Beliaeff M, Péan V, Van de Heyning P. The Vibrant Soundbridge. Cochlear Implants Int. 2017;18(6):314-23.
8. Lee HJ, Lee JM, Choi JY, Jung J. Evaluation of Maximal speech intelligibility with Vibrant Soundbridge in patients with sensorineural hearing loss. Otol Neurotol. 10 2017;38(9):1246-50.
9. Maw J. The Vibrant Soundbridge: a global overview. Otolaryngol Clin North Am. 2019;52(2):285-95.
10. Zwartenkot JW, Mulder JJ, Snik AF, et al. Active Middle Ear Implantation: long-term medical and technical follow-up, implant survival, and complications. Otol Neurotol. 2016;37(5):513-9.
11. Schraven SP, Rak K, Cebulla M et al. Surgical impact of coupling an Active Middle Ear Implant to short incus process. Otol Neurotol. 2018 July;39(6):688-92.
12. Célérier C, Thierry B, Coudert C, et al. Results of VSB implantation at the short process of the incus in children with ear atresia. Int J Pediatr Otorhinolaryngol. 2017;93:83-7.
13. Ernst A, Todt I, Wagner J. Safety and effectiveness of the Vibrant Soundbridge in treating conductive and mixed hearing loss: a systematic review. Laryngoscope. 2016;126(6):1451-7.
14. Wang D, Zhao S, Zhang Q, et al. Vibrant Soundbridge combined with auricle reconstruction for bilateral congenital aural atresia. Int J Pediatr Otorhinolaryngol. 2016;86:240-5.
15. Busch S, Lenarz T, Maier H. Comparison of alternative coupling methods of the vibrant soundbridge floating mass transducer. Audiol Neuro-otol. 2016;21(6):347-55.
16. Linder T, Schlegel C, DeMin N, van der Westhuizen S. Active middle ear implants in patients undergoing subtotal petrosectomy: new application for the Vibrant Soundbridge device and its implication for lateral cranium base surgery. Otol Neurotol. 2009;30(1):41-7.
17. Verhaert N, Mojallal H, Schwab B. Indications and outcome of subtotal petrosectomy for active middle ear implants. Eur Arch Otorhinolaryngol. 2013;270(4):1243-8.
18. Cebulla M, Geiger U, Hagen R, Radeloff A. Device optimised chirp stimulus for ABR measurements with an active middle ear implant. Int J Audiol. 2017;56(8):607-11.
19. Geiger U, Radeloff A, Hagen R, Cebulla M. Intraoperative Estimation of the coupling efficiency and clinical outcomes of the Vibrant Soundbridge Active Middle Ear Implant using auditory brainstem response measurements. Am J Audiol. 2019:1-7.
20. Khorsandi AMT, Jalali MM, Shoshi DV. Predictive factors in 995 stapes surgeries for primary otosclerosis. Laryngoscope. 2018;128(10):2403-7.
21. Burian A, Gerlinger I, Toth T, et al. Stapedotomy with incus vibroplasty – A novel surgical solution of advanced otosclerosis and its place among existing therapeutic modalities – Hungarian single institutional experiences. Auris Nasus Larynx. 2019.
22. Brito R, Pozzobom Ventura LM, Jorge JC, et al. An implantable hearing system as rehabilitation for hearing loss due to bilateral aural atresia: surgical technique and audiological results. J Int Adv Otol. 2016;12(3):241-6.
23. Lourençone LFM, Matuella M, da Silveira Sassi TS, et al. Long-Term outcome with an Active Middle Ear Implant in patients to bilateral aural atresia. Otol Neurotol. 2021.
24. Hao J, Xu L, Li S, et al. Classification of facial nerve aberration in congenital malformation of middle ear: Implications for surgery of hearing restoration. J Otol. 2018;13(4):122-7.
25. Todt I, Mittmann P, Ernst A, et al. In vivo experiences with magnetic resonance imaging scans in Vibrant Soundbridge type 503 implantees. J Laryngol Otol. 2018;132(5):401-3.
26. Barbara M, Volpini L, Covelli E, et al. Complications after round window vibroplasty. Eur Arch Otorhinolaryngol. 2019;276(6):1601-5.
27. Chang CYJ. Ossicle coupling active implantable auditory devices: magnetic driven system. Otolaryngol Clin North Am. 2019;52(2):273-83.

28. Pelosi S, Carlson ML, Glasscock ME. Implantable hearing devices: the Ototronix MAXUM system. Otolaryngol Clin North Am. 2014;47(6):953-65.
29. Barbara M, Volpini L, Filippi C, et al. A new semi-implantable middle ear implant for sensorineural hearing loss: three-years follow-up in a pilot patient's group. Acta Otolaryngol. 2018;138(1):31-5.
30. Hunter JB, Carlson ML, Glasscock ME. The ototronix MAXUM middle ear implant for severe high-frequency sensorineural hearing loss: Preliminary results. Laryngoscope. 2016;126(9):2124-7.
31. Chang CYJ, Spearman M, Spearman B, et al. Comparison of an Electromagnetic Middle Ear Implant and hearing aid word recognition performance to word recognition performance Obtained Under Earphones. Otol Neurotol. 2017;38(9):1308-14.

IMPLANTE AUDITIVO DE TRONCO ENCEFÁLICO

CAPÍTULO 7

Ricardo Ferreira Bento ▪ Fayez Bahmad Jr.

INTRODUÇÃO

O implante auditivo de tronco encefálico, ou *Auditory Brainstem Implant* (ABI), é uma prótese semi-implantável que permite restauração/reabilitação da função auditiva em pessoas com perda auditiva neurossensorial severa ou profunda por lesão ou ausência dos nervos cocleares, bilateralmente, e em pessoas com malformações ou ossificações cocleares que impeçam a inserção cirúrgica dos eletrodos do implante coclear.

O ABI é colocado diretamente no núcleo coclear no recesso lateral do IV ventrículo (Fig. 7-1), por isso se sobrepõe ao órgão auditivo interno e ao nervo coclear, alcançando a via auditiva central.

HISTÓRICO

O ABI foi desenvolvido em 1979, no House Ear Institute, para reabilitação de pacientes com schwannomas vestibulares bilaterais por neurofibromatose tipo II (NF2). Estes pacientes geralmente eram submetidos à cirurgia que os deixava sem nervos cocleares funcionais, bilateralmente, resultantes da ressecção cirúrgica ou da própria degeneração gerada pelos tumores.

A primeira cirurgia foi realizada em 1979, pelo Dr. William F. House (otorrinolaringologista) e por William Hitselberger (neurocirurgião) do House Ear Institute em Los Angeles, Estados Unidos. A cirurgia foi realizada em um paciente com neurofibromatose tipo II (NF2) após a remoção de um segundo schwannoma vestibular. O implante era um eletrodo único colocado na superfície do núcleo coclear e o paciente apresentou sensação auditiva (Hitselberger *et al.*, 1984). Em seguida, em colaboração com pesquisadores da Huntington Medical Research Institute (Passadena, Ca, USA), o implante foi modificado para 2 ou 3 eletrodos em uma tela de silicone. Nessa época, para gerar o estímulo, foram usados processadores de implantes cocleares modificados. Subsequentemente, em conjunto com cientistas da empresa Cochlear Corporation (Englewood, Co, USA), criaram um dispositivo que resultou no Nucleus® ABI 24 com 21 eletrodos (Fig. 7-2). Este dispositivo foi aprovado no ano de 2000 pela FDA nos EUA como um equipamento médico seguro para uso em adultos.[1,2]

No Brasil, o primeiro implante de tronco encefálico foi realizado pelo Prof. Ricardo Ferreira Bento e sua equipe, no dia 2 de setembro de 2005. Em 2008, este mesmo grupo iniciou as pesquisas em implantes de tronco encefálico em crianças e, no dia 18 de agosto de 2008, realizou a primeira cirurgia em uma criança de 3 anos com agenesia coclear

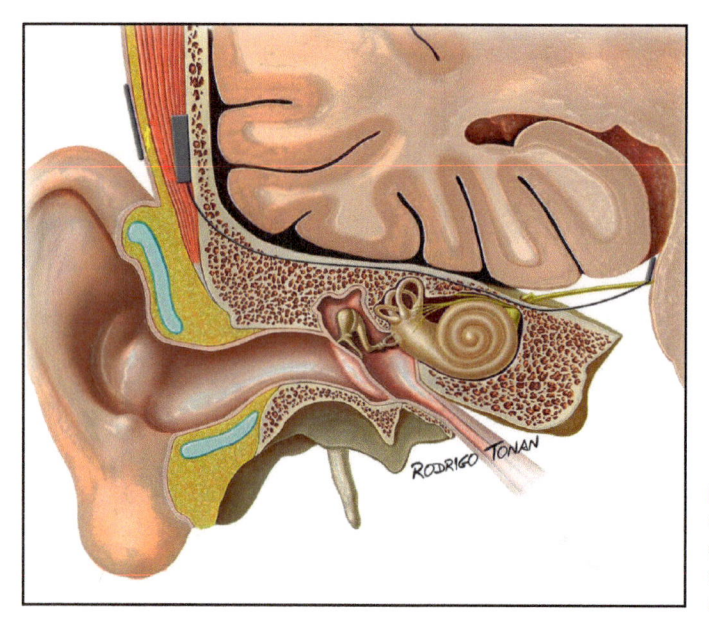

Fig. 7-1. Ilustração da via auditiva com feixe de eletrodos junto ao tronco encefálico. (Fonte: Tratado de Otologia, 2. ed. p. 457.)[1]

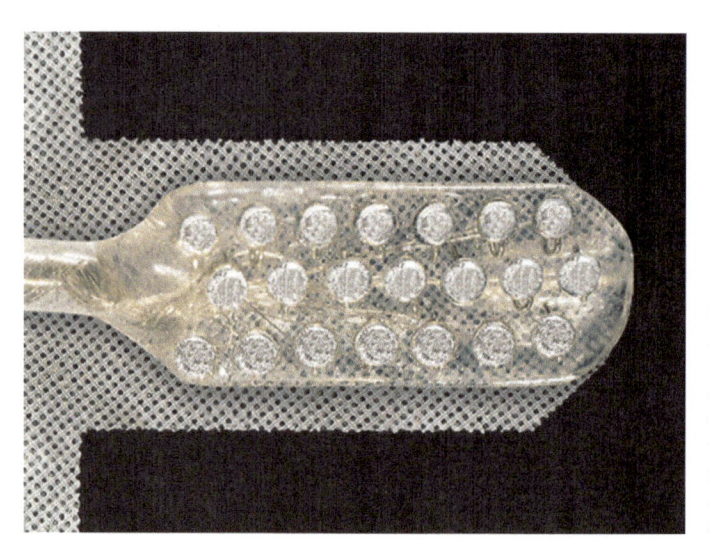

Fig. 7-2. ABI com 21 eletrodos. Ele proporciona níveis de detecção e discriminação dos sons sem organização tonotópica, pois estimula regiões do nervo conforme o número de eletrodos ativados.[1]

bilateral. Desde então essa cirurgia é realizada mensalmente no Hospital das Clínicas da FMUSP, com resultados satisfatórios.[3]

Esse texto tem por finalidade apresentar as unidades desse dispositivo e suas diferenças entre as marcas disponíveis no mercado. O leitor aprenderá as indicações pré-operatórias, resultados pós-operatórios e será apresentado às técnicas cirúrgicas mais utilizadas e testes de reabilitação.

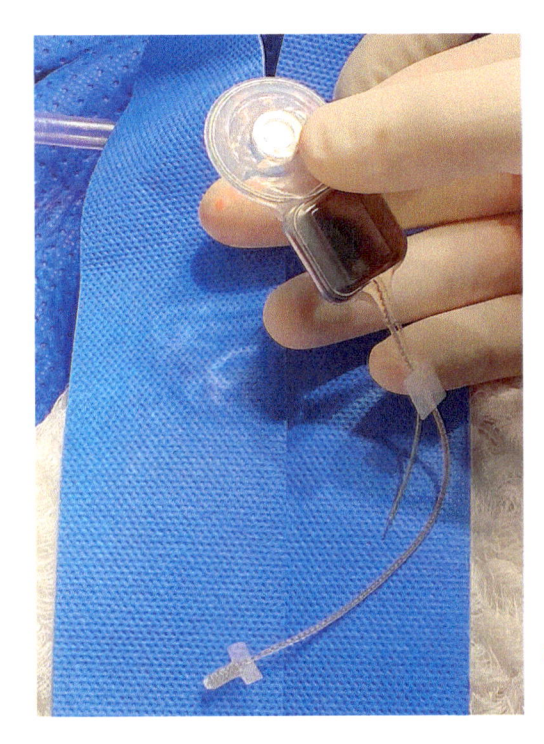

Fig. 7-3. Modelo atual de ABI. (Fonte: arquivo pessoal de cirurgia realizada pelo Prof. Dr. Fayez Bahmad Jr.)

Assim como o implante coclear, o ABI consiste em um componente externo (processador de fala, microfone e antena transmissora) e a unidade interna (receptor/estimulador) com o conjunto de eletrodos que é implantável cirurgicamente (Fig. 7-3). O conjunto de eletrodos e o processador diferem para cada fabricante.

O processador de fala, o microfone e a antena transmissora ficam na parte externa da cabeça. O princípio de funcionamento do ABI é o seguinte:

A) Os sons ambientais são captados por um pequeno microfone localizado no processador de fala retroauricular;
B) O processador de fala digitaliza os sons em sinais codificados;
C) Os sinais codificados são enviados pelo fio do processador de fala para a antena transmissora próxima ao pavilhão auricular, fixada exatamente sobre a unidade interna (receptor/estimulador) implantada por meio de um ímã;
D) A antena transmissora envia os sinais codificados ao receptor/estimulador sob a pele, por sinais de radiofrequência, e inicia-se o processo interno;
E) O receptor/estimulador envia os sinais para os eletrodos que estão posicionados no tronco encefálico, sobre o núcleo coclear;
F) Os eletrodos estimulam o núcleo coclear, produzindo respostas que são interpretadas pelo cérebro como som.

O processador original desenvolvido por House e Hitselberger era um simples par de eletrodos tipo esferas implantado no núcleo coclear do paciente. O núcleo coclear foi escolhido o sítio de implantação por duas razões: é a primeira junção neural entre a via auditiva periférica a partir do nervo coclear e porque é acessível através de uma cirurgia otológica.

Dois anos após a primeira cirurgia de ABI, o eletrodo migrou, resultando na perda de sensação auditiva e no desenvolvimento de parestesias de membros inferiores do paciente implantado. Este ABI original foi substituído por um novo implante desenvolvido para ser posicionado na superfície sobre o nervo coclear. O novo ABI de canal único foi feito de duas placas de platina em uma rede de Dacron a fim de impedir a migração do eletrodo. Em seguida o silicone foi iniciado e junto ao Dacron começaram uma geração de eletrodos com melhor aderência à superfície do tronco cerebral.

Estudos *post mortem* conduzidos por Otto em 2002 confirmaram o crescimento de tecido conjuntivo junto à malha do eletrodo do ABI e o potencial de dano à superfície das estruturas neurais expostas ao ABI foi minimizado ao se utilizar a malha de eletrodos com forma de onda, eletricamente bifásica de carga balanceada e a carga nunca excedente a 20 microcoulomb (μC)/cm^2/fase.[4]

Em 1991 o número de eletrodos no ABI padrão havia aumentado para 3. O aspecto mais importante desse novo passo foi que a frequência do som (*pitch*) era variável de acordo com a localização do eletrodo. Em 1991, Laszig *et al.* desenvolveram o primeiro ABI multicanal, que consistia em 8 eletrodos e neste mesmo momento uma série de pesquisadores revelaram melhor reconhecimento de fala com o uso de implantes cocleares multicanais. A partir de 1994 as indústrias desenvolveram ABI multicanais com 21 eletrodos alinhados em 3 fileiras.[4]

Existem, atualmente, duas empresas produzindo implantes de tronco encefálico: uma delas possui um conjunto de 21 eletrodos de contato; a outra marca tem 15 eletrodos ativos e 1 de referência, fixados em uma tela. A posição é definida de acordo com as respostas elétricas auditivas (EABR – *electrical auditory brainstem response*) realizado no intraoperatório. Com base na localização identificada pelo eletrodo posicionador é possível decidir o posicionamento ideal da placa de eletrodos e quanto da malha de silicone que envolve os eletrodos é necessário cortar.

AVALIAÇÃO E CRITÉRIOS DE INDICAÇÃO
Avaliação Médica Pré-Operatória
O ABI foi inicialmente desenvolvido para reabilitação de pacientes com NF2 que evoluíam com perda auditiva profunda bilateral decorrente de schwannomas vestibulares bilaterais. Estudos de Otopatologia revelaram que geralmente esses tumores se originam do ramo vestibular do oitavo par e quase sempre invadem mais do que comprimem o nervo vestibulococlear, tornando-o disfuncional. Sem a funcionalidade do nervo esses pacientes deixam de ser candidatos à operação com o implante coclear e passam a depender da possibilidade de reabilitação com o ABI.

Todos os pacientes são submetidos à completa investigação otológica e neuro-otológica, radiológica, audiológica, de linguagem e psicossocial semelhante à do implante coclear. É fundamental a realização de uma propedêutica detalhada, com atenção especial ao exame dos pares cranianos bulbares que podem ser lesionados durante a cirurgia.

A orientação do paciente e sua família dos riscos e das vantagens e desvantagens é fundamental em candidatos ao implante de tronco, principalmente no que diz respeito ao ajuste de expectativas. Estes pacientes normalmente apresentam maior expectativa pelo fato de que muitos deles ouviram normalmente no passado e querem voltar a ouvir como antes.

Nas perdas auditivas de etiologia não tumoral, as indicações são: aplasia congênita da cóclea ou do nervo auditivo, lesões traumáticas do nervo bilateral e situações em que não há possibilidade de introdução correta do feixe de eletrodos, como nos casos de ossificação coclear total e malformação congênita da cóclea.

O estudo da anatomia cirúrgica do osso temporal e do tronco encefálico deve ser feito com exames de imagem. Nos casos de NF2 o estudo radiológico do tumor é muito importante para decidir qual o lado a ser implantado. Casos previamente irradiados têm pior prognóstico e cirurgia mais difícil.

Os exames necessários para avaliação do paciente são:

- Audiometria tonal limiar, limiar de fala, índice de reconhecimento de fala, com e sem aparelho de amplificação sonora individual;
- Potenciais evocados auditivos de tronco encefálico (*Brainstem Evoked Response Audiometry* – BERA), complementado com potenciais de latência média e tardia, quando possível;
- Emissões otoacústicas;
- Tomografia computadorizada de ossos temporais;
- Ressonância magnética de ouvidos e encéfalo.

Avaliação da Leitura Orofacial (LOF)

Testes de reconhecimento de fala são realizados usando somente a pista visual. Nos casos de ausência de limiares bilateralmente essa condição é alcançada sem o uso de próteses auditivas. Entretanto, naqueles casos que têm resíduos auditivos faz-se necessário o uso de vídeos (sem som) ou de ruído mascarador ou tampões de ouvido. O teste mais usado é o *speech tracking*. O paciente deve repetir um discurso contínuo lido pelo examinador. O desempenho é avaliado calculando-se a velocidade de fala em palavras por minuto (ppm).

Nos casos de LOF insatisfatória (menos do que 15 ppm) o candidato é encaminhado para um treinamento intensivo de LOF. O treinamento torna-se imprescindível considerando que o maior objetivo do ABI é a contribuição das pistas auditivas para a LOF. Além disso, quando o paciente não tem restos auditivos, a LOF constitui o principal meio para garantir a compreensão de todas as orientações dadas durante o procedimento pré-operatório.

Avaliação Fonoaudiológica dos Candidatos

O processo de avaliação fonoaudiológica abrange a avaliação da função auditiva, por meio de testes comportamentais, avaliação da comunicação e da leitura orofacial (LOF), acompanhadas do aconselhamento e da orientação pré-cirúrgica, seguindo protocolo semelhante ao utilizado em pacientes candidatos ao implante coclear.

Aconselhamento e Orientação Pré-Operatória

Nos casos de NF2 os pacientes são orientados quanto ao prognóstico auditivo, adequando as suas expectativas quanto ao procedimento. Quando têm audição útil no pré-operatório, o paciente deve estar ciente de que a qualidade auditiva poderá ser inferior à do pré-operatório.

A estimulação auditiva por meio do ABI é explicada de forma simples para que o paciente possa compreender que as estruturas adjacentes aos núcleos cocleares (núcleos de outros pares cranianos) e outras funções podem ser estimuladas com a passagem de corrente elétrica na região. Por isso alguns eletrodos precisarão ser desativados quando estimularem sensações extra-auditivas.

O processo de decisão que leva à indicação do ABI em crianças é mais complexo pelas questões clínicas, diagnósticas, cirúrgicas, eletrofisiológicas, de reabilitação, além de éticas. Todas as equipes envolvidas nesse procedimento concordam que a decisão somente deve ser tomada após exaustivas discussões com os familiares sobre os riscos de uma cirurgia intracraniana e, em particular, pelos riscos de morte ou dano neurológico severo, assim como os benefícios a longo prazo na programação de uma criança com ABI.

A colocação do ABI é somente um dos passos para o restabelecimento da audição. Após a cirurgia o paciente retorna para inúmeras sessões com o audiologista para testar e ajustar a programação do processador de fala, e para aprender a interpretar os novos sons. Este processo pode levar um período longo, pois as pistas acústicas geradas pelo ABI são diferentes daquelas da audição normal.

PACIENTES COM NEUROFIBROMATOSE TIPO II

A indicação mais comum do ABI é para pacientes que sofrem de NF2, uma doença hereditária que pode levar à perda auditiva pelo crescimento de tumores (schwannomas ou outros tumores de ângulo pontocerebelar) comprometendo os nervos cocleovestibulares, bilateralmente (Fig. 7-4). A remoção do tumor frequentemente exige sacrificar o nervo coclear. Os critérios audiológicos nesses casos não são definidos.

Normalmente o implante é realizado durante a cirurgia de remoção do segundo tumor em pacientes que se tornaram surdos. Alguns centros realizam o implante durante a remoção do primeiro tumor. Dessa maneira, se não tiver resultado, ainda resta o outro lado para implantar. Nesses casos, uma intervenção precoce é importante para diminuir a morbidade cirúrgica e preservar o núcleo do nervo coclear que em grandes tumores se encontra anatomicamente desfigurado, podendo ser essa a causa de insucesso.

Atualmente têm sido realizados alguns estudos com um anticorpo monoclonal, o bevacizumab (Avastin®), que age diretamente contra o fator de crescimento do endotélio vascular (VEGF) para reduzir o volume do tumor e preservar ou estabilizar a perda auditiva. Caso essa medicação tenha sido usada sem sucesso terapêutico, e optar-se pela cirurgia, o intervalo entre esta e o final do tratamento tem que ser de pelo menos 4 meses para evitar sangramento.

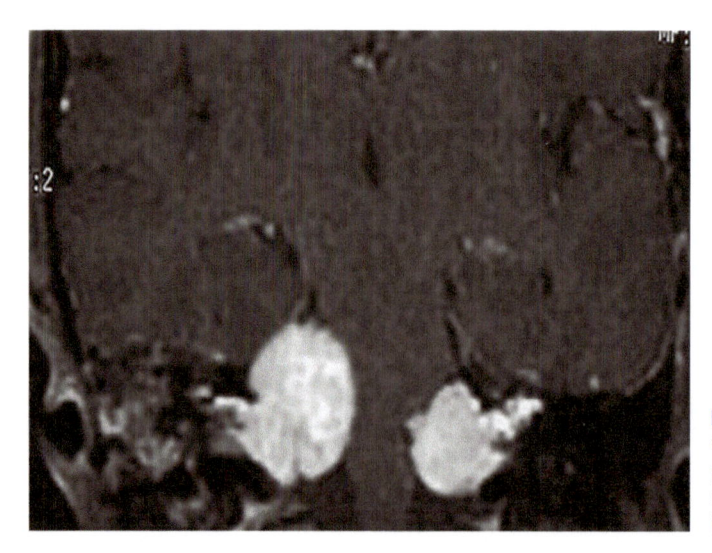

Fig. 7-4. Neurinoma do vestibular bilateral em paciente com NF2. (Fonte: sistema de radiologia inRad- FMUSP.)[8]

OUTROS CANDIDATOS

Desde 1997, alguns cirurgiões têm ampliado a indicação do ABI para pacientes adultos e crianças, com perda auditiva profunda de etiologia não tumoral, como aplasia de nervo coclear, malformações importantes de cóclea, ossificação da cóclea e lesões traumáticas do nervo coclear.

Colletti *et al.*, em 2007, foram os primeiros que utilizaram o ABI em crianças e apresentaram os resultados de um estudo com 71 crianças entre 1 e 6 anos de idade, mostrando detecção de sons e discriminação auditiva melhores do que no grupo de adultos com NF2. Cada vez mais crianças têm sido implantadas e o ideal é que seja realizado antes dos 3 anos de idade para se beneficiar da plasticidade neuronal e, com isso, melhorar os resultados do ABI.[2]

A equipe de próteses auditivas implantáveis do Hospital das Clínicas de São Paulo (HCFMUSP) realiza cirurgias em crianças e tem observado resultados promissores sem a ocorrência de complicações graves.[5]

PROCEDIMENTO CIRÚRGICO

A cirurgia para colocação do ABI deve ser feita por equipe treinada na realização de acessos à base lateral do crânio. A via de acesso utilizada depende da experiência da equipe cirúrgica e pode ser retrossigmóidea, translabiríntica (no caso de exérese de tumor no mesmo ato) e a retrolabiríntica (em casos nos quais não serão abordados tumores). O serviço da FMUSP foi o primeiro a utilizar a via retrolabiríntica para o ABI (Fig. 7-5).[6,7]

O complexo do núcleo coclear, composto pelo núcleo coclear ventral e dorsal, é o local para a colocação do eletrodo. O núcleo coclear ventral é o principal núcleo de transmissão de impulsos neurais do VIII par e seus axônios formam a principal via ascendente do nervo coclear. Tanto o núcleo ventral quanto o dorsal não são visíveis durante a cirurgia e sua localização depende da identificação de estruturas anatômicas adjacentes. A terminação lateral do quarto ventrículo, o forame de Luschka, situa-se entre as saídas dos nervos glossofaríngeo e facial (Figs. 7-6 e 7-7). Afastando-se o flóculo do cerebelo, o cirurgião visualiza uma depressão entre os pares cranianos mencionados, local onde se deve inserir o eletrodo (Fig. 7-8). Normalmente apenas um coto do nervo coclear é identificado, podendo também ser usado como referência ao recesso lateral.[6,8]

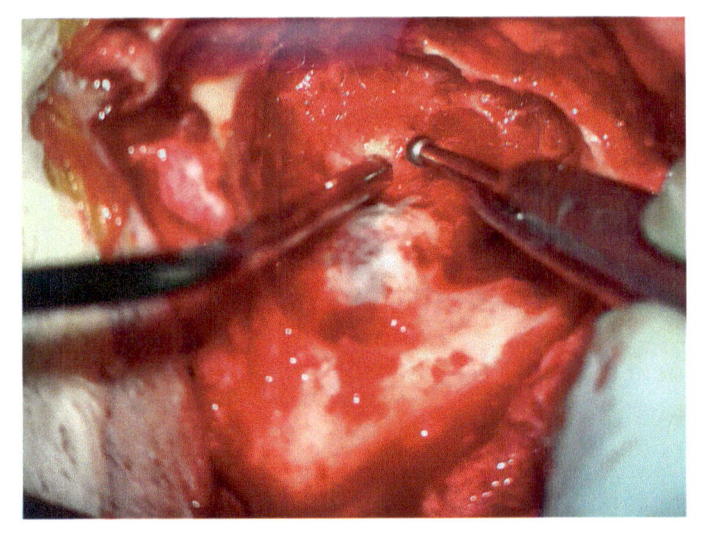

Fig. 7-5. Via retrolabiríntica ampliada. (Fonte: arquivo pessoal de cirurgia realizada pelo Prof. Dr Fayez Bahmad Jr.)

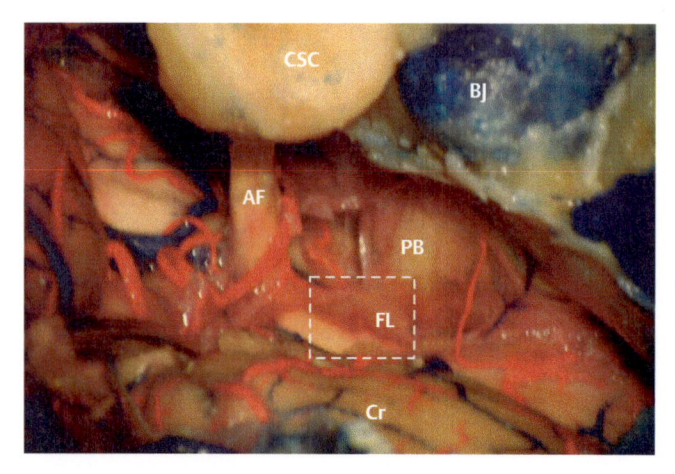

Fig. 7-6. Visualização direta do forame de Luschka com acesso pequeno, limitado ao local onde será inserido o feixe de eletrodos. (Fonte: arquivo pessoal de cirurgia realizada pelo Dr Ricardo F. Bento.)

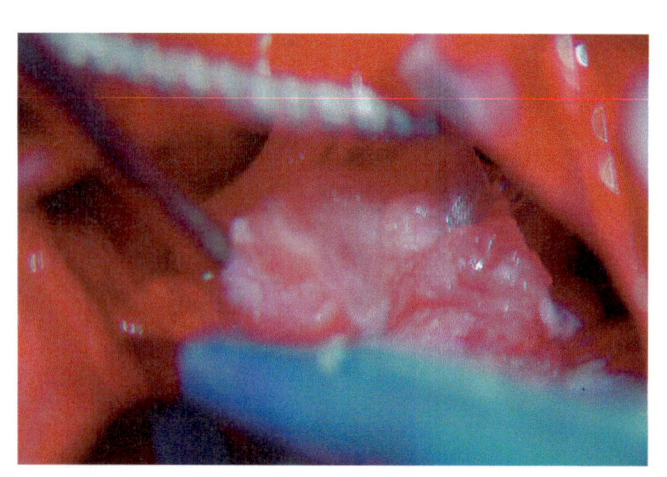

Fig. 7-7. A terminação lateral do quarto ventrículo, o forame de Luschka (FL), situa-se entre as saídas dos nervos glossofaríngeo e facial. BJ: bulbo da veia jugular. (Fonte: arquivo pessoal de cirurgia realizada pelo Dr Ricardo F. Bento.)

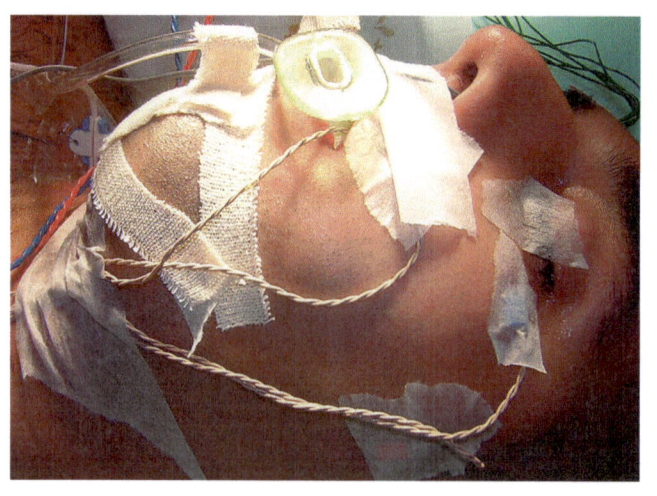

Fig. 7-8. Afastando-se o flóculo do cerebelo, o cirurgião visualiza uma depressão entre os nervos glossofaríngeo e facial, local onde se deve inserir o eletrodo, e o apoia com fragmento de tecido mole, seja muscular ou gordura. (Fonte: arquivo pessoal de cirurgia realizada pelo Prof. Dr Ricardo F. Bento.)

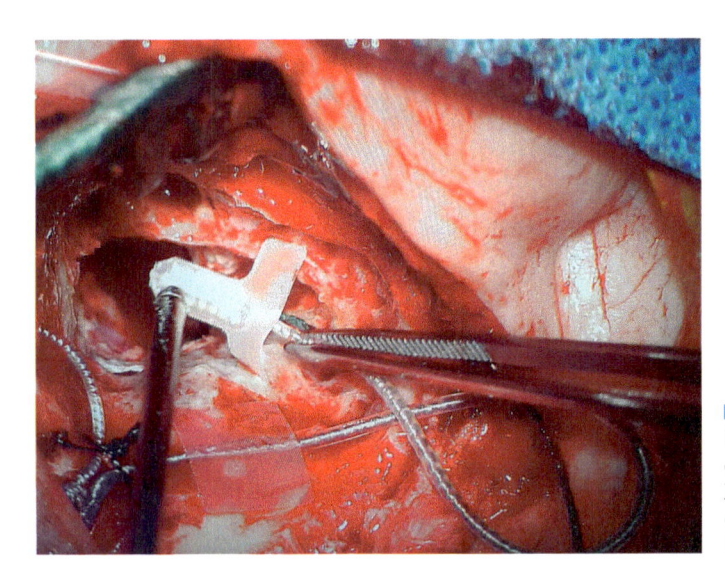

Fig. 7-9. Monitorização intraoperatória dos pares cranianos: VII, VIII, IX, X e XII. (Fonte: arquivo pessoal de cirurgia realizada pelo Prof. Dr Ricardo F. Bento.)

Os pares cranianos VII, IX, X e XII são monitorizados por eletrofisiologia contínua durante a cirurgia (Fig. 7-9). O EABR é utilizado para verificar a correta disposição dos eletrodos. A monitorização, além de evitar danos inadvertidos aos nervos, permite avaliar se há estimulação não auditiva pelos eletrodos.

Os eletrodos de monitorização são inseridos nos seguintes parâmetros: para monitorização do nervo facial são utilizados eletrodos na testa, músculo orbicular do olho, músculo orbicular da boca e mento. Sempre que possível, a monitorização dos quatro canais deve ser feita, no mesmo lado da orelha operada.

Para monitorização do nervo glossofaríngeo, o eletrodo é inserido no músculo palatoglosso, lateralmente à úvula, ipsilateral à lesão neural.

O nervo vago é monitorizado por meio de um eletrodo acoplado ao tubo orotraqueal, fornecido pela empresa de monitorização, enquanto a monitorização do nervo hipoglosso geralmente é realizada inserindo-se um par de eletrodos no assoalho da boca, lateralmente à rafe da língua.

Via Translabiríntica

A via translabiríntica fornece acesso suficiente para a visualização do recesso lateral do quarto ventrículo e suas estruturas adjacentes, requerendo mínima retração cerebelar. Fornece, igualmente, fácil identificação dos nervos coclear e facial e permite a completa remoção do tumor do fundo do meato acústico interno. Esse acesso permite, inclusive, a possibilidade de enxerto do nervo facial em caso de secção do mesmo.

Após a ressecção do tumor faz-se o nicho para a colocação da unidade interna do ABI (Fig. 7-10) e realiza-se a identificação do núcleo do nervo coclear utilizando como ponto de reparo os pares bulbares, em especial o IX par craniano. O núcleo do nervo coclear está localizado na porção dorsolateral do tronco encefálico, na junção pontomedular, e tem uma área estimada de visibilidade externa de 1 a 1,28 cm^2.[9] O núcleo contém aproximadamente 100.000 células e consiste nos núcleos dorsal e ventral (acessório). O núcleo dorsal é referido, também, como tubérculo acústico. Encontra-se na superfície dorsolateral

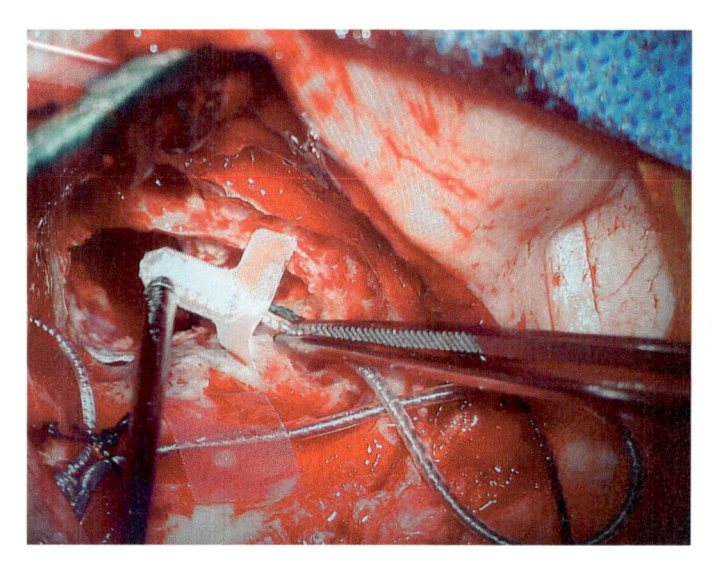

Fig. 7-10. Confecção do nicho da unidade interna para seu posicionamento na região temporal, retroauricular, antes da colocação do ABI próximo ao núcleo do VIII par. (Fonte: Arquivo pessoal Professor Dr fayez Bahmad Jr.)

do pedúnculo cerebelar e acredita-se que tenha atuação no processamento do estímulo auditivo principalmente em ambientes ruidosos, filtrando e atuando na localização do som. O núcleo ventral está situado entre a divisão dos ramos coclear e vestibular do nervo acústico, na face ventral do pedúnculo cerebelar inferior, e se divide em duas partes, os núcleos posteroventral e anteroventral. A organização tonotópica da cóclea e do nervo coclear é preservada no núcleo coclear. Os axônios dos gânglios espirais apicais (baixas frequências) da cóclea se projetam nas porções ventrolaterais do núcleo dorsal e no núcleo anteroventral. Os axônios da espira basal da cóclea (altas frequências) se projetam na porção dorsal do núcleo anteroventral e no dorso medial do núcleo dorsal. Por isso que lâminas de isofrequência (bainhas de neurônios que têm a mesma característica de frequência) são distribuídas desde o núcleo dorsal até o ventral, enquanto a representação espacial das frequências específicas da cóclea são preservadas no núcleo coclear.

Os espectros de frequências do som originados no ouvido são processados no núcleo coclear e é nesse núcleo que encontramos a origem das vias auditivas paralelas que se projetam pelo tronco cerebral no mesencéfalo e córtex cerebral integrando as informações para determinar a identificação, intensidade e localização da fonte sonora.

O núcleo ventral contém vários tipos de células neuronais, incluindo esféricas e globulares *(bushy)*. Células *bushy* são os chamados neurônios de segunda ordem que recebem terminações do nervo coclear e contêm múltiplas sinapses especializadas chamadas de endobulbos de Held. Esse contato extensivo permite que as células *bushy* tenham as respostas primárias dos potencias de ação do nervo coclear, preservando as informações temporais e espectrais que são enviadas aos núcleos auditivos superiores, tálamo e córtex auditivo.

Acredita-se que a percepção sonora da estimulação do ABI é resultado da ativação elétrica do núcleo ventral, entretanto, em decorrência do pequeno tamanho e das relações anatômicas locais, deduz-se que os eletrodos de superfície colocados próximos à superfície do núcleo dorsal fazem com que a corrente elétrica se espalhe e permita a ativação de axônios e corpos celulares também no núcleo dorsal. Não se tem ainda certeza sobre qual subdivisão do núcleo do nervo coclear é responsável pela percepção sonora resultante da estimulação do ABI.

O núcleo coclear é acessado pelo forame de Luschka no término do recesso lateral do IV ventrículo do tronco cerebral. Encontra-se nessa região uma extensão do plexo coroide (responsável pela produção de liquor) que vem do quarto ventrículo e emerge através do forame. Isso faz com que o cirurgião tenha o ponto de reparo da entrada do quarto ventrículo. Também pode ser individualizado se seguirmos superiormente as raízes dos sétimo e oitavo pares cranianos e, inferiormente, às do nono par (glossofaríngeo). Se provocarmos uma manobra de Valsalva anestésica, a saída de liquor pelo forame também pode dar a pista da entrada do quarto ventrículo. O eletrodo é colocado dobrado entre o recesso lateral adjacente ao local presumido do núcleo coclear.

Nesse momento realiza-se o EABR intraoperatório e procura-se detectar a presença de ondas e também são verificadas eletrofisiologicamente através da monitorização dos outros pares cranianos, eventuais estimulações indesejadas de outros pares e, principalmente, a instabilidade hemodinâmica do paciente. Com base na resposta à estimulação, os eletrodos podem ser reposicionados até encontrar-se a melhor posição. Uma vez estabelecida a posição, coloca-se um pequeno pedaço de músculo ou gordura por traz do feixe de eletrodos para pressioná-lo junto ao tronco e mantê-lo estável em posição. Um dos problemas que vemos é o fato de que a superfície do tronco cerebral onde se encostarão os eletrodos não é plana e o feixe de eletrodos na base de silicone não dobra o suficiente para que todos os eletrodos encostem, por isso, outros modelos de eletrodos mais flexíveis e menores estão sendo desenvolvidos pelos fabricantes de ABI em uma tentativa constante de melhora de desempenho.

Depois disso se procede à fixação da unidade receptora na escama do osso temporal e o fechamento da cavidade far-se-á com colocação de fáscia de músculo temporal e gordura retirada do abdome devidamente aderidas com cola de fibrina. Como nos implantes cocleares, cautério monopolar não pode ser usado a partir desse ponto da cirurgia para não danificar o aparelho.

Nos casos de pacientes com surdez não tumoral, tanto em adultos como em crianças, utilizamos a via retro ou infralabiríntica com a qual é possível a visualização perfeita do forame de Luschka e a preservação de todo o bloco labiríntico.

O procedimento também pode ser realizado por via retrossigmóidea, tanto para remoção de tumor quanto para a colocação de implantes em pacientes sem tumores. A via a ser escolhida depende da experiência de cada cirurgião e sua equipe uma vez que os resultados são os mesmos.

Via Retrolabiríntica Ampliada

O Prof. Ricardo Ferreira Bento e sua equipe foram pioneiros na utilização dessa via para a inserção do implante de tronco encefálico em crianças. No serviço do HC-FMUSP, a via retrolabiríntica, atrás do canal semicircular posterior, é a via de escolha para pacientes com perda auditiva de etiologia não tumoral. A via é considerada ampliada quando é realizada a remoção do canal semicircular posterior e manutenção dos canais lateral e superior.

Inicialmente realiza-se incisão retroauricular a 2 cm do sulco auricular até a ponta da mastoide. Confecciona-se, a seguir, um retalho musculoperiosteal que é rebatido anteriormente para a exposição do córtex da mastoide. Realiza-se, também, descolamento subperiosteal posterior, na escama temporal, onde será realizado o nicho da unidade receptora/estimuladora. O próximo passo é a mastoidectomia ampla, com exposição da dura-máter da fossa média, seio sigmoide e bulbo da jugular. A dissecção do bulbo da jugular é um dos passos mais delicados e importantes dessa técnica, pois sua exposição é necessária para facilitar a visualização dos pares cranianos bulbares. Identifica-se o canal semicircular posterior, que é brocado e obliterado com cera de osso. A remoção do canal semicircular posterior, em alguns casos, facilita a identificação do forame de Luschka e amplia a visão posterior e inferior para acessar a fossa craniana posterior e os pares cranianos bulbares. Esqueletiza-se o plano meatal removendo-se todo o osso que envolve a dura-máter da fossa posterior. Não há abertura do vestíbulo. Incisa-se amplamente a dura-máter da fossa posterior, desde o bulbo da jugular até o meato acústico interno e, posteriormente, em direção ao seio sigmoide. Identificam-se os pontos de reparo como plexo coroide, IX par craniano, flóculo cerebelar e porções intracranianas dos VII e VIII pares. O plexo coroide oclui o forame de Luschka e é retraído. Não há necessidade de retração cerebelar. Com a retração do flóculo é possível visualizar uma depressão na base do IX par que corresponde ao forame de Luschka, onde se observa a saída de liquor. O feixe de eletrodos é posicionado no recesso lateral e sua posição é confirmada pelo EABR intraoperatório. Um pedaço de gordura é colocado para impedir que o feixe de eletrodos entre em contato com o osso temporal. O fechamento da dura-máter da fossa posterior é realizado, com fáscia temporal, cola de fibrina e gordura abdominal previamente removida.

Portanto, a via retrolabiríntica ampliada promove a visualização direta do forame de Luschka com um acesso pequeno, limitado ao local onde será inserido o feixe de eletrodos (Fig. 7-10). Não exige retração cerebelar, minimizando o risco de complicações.[10]

POTENCIAL AUDITIVO ELETRICAMENTE EVOCADO INTRAOPERATÓRIO

A resposta do potencial evocado auditivo pela estimulação elétrica sobre os núcleos cocleares é semelhante à resposta do potencial auditivo evocado por estímulo acústico, mas não contém os componentes correspondentes aos picos das ondas I e II. As latências dos picos que são geradas nos núcleos cocleares e no lemnisco lateral são mais curtas.

As respostas do EABR, ao estimular diretamente os núcleos cocleares, são:

- A primeira onda (0,6 ms, se presente) tem sua origem nos núcleos cocleares;
- A segunda onda (1,2-1,9 ms) provavelmente representa a descarga axonal de vias diretas do complexo olivar superior;
- A terceira onda (2,1-3,4 ms) pode ser da descarga indireta através do lemnisco lateral ao colículo inferior;
- A quarta onda (3,4-4,0 ms), muito provavelmente, tem sua origem no corpo geniculado medial.

Mais de 90% dos pacientes com ABI apresentam algum tipo de efeito colateral durante a testagem psicofísica da programação do processador de fala. O objetivo da programação do processador de fala é dar ao paciente um mapa que o estimule somente auditivamente. Isto é alcançado com a desativação daqueles eletrodos que não estejam sobre os núcleos cocleares e que geram somente efeitos colaterais. O número de eletrodos que geram sensação auditiva pode variar entre zero até o número máximo de eletrodos do feixe usado. Nos eventuais casos em que todos os eletrodos geram sensação auditiva pode-se acreditar que o resultado alcançado será o melhor possível. Essa situação sugere que o implante ocupou toda a área do núcleo coclear. Na eventualidade de somente ¼ dos eletrodos fornecerem sensação auditiva, é de se supor que uma posição diferente dos eletrodos poderia ter modificado o resultado para o paciente. Se essa situação é encontrada na ativação, nada pode ser feito. Entretanto, durante a cirurgia é possível a colaboração do EABR para adicionar informações sobre a posição dos eletrodos para o cirurgião.[11,12]

COMPLICAÇÕES

A cirurgia para remoção de schwannoma vestibular isoladamente já apresenta potencial de significantes complicações. A via translabiríntica desde que foi reintroduzida para exérese de schwannomas vestibulares por Willian House, em 1960, é reconhecida como uma via segura e efetiva, tendo sido utilizada pelos maiores grupos de cirurgiões otológicos desde então.[13,14] As maiores complicações são relatadas em cirurgias via retrossigmóidea.[15]

As principais complicações pós-operatórias são:
- Fístula liquórica;
- Migração do implante;
- Estímulos não auditivos.

Em levantamento realizado na literatura temos, a seguir, as complicações relatadas[7] reveladas através do Quadro 7-1.[16]

Quadro 7-1. Principais Complicações da Cirurgia de Implante de Tronco Encefálico com NF2 e Sem Neurofibromatose Tipo I[15]

	ABI em NF2	ABI sem tumor
Complicações maiores		
Morte	3	0
Contusão cerebelar	1	1
Paralisia facial permanente	1	0
Meningite	1	2
Lesão de pares baixos	2	0
Hidrocefalia	1	1
Pseudomeningocele	2	0
Complicações menores		
Fístula liquórica	6	1
Hidrocefalia transitória	7	1
Seroma da ferida	4	6
Infecções menores	2	3
Desequilíbrio	11	3
Infecção no implante	2	2
Paralisia facial transitória	8	0
Cefaleia	8	3
Efeitos colaterais não auditivos	28	23

Fístula liquórica é tratada, usualmente, com 5 dias de punção lombar e repouso no leito. Raramente é necessária uma reoperação para reparo da fístula. Otto *et al.*, em 2002, publicaram o acompanhamento de 61 pacientes e tiveram apenas 3 casos de fístula (3,3%).[4] Taxas semelhantes a outros procedimentos translabirínticos sem posicionamento de prótese. J. Thomas Rolland Jr e seu grupo, em 2004, reportaram dois casos de fístula em 18 pacientes operados com NF2 (11%).[6]

Migração do implante ou posicionamento inadequado do ABI durante a operação pode provocar número maior de sensações não auditivas no pós-operatório. Como discutido anteriormente, a utilização de silicone e cabos não elásticos aumentaram a aderência do ABI à superfície do tronco encefálico, diminuindo as complicações de migração no pós-operatório. Kuchta, em 2004, em uma série de casos, revelou que apenas 1 de 61 pacientes perdeu mais que um eletrodo durante o tempo de estudo.[7]

PÓS-OPERATÓRIO

O paciente deve permanecer em observação mais rigorosa nas primeiras 24 horas. Curativo compressivo e repouso absoluto no leito por 72 horas seguido de 48 horas de repouso relativo, podendo receber alta 7 dias após o procedimento.

No pós-operatório deve ser feita tomografia computadorizada para avaliar complicações locais e verificar posicionamento dos eletrodos.

Durante a internação, medidas para evitar fístula devem ser tomadas, como dieta laxativa, elevação do decúbito dorsal e evitar manobras de Valsalva.

Ativação do Implante e Programação do Processador de Fala

A primeira ativação do implante ocorrerá 6 a 8 semanas após o procedimento cirúrgico. É realizada pela equipe médica em conjunto com a audiologista, em ambiente cirúrgico, com monitor cardíaco, de pressão arterial e oximetria de pulso. Além disso, deve haver material para reverter parada cardiorrespiratória e para intubação orotraqueal, pois se trata de estimulação do tronco cerebral, embora não haja, na literatura, descrição de intercorrências graves durante a ativação.

Nos casos de NF2 o ímã do receptor é retirado durante a cirurgia para permitir a monitorização da doença com ressonância magnética periódica. Por isso, na ativação, o audiologista precisa identificar o local exato do receptor interno para o posicionamento da antena externa. Para isso pode ser usado o *software* de programação que apontará a comunicação com a unidade interna pela propriedade de telemetria.[17,18]

CONCLUSÃO

Desde os esforços pioneiros de House e Hitselberger aproximadamente 1.000 pacientes foram submetidos à cirurgia de reabilitação auditiva com o ABI, este implante auditivo é a melhor opção permitindo o estímulo mais proximal a pacientes que não dispõem de nervos cocleares funcionantes. Apesar de ter sido desenvolvido para pacientes com NF2, o ABI recentemente vem sendo utilizado também para uma série de indicações como agenesia coclear e de nervos cocleares.[2]

Diversos estudos têm demonstrado que o desempenho alcançado com o ABI nos pacientes com NF2 é inferior àquele alcançado por pessoas com o implante coclear.[19,20] Embora seja possível conseguir índice de discriminação de sentenças ou palavras dissilábicas em formato aberto superior a 50%, este índice é alcançado em menos da metade dos pacientes com NF2. Portanto, o uso da LOF será necessário para a comunicação deste paciente, sendo o uso combinado do ABI com a LOF, a situação com melhor benefício.

Em crianças e pacientes não tumorais, com agenesia de nervo ou cócleas ossificadas, os resultados audiológicos do ABI parecem superar aqueles de pacientes com NF2. Colletti *et al.* (2005) referiram que o reconhecimento de fala pela via somente auditiva em pacientes sem tumor varia entre 10 e 100% com média de 63%, enquanto pacientes com NF2 têm resultados entre 5 e 35%, com média de 12%.

Segundo Colletti, em 2007, em estudo de 26 crianças implantadas com o ABI, as crianças adquiriram a habilidade de identificar sons diferentes, a voz dos pais e melhorar a produção de fala. Os autores ainda reforçam que a ausência de complicações, boas respostas intraoperatórias com o EABR, e bons resultados auditivos confirmam que o ABI está indicado na reabilitação auditiva de crianças sem indicação de implante coclear. Embora nem todas as crianças tenham adquirido fala e habilidades de linguagem, todas elas ampliaram suas habilidades comunicativas. A melhora da leitura orofacial e da atenção aos sons ambientais foi observada em todas as crianças que realizaram ABI em idade precoce.[2]

Os resultados dos pacientes do programa de implantes do HCFMUSP mostram que os pacientes têm limiares que permitem acesso aos sons de fala. Alguns mostraram melhor desempenho nos testes de fala, provavelmente por fatores associados às vias auditivas centrais (eventualmente comprometidas pela compressão do tronco pelo tumor), fatores cognitivos e de reabilitação.[8]

A reabilitação auditiva é fundamental e deve enfatizar todas as habilidades auditivas, com ênfase na percepção de aspectos suprassegmentais da fala.

Após a programação do processador de fala, com o treinamento auditivo e o uso contínuo, os novos sinais terão cada vez mais seu próprio sentido, poderão ser mais bem interpretados e assim auxiliar em diferentes situações da vida cotidiana. Na rua e em casa pode auxiliar a percepção de sons de alerta, como a eminência de um carro, uma buzina, ou a campainha tocando, o cachorro que late, uma panela que cai ou o telefone que toca.[17,18,21,22]

Perceber sons pelo ABI seria como escutar uma nova língua ou como aprender um novo código. O ABI pode não devolver a percepção de fala em apresentação aberta, mas pode ajudar a reintegrar o indivíduo ao mundo sonoro. Estudos futuros trazendo melhor compreensão sobre o gradiente tonotópico do núcleo coclear, assim como estratégias melhores de codificação e fala nos ABIs poderão trazer ainda maiores chances de sucesso aos pacientes submetidos a esta tecnologia.

REFERÊNCIAS BIBLIOGRÁFICAS

1. Bento R. Tratado de otologia. In: Implante auditivo de tronco encefálico, 2.ed. São Paulo: Atheneu, 2013. p. 57-62.
2. Colletti L. Beneficial auditory and cognitive effects of Auditory Brainstem Implantation in Children. Acta Otolaryngol. 2007;127(9):943-6.
3. Bento RF, Brito Neto RV, Castilho AM, et al. Resultados auditivos com o implante coclear multicanal em pacientes submetidos à cirurgia no Hospital das Clínicas da Faculdade de Medicina da Universidade de São Paulo. BJORL. 2004;70(5):632-7.
4. Otto Sr, Brackmann DE, Hitselberger WE, et al. Multichannel auditory brainstem implant: update on performance in 61 patients. J Neurosurg. 2002;96:1063-71.
5. Instituto de Radiologia do Hospital das Clínicas da Faculdade de Medicina da Universidade de São Paulo – InRad – FMUSP, 2019.
6. Kanowitz SJ, Shapiro WH, Golfinos JG, et al. Auditory brain-stem implantation in patients with neurofibromatosis type 2. Laryngoscope. 2004;114:2135-46.

7. Kuchta J, Otto SR, Shannon RV, et al. The multichannel auditory brainstem implant: how many electrodes make sense? J Neurosurg. 2004;100:16-23.
8. Goffi-Gomez MV, Magalhães AT, Brito Neto R, et al. Auditory brainstem implant outcomes and MAP parameters: report of experiences in adults and children. Int J Pediatr Otorhinolaryngol. 2012;76(2):257-64.
9. Moore KL. Anatomia orientada para a clínica, 6.ed. Rio de Janeiro: Atheneu, 1987.
10. Bento RF, Monteiro TA, Tsuji RK, et al. Retrolabyrinthine approach for surgical placement of auditory brainstem implants in children. Acta Oto-laryngologica. 2012;132:462-6.
11. Brito Neto RV, Bento RF, Yasuda A, et al. Referências anatômicas na cirurgia do implante auditivo de tronco cerebral. BJORL. 2005;71(3):282-6.
12. Bento RF, Brito Neto RV, Sachez TG, Miniti A. The transmastoid retrolabyrinthine approach in vestibular schwannoma surgery. Otolaryngology and Head and Neck Surgery. 2002;127(5):437-41.
13. Bento RF, Brito Neto RV, Sanchez TG. Complicações da cirurgia do implante coclear. Arquivos da Fundação Otorrinolaringologia. 2001;5(3):130-5.
14. Herrmann BS, Brown MC, Eddington DK, et al. Auditory brainstem implant: electrophysiologic responses and subject perception. Ear Hearing. 2015;36:368-76.
15. Colletti JE, et al. The management of children with gastroenteritis and dehydration in the emergency department. The Journal of Emergency Medicine. 2010;38(5):686-98.
16. de Filippo CL. Tracking for speechreading training. Volta Rev 1988;90(5):215-239..
17. Bento RF, Brito Neto RV, TsujiI RK, et al. Implante auditivo de tronco cerebral: técnica cirúrgica e resultados precoces em pacientes com neurofibromatose tipo 2. BJORL. 2008;74(5):647-.651.
18. Hirofumi N, et al. Neurol Med Chir (Tokyo). Hearing Restoration with Auditory Brainstem Implant. 2016;56(10):597-604.
19. Colletti V, Shannnon R, Carner M, et al. Outcomes in nontumor adults fitted the auditory brainstem implant: 10 years'experience. Otol Neurotol. 2009;30:614-8.
20. Grayeli AB, Kalamarides M, Bouccara D, et al. Auditory brainstem Implant in neurofibromatosis type 2 and nonneurofibromatosis typo 2 patients. Otl Neurotol. 2008;29(8)1140-6.
21. Lundin K, Stillesjö F, Nyberg G, Rask-Andersen H. Selfreported benefit, sound perception and quality of life in patients with Auditory Brainstem Implants (ABIs). Acta Otolaryngologica. 2015;136(1):62-7.
22. Kaplan AB, Kozin ED, Puram SV, et al. Auditory brainstem implant candidacy I the United States in children 0-17 years old. International Journal of Pediatric Otorhinolaryngology. 2015;79:310-5.

IMPLANTE COCLEAR

CAPÍTULO 8

Vagner Antonio Rodrigues da Silva ▪ Edson Ibrahim Mitre
Sady Selaimen da Costa ▪ Arthur Menino Castilho

O implante coclear (IC) é um dispositivo cirurgicamente implantado que oferece informação sonora a indivíduos com hipoacusia neurossensorial severa ou profunda que não apresentam ganho funcional com aparelho de amplificação sonora individual (AASI). É a prótese sensorial mais bem-sucedida do mundo, tendo restaurado a audição para mais de 800.000 pessoas em todo o mundo.[1]

O Global Burden of Disease[2] mediu os anos vividos com deficiência e descobriu que a perda auditiva é a quarta principal causa de incapacidade no mundo. Nos Estados Unidos, a prevalência de perda auditiva dobra a cada 10 anos com aumento da idade.[3] Aproximadamente metade das pessoas em sua sétima década (60 a 69 anos de idade) e 80% que têm 85 anos ou mais de idade têm perda auditiva que pode afetar a comunicação diária. Em decorrência do envelhecimento populacional neste e em outros países desenvolvidos, a perda auditiva, provavelmente, tornar-se-á uma deficiência cada vez mais prevalente.

Em adultos, as causas de surdez que levam à indicação do IC são variadas. Em alguns casos, o fator etiológico pode não ser encontrado, como na surdez súbita bilateral. As causas mais comuns em adultos são: otosclerose, otite média crônica, fatores genéticos, uso de ototóxicos e infecciosas (meningite). Presbiacusia, exposição ao ruído e doenças crônicas raramente levam à perda profunda, mas podem ser agentes que corroboram com a degeneração auditiva.

A hipoacusia neurossensorial (HNS) é o déficit sensorial congênito mais comum, com incidência de 1 a 3 por 1.000 nascidos vivos.[4] As causas genéticas respondem por aproximadamente 50 a 60% da HNS em crianças, enquanto 15 a 40% se deve a uma causa adquirida, como infecções, drogas ototóxicas, anóxia, baixo peso ao nascimento, hiperbilirrubinemia, traumas, doenças metabólicas e autoimunes.[5] Uma causa específica ainda não é identificável em 15 a 30% da HNS na infância .[5,6]

As mais frequentes são perdas de etiologia genética, malformações de orelha interna, infecções neonatais, prematuridade, uso de drogas ototóxicas, otosclerose, doenças autoimunes e trauma. Cerca de 50% das crianças com perda auditiva congênita não têm diagnóstico determinado.

É necessário um trabalho de equipe multidisciplinar que seja capaz de realizar toda avaliação e acompanhamento pré- e pós-operatórios. Uma equipe básica consiste em médicos otorrinolaringologistas com experiência em cirurgias otológicas, apoiados por médicos radiologistas, neurologistas, psiquiatras e geneticistas para discussão de casos sempre que necessário, além de fonoaudiólogos, psicólogos, enfermeiras e de equipe de serviço social.

HISTÓRIA DOS IMPLANTES COCLEARES

A primeira estimulação elétrica fora da orelha foi realizada por Benjamin Wilson em uma mulher com deficiência auditiva em 1748. Alessandro Volta, em 1800, estimulou sua própria orelha com uma corrente elétrica, relatando a sensação como desagradável e perigosa. Em 1905, o americano La Forest Porter patenteou um sistema de estimulação elétrica da audição no osso da mastoide .[7]

Em 1930, Ernst Glen Wever e Charles Bray estimularam o nervo acústico de um gato. Em 1940, os americanos Clark Jones, Stanley Smith Stevens e Moses Lurie colocaram eletrodos diretamente nas orelhas médias de 20 pacientes que foram submetidos a mastoidectomias radicais .[7]

A equipe de André Djourno e Charles Eyriès, em 25 de fevereiro de 1957, estimularam o VIII através de um eletrodo produzindo sensação auditiva no paciente. Deduziram que a estimulação elétrica na própria cóclea, em condições análogas, permitiria, sem dúvida, a construção de um possível mecanismo de audição elétrica.[7]

Em janeiro de 1961, o primeiro IC foi implantado por William (Bill) House e o neurocirurgião John Doyle.[7] Em 1963, Zöllner e Keidel formularam os princípios básicos de estímulo intracoclear multicanal, que é a base dos sistemas de implante coclear atual .[8]

COMPONENTES DOS IMPLANTES COCLEARES

O implante tem dois componentes, um externo, composto de um microfone, processador de fala, um codificador e um transmissor; e um interno, composto por um grupo de eletrodos e um aparelho receptor. Eles se comunicam através de ondas de frequência modulada transmitidos através da pele intacta. Existe um ímã no componente interno para fixar o componente externo acima dele.

O som é captado pelo microfone do componente externo, selecionado e codificado pelo processador e esta informação é encaminhada ao transmissor. O transmissor envia os sons codificados através da pele para o componente interno. Os seus eletrodos geram impulsos elétricos que despolarizam as fibras nervosas auditivas (Fig. 8-1).

AVALIAÇÃO PROPEDÊUTICA

O paciente encaminhado ao especialista para realização do IC deve ter sua história e exame físico registrados. São realizados os seguintes exames audiológicos:

A) Audiometria tonal e vocal;
B) Potencial evocado auditivo de tronco encefálico (PEATE/BERA);
C) Emissões otoacústicas;
D) Audiometria em campo livre (com e sem AASI);
E) Avaliação otoneurológica.

É muito importante que cada serviço de IC estabeleça seu protocolo de avaliação para os pacientes. Os exames audiológicos e de imagem devem ser realizados por profissionais com experiência para se evitar erros de diagnóstico e indicações inadequadas de cirurgias.

Os candidatos ao IC e sua família reagem de formas diferentes. Passam por todas as etapas de avaliação com muitas expectativas e angústias em relação à cirurgia. O resultado do IC depende das possibilidades físicas, emocionais e sociais de cada pessoa, bem como das expectativas familiares. As dúvidas e preocupações devem ser sanadas pela equipe multidisciplinar antes da cirurgia.[9]

Existe a necessidade de avaliação psicológica para identificar os pacientes com evidência de psicoses ou transtornos de personalidade, com função intelectual adequada,

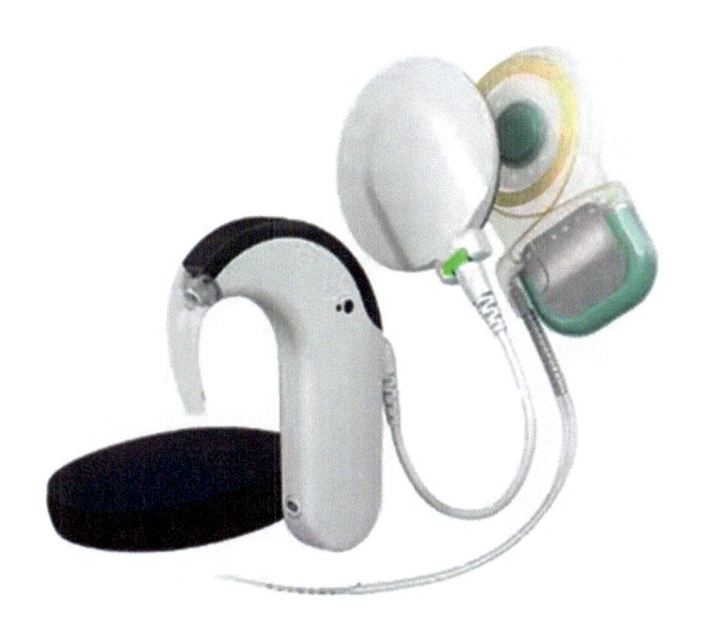

Fig. 8-1. Implante coclear. Processador (peça única e tradicional) e componente interno.

expectativa real sobre os benefícios do implante e tentar afastar os pacientes que não completariam o programa.

Avaliação neurológica e/ou psiquiátrica (quando indicados) e, por fim, avaliação radiológica, com tomografia computadorizada (TC) e/ou ressonância magnética (RM) dos ossos temporais.

AVALIAÇÃO FONOAUDIOLÓGICA[10]

O profissional de Fonoaudiologia é fundamental para indicação e sucesso da cirurgia, além de adequar as expectativas dos familiares e do candidato ao IC e a avaliar a motivação do indivíduo para ouvir e fazer parte do mundo sonoro. A avaliação deve ser detalhada. São realizadas anamnese, avaliação da comunicação estabelecida, linguagem, fala e voz do paciente, além do aproveitamento auditivo e a percepção da fala, com e sem AASI (aparelho de amplificação sonora individual).

A experiência auditiva mínima é imprescindível para a maioria dos candidatos, mesmo para aqueles que referem nenhuma contribuição com o uso de AASI. Qualquer experiência com pistas acústicas, ainda que de traços suprassegmentais, favorecerá a ativação de vias do sistema auditivo. É importante haver um nível adequado de comunicação, seja por leitura orofacial (LOF) ou por meio de sinais, pois o paciente receberá muitas informações e orientações que precisam ser compreendidas e bem assimiladas.

Crianças

A anamnese deve ter atenção especial à reabilitação auditiva previamente realizada (treinamento auditivo e terapia de linguagem). É realizada audiometria em campo livre sem e com prótese (testando-se as orelhas separadamente) e testes de percepção de fala com amplificação monoaural de um lado e de outro.

Os testes mais comumente realizados são:

- Avaliação instrumental: realizada com e sem amplificação sonora;
- Reação à voz e detecção do nome;
- Detecção/discriminação dos sons do Ling. Incorpora fonemas de frequências baixa, média e alta, que ocorrem, geralmente, no discurso. O teste inclui os fonemas /m/, /u/, /a/, /i/, /ʃ/ e /s/, apresentados a viva voz em campo livre. Pode ser usado na avaliação dos vários níveis de habilidade auditiva, por meio de quatro tarefas distintas: detecção, discriminação, reconhecimento e repetição;
- Escala de Integração Auditiva Significativa: MAIS (*Meaningful auditory integration scale*) ou Escala de Integração Auditiva Significativa para Crianças Pequenas: IT-MAIS (*Infant-toddler meaningful auditory integration scale*). São roteiros de entrevista com os pais que abordam informações relativas à frequência com que a criança demonstra comportamentos auditivos significativos no seu dia a dia;
- Questionário de Avaliação da Linguagem Oral: MUSS (*Meaningful use of speech scales*). Roteiro de entrevista com os pais que aborda informações relativas à frequência com que a criança demonstra comportamentos de linguagem oral significativos no seu dia a dia;
- Teste de Avaliação da Capacidade Auditiva Mínima: adaptado do *Early Speech Perception Test* (ESP);
- Identificação e discriminação de vogais;
- Reconhecimento de palavras em apresentação auditiva/visual e somente auditivo;
- A LOF é avaliada por meio de atividades lúdicas direcionadas, ordens simples e, através do reconhecimento de vogais, palavras e sentenças simples;
- Avaliação de aspectos suprassegmentais (duração, frequência e amplitude): contagem de estímulo com sons instrumentais, palavras de extensão diferentes; identificação de sons de fala contínuos e intermitentes, diferenciação entre instrumentos.

Adultos

É realizada audiometria em campo livre em cabine acusticamente tratada, sem e com a prótese auditiva, determinando-se o ganho funcional.

Os testes mais comumente realizados são:

- O teste com prótese é realizado com amplificação monoaural, de um lado e de outro, visando determinar as diferenças no aproveitamento auditivo que influenciará na escolha da orelha a ser implantada. Tanto o ganho funcional como os testes de percepção de fala são realizados com a prótese do próprio paciente e com as próteses;
- Com pista auditiva exclusiva (A): quando somente o canal auditivo estiver sendo avaliado;
- Com pista visual exclusiva (V): para a avaliação da leitura orofacial e familiaridade com o material verbal;
- Com pista auditiva associada à visual (A + V): para a avaliação da contribuição da pista auditiva à pista visual (somente pode ser usada quando o desempenho da pista visual for inferior a 90%). Com relação à dificuldade do teste, a apresentação do material de fala pode ser feita:
  - *Em apresentação fechada*: quando o conteúdo da prova é apresentado ao paciente na forma de alternativas de múltipla escolha;
  - *Em apresentação aberta*: o conteúdo não é mostrado ou conhecido pelo paciente;
  - *Four Choice*: teste em apresentação fechada, em que são expostas quatro palavras, retiradas do teste TACAM, que o paciente deve discriminar com e sem o apoio da LOF;

- *Identificação de sentenças*: lista de sentenças padronizadas apresentadas em contexto fechado e aberto, nas modalidades auditivo-visual e auditiva. Para o teste em contexto fechado, as sentenças são apresentadas por escrito.
- *Detecção e discriminação de vogais*: as vogais são apresentadas na combinação consoante/vogal/consoante no modo somente auditivo.
- *Reconhecimento de trissílabos*: teste de apresentação aberta, em que uma lista de 25 trissílabos balanceados é apresentada na modalidade auditivo-visual, auditiva e somente visual.
- *Reconhecimento de monossílabos*: lista de monossílabos balanceados, apresentada na modalidade auditivo-visual, auditiva e somente visual.
- *Fala encadeada (Speech Tracking)*: leitura, pelo fonoaudiólogo, de um texto que o paciente desconheça; o paciente, somente pela pista visual, deve repetir o que compreender e é então calculado o número de palavras reconhecidas por minuto. Os testes apresentados com pista visual exclusiva, juntamente com perguntas dirigidas, são utilizados para a avaliação da LOF. Nos pacientes que não apresentam discriminação de fala são avaliados os aspectos suprassegmentais, como tonicidade e duração, através de testes de extensão vocabular e sentenças.
- Para aqueles que não detectam voz, os aspectos suprassegmentais são avaliados através de contagem de estímulo com sons instrumentais.

Crianças acima de 6 Anos e Adolescentes com Surdez Severamente Profunda à Profunda Bilateral Pré, Peri ou Pós-Lingual

É imprescindível que tenham feito terapia fonoaudiológica e utilizado a prótese auditiva desde o diagnóstico da surdez. Para os adolescentes é preciso, também, que tenham código linguístico estabelecido e estejam conscientemente motivados ao implante. Depende diretamente do desenvolvimento auditivo e de linguagem oral de cada paciente.

- *Crianças acima de 6 anos*: mesmo protocolo das crianças pequenas, dando-se maior ênfase à avaliação de frases e ordens simples;
- *Adolescentes*: adaptação do protocolo dos adultos utilizando as sentenças em contexto fechado, quando necessário.

EXAMES DE IMAGEM

Os exames de imagem são fundamentais para diagnóstico, planejamento e contraindicação da cirurgia de IC. Os mais utilizados são tomografia computadorizada (TC) e ressonância magnética (RM) de mastoide. Na maioria dos casos, os exames são normais. Conforme a idade, história clínica e etiologia e protocolo de cada serviço de saúde, a TC e/ou a RM podem ser indicadas.

Crianças com perda auditiva congênita podem não ser submetidas à TC para evitar exposição à radiação ionizante, mesmo com o desenvolvimento de aparelhos com maior eficiência. A ressonância magnética normalmente é suficiente por conseguir avaliar o conduto auditivo interno e formação da cóclea. Se houver evidência de malformação de orelha interna, a TC torna-se fundamental para planejamento da cirurgia (alto risco de trajeto anômalo do nervo facial). Crianças com microtia ou evidência de malformação de orelha externa também devem ser submetidas à TC para planejamento da cirurgia.

Em adultos, a preocupação com a exposição à radiação ionizante é menor. A RM é fundamental, principalmente para excluir o risco de tumores do ângulo pontocerebelar.

Pacientes com otite média crônica e surdez após remoção do colesteatoma devem realizá-la com exame de RM com sequência por difusão para se avaliar recidiva da doença. A TC é também importante em candidatos ao IC com cirurgias otológicas prévias, otite média crônica e otosclerose.

Pacientes com perda auditiva por labirintite ossificante (pós-meningite é o mais comum), também devem fazer a RM para avaliar a permeabilidade da cóclea que pode contraindicar a cirurgia.

As Figuras 8-2 e 8-3 mostram exames de ressonância magnética normais com informações valiosas sobre permeabilidade da cóclea e presença do nervo coclear.

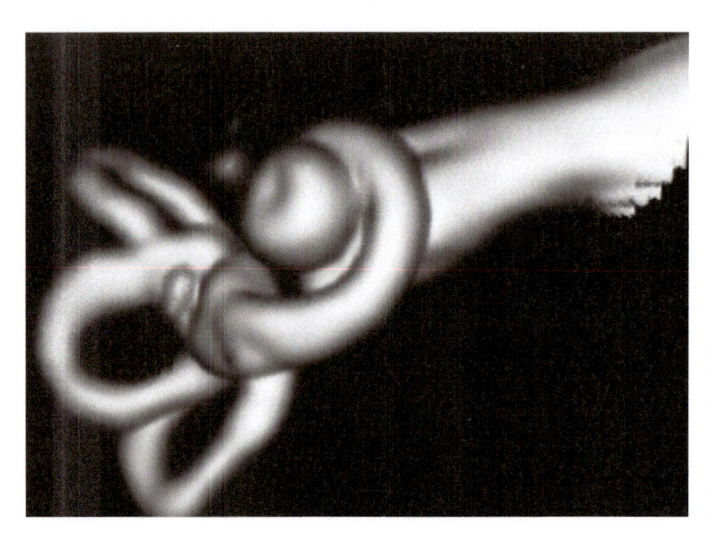

Fig. 8-2. Ressonância magnética. Reconstrução tridimensional da orelha interna à direita. Sequência T2. Exame normal com boa permeabilidade da cóclea e dos canais semicirculares.

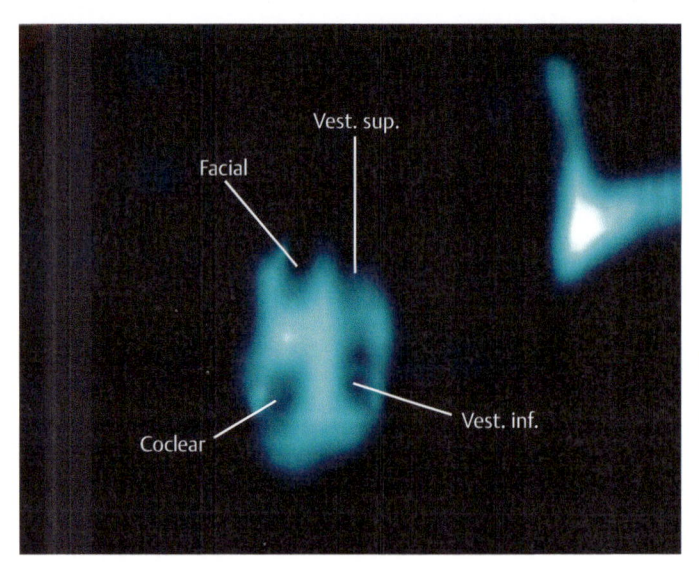

Fig. 8-3. Ressonância magnética. Corte parassagital do conduto auditivo interno. Sequência T2. Exame normal com visualização dos nervos vestibular superior e inferior, facial e coclear.

Malformações

As malformações de orelha interna normalmente não impedem a realização do IC. Teremos um capítulo para falar sobre elas mais detalhadamente.

As Figuras 8-4 e 8-5 mostram aqueduto vestibular alargado, malformação mais comum, que pode ser isolada ou associada a outras alterações da orelha interna, como demonstrado da Figura 8-5.

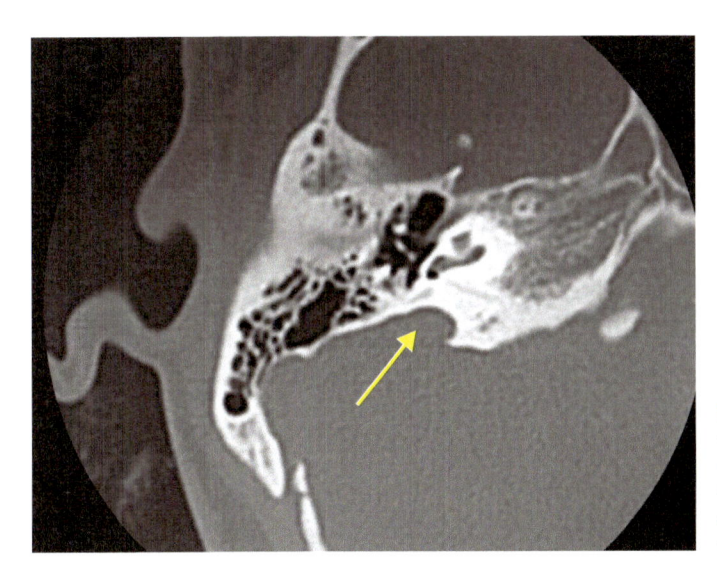

Fig. 8-4. Tomografia computadorizada de mastoide. Corte Axial. Orelha direita. Seta amarela: dilatação do aqueduto vestibular.

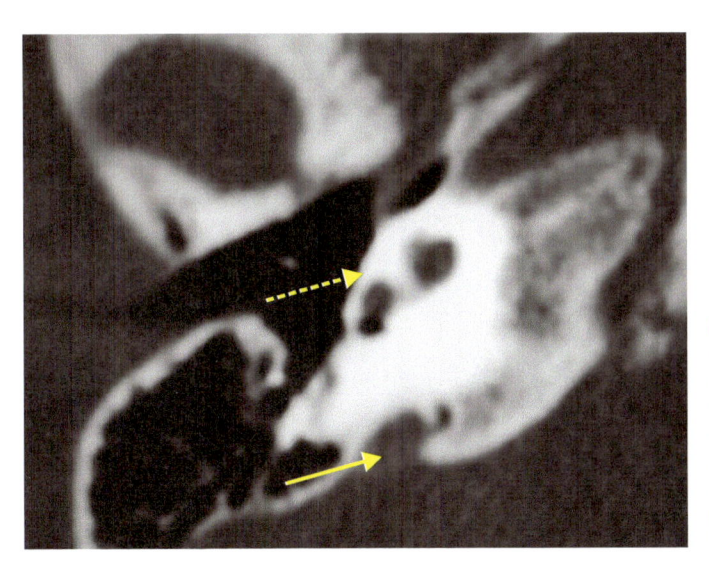

Fig. 8-5. Tomografia computadorizada de mastoide. Corte Axial. Orelha direita. Seta amarela contínua: dilatação do aqueduto vestibular. Seta amarela descontínua: partição incompleta do tipo II.

As Figuras 8-6 e 8-7 são exames de ressonância magnética que também mostram partição incompleta e aqueduto vestibular alargado.

Há algumas malformações que impedem a inserção do IC, como na Figura 8-8.

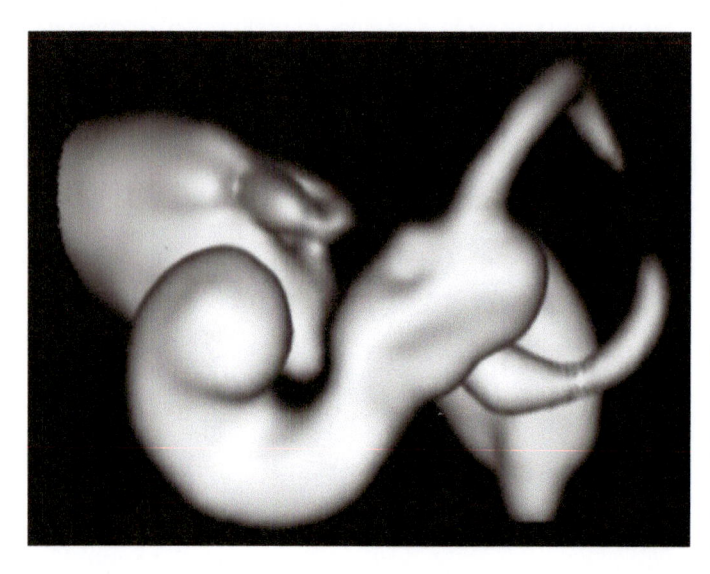

Fig. 8-6. Ressonância magnética. Reconstrução tridimensional da orelha interna à direita. Sequência T2. Exame mostra partição incompleta do tipo II, associada à malformação dos canais semicirculares.

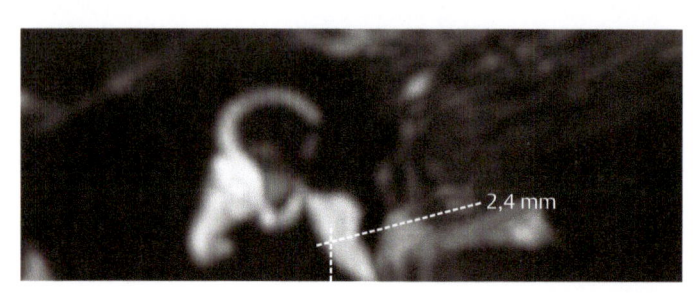

Fig. 8-7. Ressonância magnética. Sequência T2. Orelha direita. Evidencia dilatação do aqueduto vestibular.

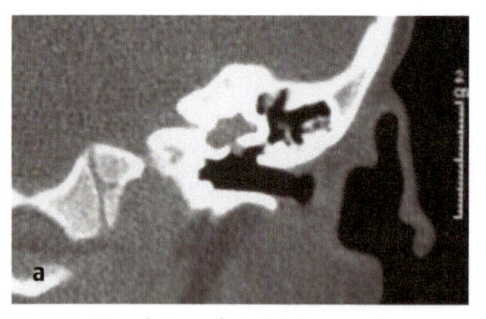

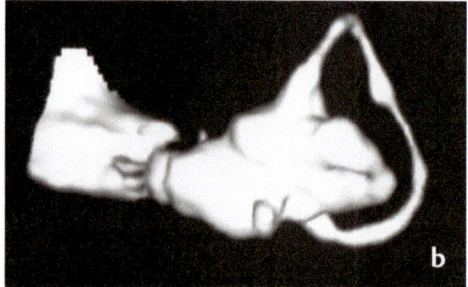

Fig. 8-8. Hipoplasia coclear. (**a**) Tomografia computadorizada da mastoide. Corte coronal. Orelha esquerda. Não é possível identificar a cóclea nem os canais semicirculares. (**b**) Ressonância magnética. Reconstrução tridimensional da orelha interna à esquerda. Sequência T2. Canais semicirculares e cóclea pouco desenvolvidos.

Otosclerose

Raramente a otosclerose causa alterações na porção membranosa da cóclea que impeça a realização do IC, como demonstram as Figuras 8-9 e 8-10. Mesmo em pacientes com desmineralização significativa da cápsula ótica, a porção membranosa é normal (Fig. 8-10).

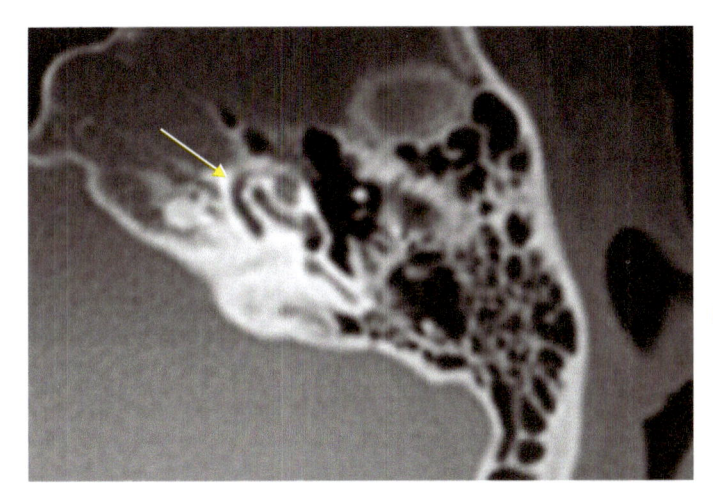

Fig. 8-9. Tomografia computadorizada da mastoide. Corte axial. Orelha esquerda. Paciente com otosclerose coclear. Sinal do **duplo halo** ou *nipple sign*.

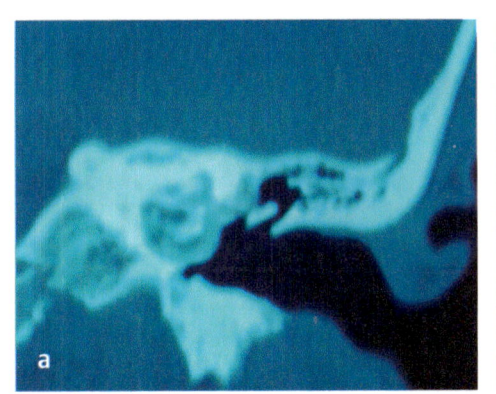

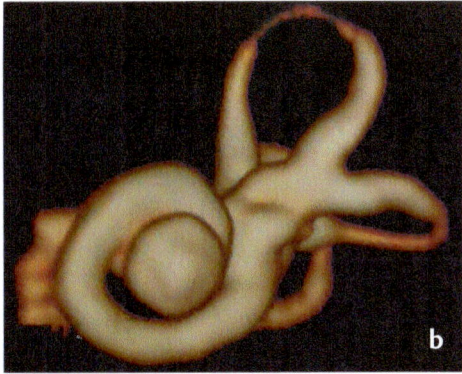

Fig. 8-10. (**a**) Tomografia computadorizada da mastoide. Corte coronal. Orelha esquerda. Paciente com otosclerose coclear apresentando alta desmineralização da cápsula ótica (*very far advanced otosclerosis*). (**b**) Ressonância magnética. Reconstrução tridimensional da orelha interna à esquerda. Sequência T2. Sem sinais de alteração de preenchimento da cóclea.

Ossificação Coclear

A ossificação coclear é um dos principais problemas que levam ao insucesso ou contraindicação da cirurgia do IC, visto nas Figuras 8-11 e 8-12. Mas pode ser parcial e permitir a realização da cirurgia (Fig. 8-13).

Nas Figuras 8-11 e 8-12 o IC está contraindicado. Na Figura 8-13, o paciente tem história de internação por meningite bacteriana, não especificada. Evoluiu para cofose bilateral. Neste caso, a cirurgia de IC está indicada.

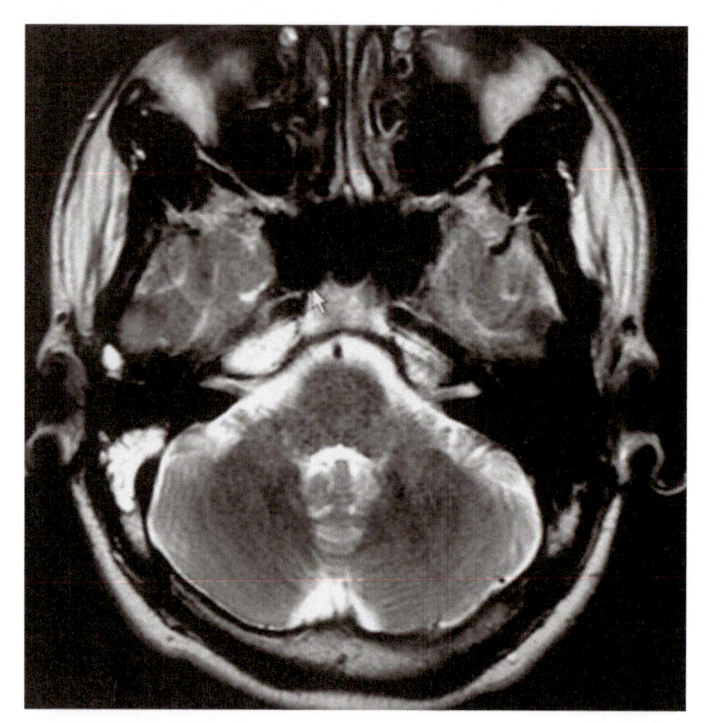

Fig. 8-11. Ressonância magnética. Sequência T2. Paciente teve meningite pneumocócica. Verifica-se que o conduto auditivo interno está normal, mas não preenchimento da orelha interna. Ossificação total da orelha interna bilateral.

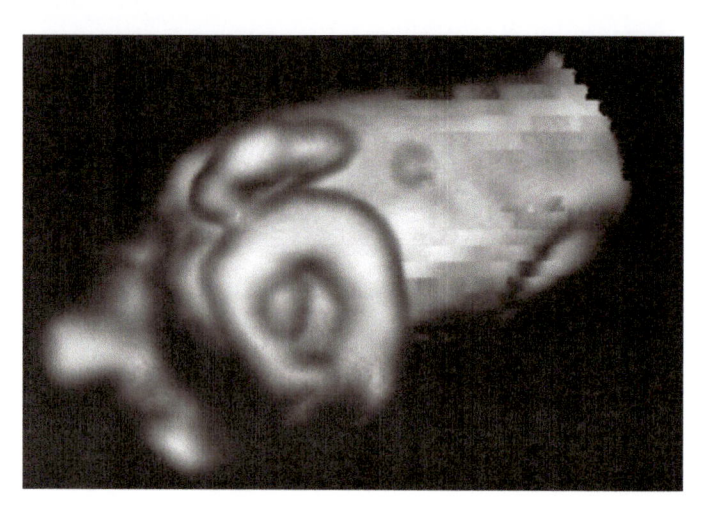

Fig. 8-12. Ressonância magnética. Sequência T2. Reconstrução tridimensional da orelha interna à direita. Falha de preenchimento da cóclea e dos canais semicirculares, sugestivo de ossificação.

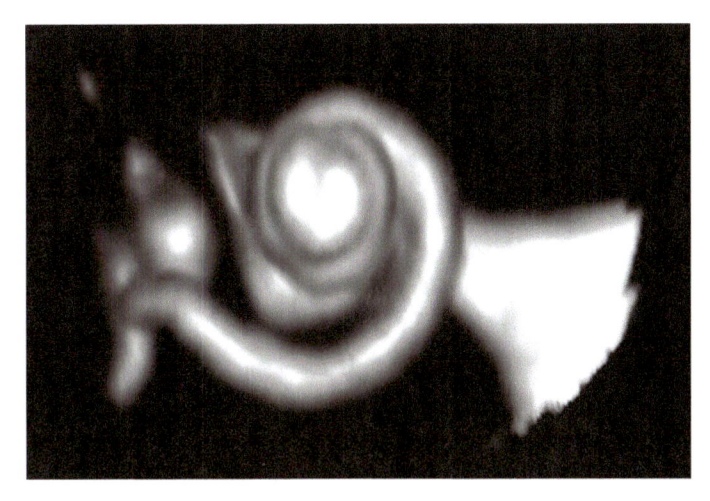

Fig. 8-13. Ressonância magnética. Sequência T2. Reconstrução tridimensional da orelha interna à direita. Falha de preenchimento dos canais semicirculares, mas com cóclea normal.

Tumores

Pacientes com neoplasias no osso temporal não devem ser submetidos à cirurgia de IC. Paragangliomas e tumores malignos normalmente causam outros sintomas como otalgia, história de zumbido pulsátil etc. Mesmo os pacientes com história de perda auditiva progressiva devem ser submetidos ao exame de RM, como neste paciente abaixo (Fig. 8-14) que era candidato ao IC e teve schwannoma vestibular encontrado na orelha direita.

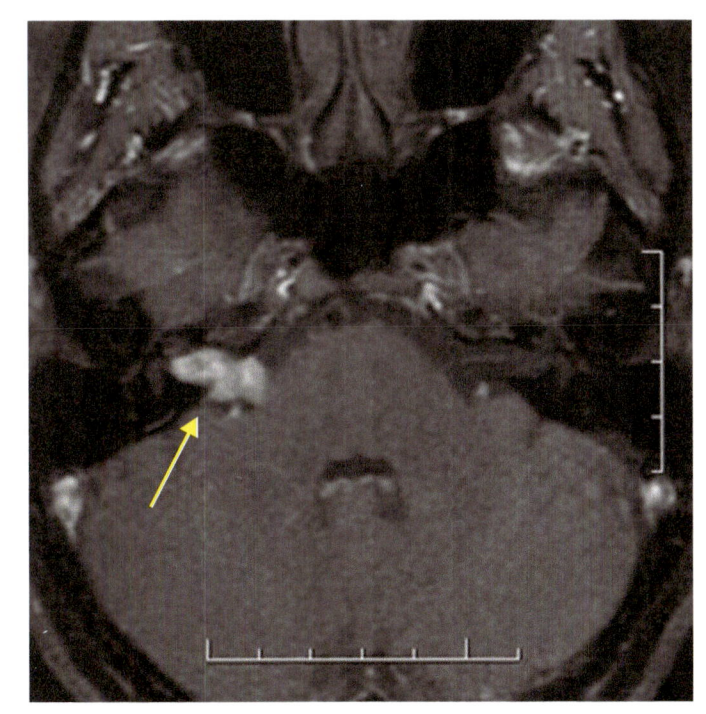

Fig. 8-14. Ressonância magnética. Sequência T1 com gadolínio. Presença de lesão com captação de contraste no conduto auditivo interno na orelha direita – Schwannoma Vestibular (seta amarela).

CRITÉRIOS DE INDICAÇÃO

O implante coclear está indicado para pacientes com perda auditiva severa a profunda com pouco ou nenhum benefício com uso do AASI. A família deve estar envolvida no estímulo ao uso do dispositivo e na terapia fonoaudiológica, principalmente no caso de crianças e idosos.

É considerado resultado ruim com AASI o reconhecimento de sentenças em campo aberto menor ou igual a 50% com o aparelho em ambas as orelhas.

Em crianças com menos de 6 anos de idade é necessário uso de AASI por 3 meses (exceto naqueles pacientes que tiveram meningite). Em crianças com diagnóstico de neuropatia auditiva é recomendado uso de AASI por 12 meses em prova terapêutica fonoaudiológica.

Em crianças com mais de 7 anos, adolescentes e adultos é necessário que tenha linguagem oral estabelecida ou comportamento linguístico predominantemente oral no caso de pacientes com surdez pré-lingual, além do uso de AASI por 3 meses.

CONTRAINDICAÇÕES GERAIS

- Surdez pré-lingual em adolescentes e adultos não reabilitados por método oral;
- Agenesia coclear ou do nervo coclear bilateral;
- Contraindicações clínicas.

CIRURGIA

A técnica cirúrgica utilizada, na grande maioria dos casos, é mastoidectomia conservadora com timpanotomia posterior. Antes de começar a cirurgia, é realizada marcação na pele de parâmetros anatômicos importantes como linha temporal, ponta da mastoide, além posição do processador e do componente interno (Fig. 8-15a). A infiltração com lidocaína 2% e epinefrina (1:80.000) é realizada após a marcação, antes da incisão. A incisão na pele normalmente é linear e vertical a 2 cm do sulco retroauricular. Em seguida, é confeccionado o retalho muscular em "T" (Fig. 8-15b). A exposição da mastoide deve ser feita de maneira adequada, com visualização da pele da parede posterior do conduto auditivo externo, espinha de Henle, raiz do osso zigomático e ponta da mastoide (Fig. 8-15c). O broqueamento da mastoide deve respeitar os limites anatômicos, com abertura do antro e visualização do canal lateral (Fig. 8-15d).

A mastoidectomia é ampliada anterior e superiormente até ser encontrado o ramo curto da bigorna (FIg. 8-16a). Com o canal lateral e o ramo curto localizados, deve ser iniciada a timpanotomia posterior de forma cuidadosa para não abrir a parede posterior do conduto, preservar o *incus butress*, evitar lesão do nervo corda do tímpano, anel timpânico e principalmente do nervo facial (Fig. 8-16b). O tamanho da timpanotomia posterior deve ser o suficiente para identificação do nicho da janela redonda. Após a identificação do nicho da janela redonda, com uma broca delicada, o osso que recobre a janela é removido (Fig. 8-16c). A exposição e abertura da membrana da janela redonda são realizados para inserção dos eletrodos na rampa timpânica (Fig. 8-16d).

Na porção escamosa do osso temporal pode ser realizado broqueamento para a confecção do "nicho" do componente interno, mas hoje há tendência de se realizar apenas o *pocket* (o implante é posicionado sob o periósteo de maneira apertada), evitando broqueamento do osso temporal e diminuindo o tempo da cirurgia em 30% (Fig. 8-17). Caso a confecção do nicho seja realizada, deve-se ter cuidado principalmente em crianças para evitar lesão da dura-máter.

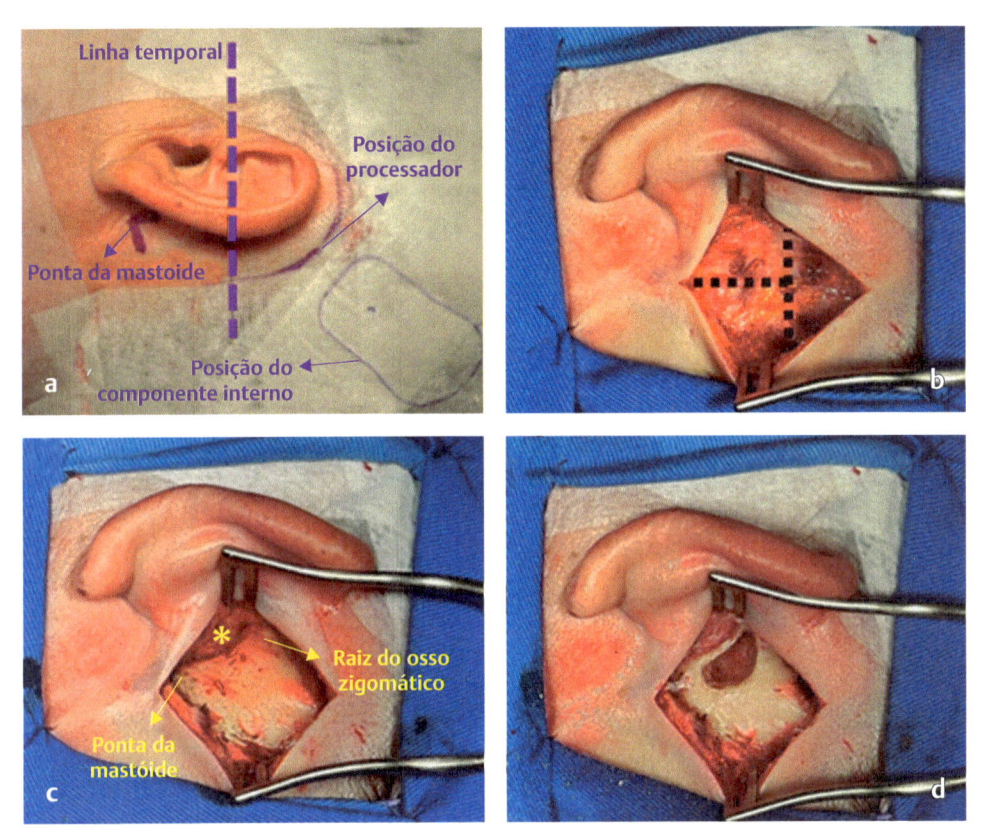

Fig. 8-15. (**a**) Marcação da pele antes do início do procedimento. Estão demarcados: linha temporal, posição do processador, ponta da mastoide e posição do componente interno. (**b**) Confecção do retalho muscular em "T". (**c**) Exposição da mastoide, com visualização da pele da parede posterior do conduto auditivo externo (asterisco amarelo), raiz do osso zigomático e ponta da mastoide. (**d**) Broqueamento da mastoide até abertura do antro.

O feixe de eletrodos deve ser inserido cuidadosamente, de maneira suave para evitar dobras ou quebras do feixe de eletrodos (Figs. 8-17d e 8-18a). Evitar utilizar o aspirador na região da abertura da janela redonda pelo risco perda da audição residual. Após a inserção do feixe de eletrodos, deve-se acomodá-los na mastoide de maneira adequada para não dificultar o fechamento do retalho muscular e evitando o risco de extrusão dos eletrodos (Fig. 8-18b,c). O fechamento do retalho muscular deve ser realizado de forma precisa com fio absorvível, evitando deiscência (Fig. 8-18d).

A realização do Raio-X (RX) ou até da tomografia computadorizada de mastoide é interessante no pós-operatório imediato. Por ser de mais fácil e rápida realização, o RX é o exame mais realizado. (Fig. 8-19). A TC pode ser reservada nos raros casos em que há complicações no pós-operatório imediato como paralisia facial periférica. Alguns convênios ou seguros de saúde exigem a realização do exame de imagem para confirmar que o IC está na orelha do paciente. A principal função é a confirmação da inserção e posição do feixe de eletrodos na cóclea.

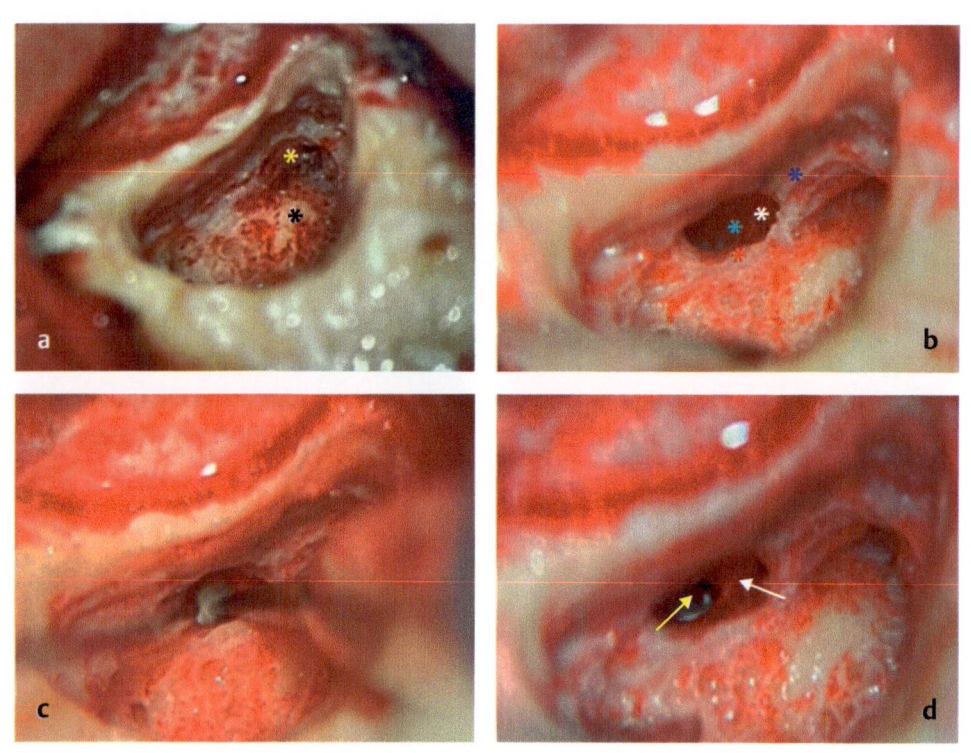

Fig. 8-16. (a) Mastoidectomia com identificação do canal lateral (asterisco preto) e do ramo curto da bigorna (asterisco amarelo). **(b)** Realização da timpanotomia posterior e identificação do estribo (asterisco branco) e nicho da janela redonda (asterisco azul), incus butress (asterisco roxo) e nervo facial (asterisco vermelho). **(c)** Broqueamento do nicho da janela redonda. **(d)** Abertura da janela redonda (seta amarela). Seta branca (tendão tensor do estapédio).

PRESERVAÇÃO AUDITIVA

Lehnhardt descreveu pela primeira vez o conceito de cocleostomia *soft surgery* (mínima cocleostomia inferior e anterior à janela redonda) em 1993.[11] Os princípios da técnica de preservação auditiva incluem nenhuma sucção da perilinfa, cuidado na abertura da cóclea, inserção lenta e delicada dos eletrodos e uso de corticosteroide intraoperatório para reduzir a reação de corpo estranho. A preservação auditiva tem sido relatada em até 90% dos pacientes.[12-14] A profilaxia antibiótica pode impedir a formação de biofilmes na superfície do eletrodo.[13]

A perda da audição residual pós-operatória está ligada ao trauma físico direto provocado pela inserção do eletrodo e pela resposta inflamatória aguda associada. Perdas auditivas no pós-operatório podem estar ligadas à inflamação crônica e ao desenvolvimento de tecido fibrótico na cóclea (em longo prazo).

A inserção atraumática dos eletrodos é um fator importante para preservação auditiva. Os seguintes fatores devem ser considerados:[15]

A) Profundidade de inserção dos eletrodos;
B) Forças de inserção do feixe de eletrodos contra as estruturas intracocleares;
C) Escolha dos eletrodos mais adequados à anatomia coclear individual do paciente, principalmente quando há malformação da orelha interna.

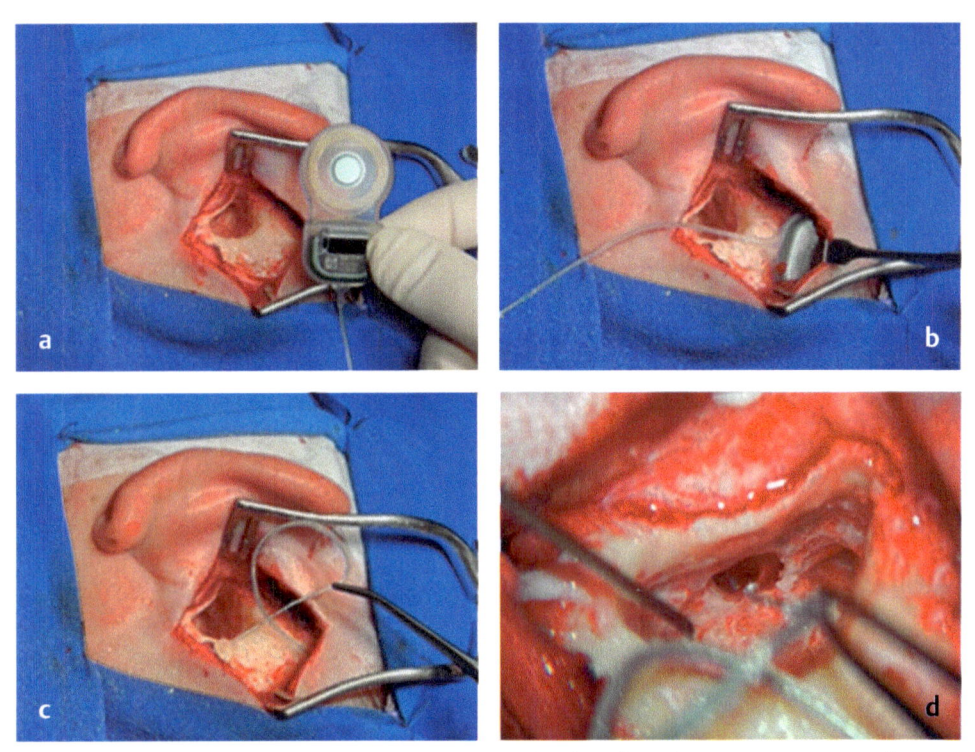

Fig. 8-17. Colocação do componente interno e inserção dos eletrodos. (**a**) Componente interno do implante coclear. (**b**) Posicionamento do componente interno sob o músculo temporal através da confecção do pocket. (**c**) Feixe de eletrodos segurado com a pinça de inserção específica. (**d**) Inserção do feixe de eletrodos pela janela redonda.

A inserção dos eletrodos pela janela redonda requer menos tempo de broqueamento na cóclea e pode resultar em menor trauma acústico. Uma revisão sistemática de 16 estudos comparando a janela redonda e abordagens pela cocleostomia concluiu que ambas as abordagens de inserção resultaram na preservação de audição semelhantemente.[12] Entretanto, alguns estudos utilizando inserção janela mostraram melhores resultados de preservação auditiva (cerca de 20% mais elevados)[16] do que aqueles em que a cocleostomia foi utilizada.[12]

A eletrococleografia (EcoG) pode ser utilizada para monitorar em tempo real a inserção do feixe de eletrodos. A redução nas respostas do EcoG após o implante é esperada em consequência do traumatismo intracoclear e das mudanças mecânicas induzidas pela inserção do eletrodo.[17] No entanto, as respostas de amplitude EcoG após a inserção podem aumentar.[18] Há alto grau de correlação entre as respostas do EcoG e o desempenho da percepção de fala em adultos.[19]

A velocidade de inserção dos eletrodos é importante. A velocidade lenta e constante da inserção de aproximadamente 30 segundos reduziu as forças endococleares quando comparada com velocidades mais rápidas da inserção.[20] A velocidade de inserção parece ter impacto significativo na dinâmica do fluido da orelha interna e na preservação auditiva e vestibular. O tempo mais adequado de velocidade de inserção ainda permanece obscu-

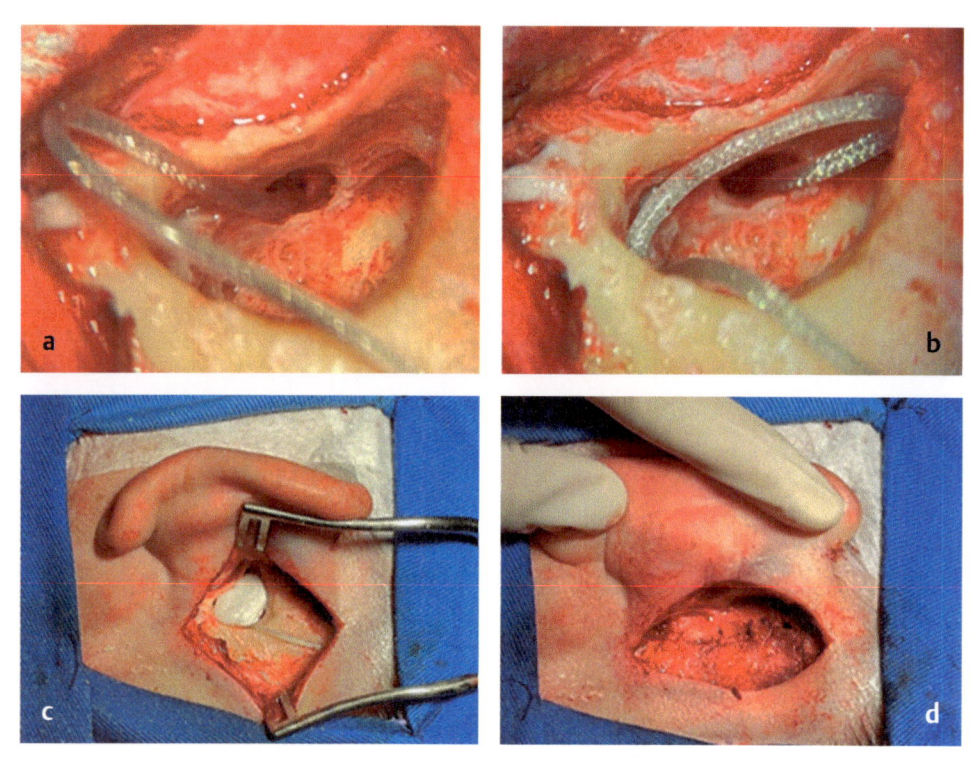

Fig. 8-18. (**a**) Feixe de eletrodos completamente inserido na cóclea. (**b**) Acomodação do feixe de eletrodos na mastoide. (**c**) Utilização de gelfoam para manter o feixe de eletrodos posicionados na mastoide antes do fechamento do retalho muscular. (**d**) Fechamento do retalho.

ro.[21] O ácido hialurônico já foi utilizado como um lubrificante para reduzir o trauma durante a inserção do feixe de eletrodos, mas não traz benefício para preservação auditiva.[22]

Embora os eletrodos mais curtos possam ter melhores taxas de preservação auditiva precoce,[12] a estimulação elétrica completa da cóclea pode não ser possível em caso de perda da audição residual. Friedmann *et al.*[23] relataram compreensão significativamente melhor da fala depois da perda de audição residual nos pacientes implantados com o CI422 (Cochlear) quando comparado com os pacientes implantados com o eletrodo mais curto. A preservação auditiva com inserção total de um eletrodo de comprimento padrão também é possível.[22] A vantagem de usar eletrodos padrão é a possibilidade de estimular a cóclea distal, se a perda auditiva progredir após a cirurgia.

O uso de esteroides é comum nos protocolos para diminuir a perda auditiva causada por inflamação.[8,12,16,22] O momento ideal para o uso dos corticoides também não está estabelecido. O uso de esteroides no pré-operatório associado ao intraoperatório tem impacto positivo na preservação da audição, quando comparado a outros métodos de administração ou não uso dos esteroides.[16] Aplicação tópica de esteroides mostrou-se associada a melhores resultados de preservação auditiva, presumivelmente através da redução da resposta de fase aguda induzida por eletrodo.[21]

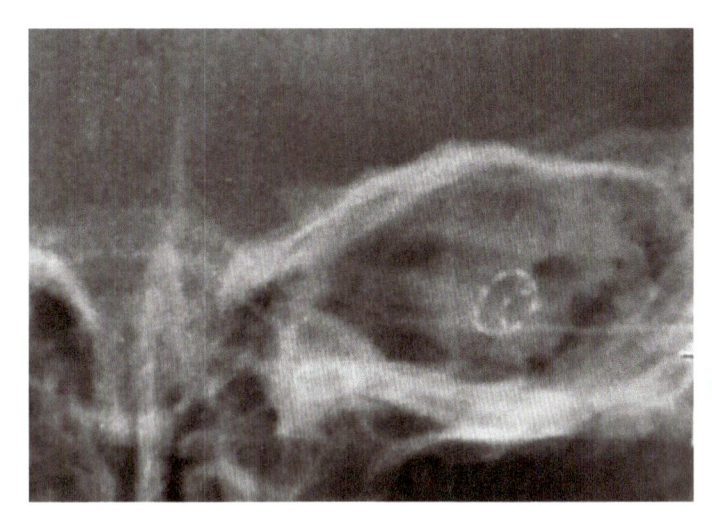

Fig. 8-19. Raio-X transorbitário. Orelha esquerda. Eletrodo reto de banda completa totalmente inserido na cóclea.

Os parâmetros para definição de preservação auditiva são três:[12]
1. *Preservação total:* rebaixamento dos limiares tonais pós-operatório de, no máximo, 10 dB em cada frequência a ser preservada;
2. *Preservação parcial:* rebaixamento dos limiares tonais no pós-operatório acima de 10 dB em cada frequência, mas com resíduo auditivo menor ou igual a 80 dB em pelo menos uma frequência entre 250 e 1.000 Hz;
3. *Não preservação:* o paciente não consegue utilizar a estimulação acústica, pois os limiares são piores que 80 dB.

ELETRODOS

Todos os principais fabricantes de IC têm seu próprio *design* de eletrodo que se adapta às necessidades do paciente e do cirurgião. São considerados três principais fatores para a qualidade de inserção do feixe de eletrodos do IC: profundidade de inserção, proximidade do modíolo e posicionamento na rampa timpânica.[24]

Os dois tipos de feixes de eletrodos que estão disponíveis comercialmente são de parede lateral e pré-curvados (perimodiolares). O eletrodo conhecido por *Mid-Scala* é considerado perimodiolar.

Perimodiolares

Os eletrodos pré-curvados são projetados para ficarem posicionados o mais próximo possível do modíolo onde estão localizadas as células ganglionares espirais (CGE), por isso o nome **perimodiolares** (PM). Estes eletrodos são mais fáceis de serem inseridos e têm menor risco de extrusão por seu melhor encaixe com o modíolo.

O risco de trauma na inserção dos eletrodos PMs é relativamente alto por lesão do gânglio espiral, além da maior chance de translocação para a rampa vestibular com a remoção do fio-guia que mantém o eletrodo reto antes da inserção na cóclea.[25,26] Embora muitos cirurgiões tenham adaptado suas técnicas para permitir tornar o procedimento de inserção o mais atraumático possível, ajustando a velocidade de inserção e puxando cuidadosamente o fio-guia. No entanto, tais técnicas nem sempre são consistentes entre diferentes cirurgiões.[27] O trauma na membrana basilar pode resultar em osteogênese e fibrose, o que pode reduzir o ganho auditivo. A preservação estrutural coclear após a inserção dos eletrodos é importante para preservar também as funções vestibulares.

Os eletrodos PMs têm profundidade de inserção menor porque geralmente não passam de 16-18 mm de comprimento e não podem ser inseridos além de 380°-420°. Para uma cóclea de tamanho médio, 420° de profundidade de inserção cobriria uma faixa de frequência de até 500 Hz. Um argumento para uso de eletrodos pré-curvados é que eles alcançam as células ganglionares espirais. No entanto, estas se estendem até 660° de profundidade de inserção[28,29] que não são alcançados por nenhum eletrodo PM atualmente disponível no mercado. Além disso, eletrodos PMs definiram dimensões de curvatura que podem não caber em cada cóclea e, como resultado, o eletrodo PM pode não ser um verdadeiro eletrodo PM em cada cóclea.[30]

Eletrodos Retos

Os feixes de eletrodos retos ou de banda completa têm ampla variedade de comprimentos, permitindo que o cirurgião escolha o eletrodo ideal para o paciente. Como não há estiletes para inserção, o risco de trauma é significativamente menor do que os PMs.[25,26,31] No entanto, alguns casos ainda podem ser desafiadores para o cirurgião alcançar a inserção completa.

Não há consenso na literatura a respeito se há relação entre a maior proximidade do feixe de eletrodos do modíolo e desempenho do auditivo[32] e duração da bateria .[33] A extrusão do feixe de eletrodos é uma preocupação com o eletrodo reto, assim o cirurgião deve ter todo o cuidado após a inserção dos eletrodos.

A profundidade de inserção do feixe de eletrodos na cóclea depende do comprimento do ducto coclear do paciente e dos eletrodos selecionados. A inserção completa dentro da cóclea nem sempre é possível em razão de uma variedade de razões, como o ângulo em que a abertura da janela redonda foi realizada, variações anatômicas da cóclea e obliteração do ducto coclear. O objetivo do cirurgião deve ser colocar todos os eletrodos dentro da cóclea sem causar qualquer dano.

Há certa divergência sobre a relação entre profundidade de inserção e desempenho do usuário, embora seja observada maior correlação entre inserção profunda e melhor desempenho auditivo.[26,34,35]

Entre os outros fatores que influenciam o desempenho auditivo dos usuários de IC estão a ausência de células CGE em determinadas regiões da cóclea conhecidas como **regiões mortas**, surdez a longo prazo e anatomia coclear malformada.[36] A cobertura parcial da estimulação elétrica em pacientes com IC e profunda surdez pós-lingual pode levar a um descompasso de frequência entre a posição do eletrodo intracoclear e a localização da frequência característica dos elementos neurais.[37]

Um eletrodo flexível que aplique menos força nos vasos sanguíneos intracocleares pode aumentar as chances de preservação auditiva em longo prazo,[38] em comparação com um eletrodo mais rígido que poderia resultar na aplicação de mais força nos vasos sanguíneos circundantes e, portanto, limitar o suprimento de sangue aos elementos neurais que se estendem até a porção apical da cóclea onde a audição residual geralmente é localizada.[7]

Um feixe de eletrodos que é maior em dimensão ocuparia mais volume no ápice coclear também poderia produzir pressão intracoclear maior dependendo da velocidade de inserção de eletrodos na cóclea.[39] No entanto, um feixe de eletrodos maior também aproximaria os contatos estimulantes dos elementos neurais, com o efeito oposto ocorrendo com um eletrodo mais fino. Portanto, é necessário equilíbrio para determinar até que ponto os contatos estimulantes devem ser posicionados a partir dos elementos neurais.

A cóclea humana normal pode ouvir sinais sonoros na faixa de frequência de 20 kHz, na região basal, a 20 Hz na região apical. Há um debate sobre se os eletrodos estimulam as terminações neurais no órgão de Corti (OC) ou nos corpos celulares do gânglio espiral diretamente. Acredita-se que eletrodos de parede lateral estimulem as terminações de fibras nervosas no OC, que é onde está o feixe de eletrodos, enquanto os eletrodos PM estimulam as células do gânglio espiral. Assim, a profundidade de inserção pode ser importante. O OC estende-se por toda a cóclea, enquanto as células do gânglio espiral dentro do canal de Rosenthal estendem por 1,75 a 1,85 volta da cóclea.[15]

TELEMETRIA

Existem vários métodos para tentar obter medidas objetivas do funcionamento do nervo auditivo após a estimulação elétrica em usuários de IC. O procedimento mais utilizado durante o ato cirúrgico é o Potencial de Ação Composto Evocado Eletricamente (EAP, do inglês *evoked action potential*). Os limiares do EAP podem ser úteis para prever os níveis mínimos e máximos que deverão ser utilizados no mapeamento dos eletrodos para a programação do processador de fala, facilitando esse processo nas crianças e determinando os parâmetros de estimulação que resultarão numa programação com níveis mais adequados, podendo melhorar o desempenho do indivíduo.

O EAP é gravado no IC utilizando um *software* específico chamado de sistema de telemetria. A telemetria é um mecanismo de captação de eventos à distância dotados de dois sistemas. O primeiro é usado para medir as impedâncias de cada eletrodo, monitorando a adequação dos geradores de corrente elétrica. O segundo sistema, Telemetria de Resposta Neural (NRT), possibilita a captação do potencial de ação da porção distal do nervo auditivo nos pacientes usuários do implante, utilizando o próprio implante para gerar o estímulo e gravar as respostas.

A impedância está relacionada com as resistências características do fluido e do tecido que envolve a cadeia de eletrodos e é um dos fatores que determina o consumo de energia do sistema de IC. A telemetria de impedâncias sempre deve ser realizada antes da telemetria de respostas neural a fim de confirmar o funcionamento adequado do receptor e do estimulador e de verificar a existência de circuito aberto ou curto-circuito nos eletrodos intracocleares a partir da medida da resistência elétrica deles.

A telemetria é empregada no intraoperatório para verificar a integridade da cadeia de eletrodos após a inserção na cóclea. A sedação permite o uso de correntes com intensidades mais elevadas, sem causar desconforto ao paciente, favorecendo a chance de captação de respostas. Os valores da NRT encontrados já podem ser utilizados na construção dos primeiros mapas ou programações.

Após a cirurgia é realizada a telemetria de resposta neural. O implante causa uma estimulação cóclea registra o potencial de ação através de amplificação dos sinais dos eletrodos intracocleares.

Após a verificação do EAP do paciente é realizada uma radiografia simples transorbitária para verificar o posicionamento dos eletrodos na cóclea ou TC que é preconizada em alguns serviços no mundo.

O paciente retorna para os cuidados pós-operatórios comuns às outras cirurgias de ouvido. Após 4 a 6 semanas o paciente retorna para adaptar o componente externo do implante e para realizar a programação ou **mapa** dele (Fig. 8-20).

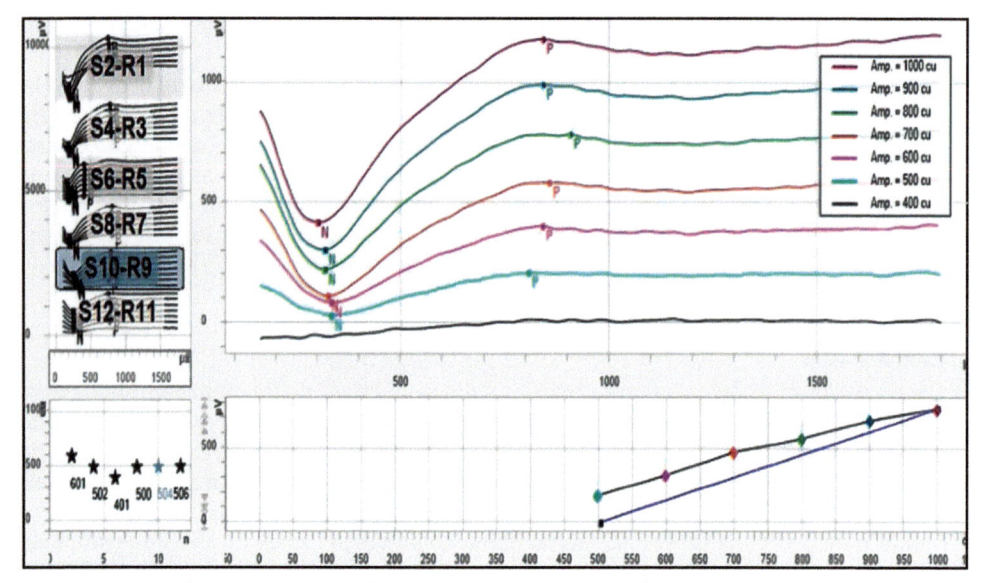

Fig. 8-20. Neurotelemetria intraoperatória. Paciente apresentou excelente resposta aos estímulos.

IMPLANTE COCLEAR BILATERAL

Audição binaural é a capacidade do sistema auditivo para usar a informação som de ambos os ouvidos. Em ouvintes normais considera-se desempenhar um papel importante no reconhecimento de fala no ruído, localização sonora e percepção tridimensional do som no ambiente. Três mecanismos auditivos que são responsáveis para a eficácia da audição binaural: o **efeito sombra da cabeça**, o **efeito** *squelch* e o **efeito da somação binaural**.[40]

Os pacientes que usam um IC unilateral sem audição residual contralateral têm, por definição, um sistema auditivo monoaural. Eles têm dificuldade de localizar fontes sonoras e entender a fala em ambientes ruidosos, situação frequente na vida cotidiana. Estes dados suportam o recurso crescente nos últimos anos para o IC bilateral. Muitos autores têm avaliado o desempenho de adultos usuários de IC bilaterais em tarefas auditivas objetivas, na maioria das vezes através de discriminação da fala e testes de localização espacial, além da autoavaliação das habilidades auditivas e de qualidade de vida.[40-43]

O reconhecimento entre a fala e o ruído quando as fontes de som são separadas espacialmente é mais preciso na audição bilateral do que em condições de IC unilateral por causa do efeito sombra da cabeça. Melhores resultados em condições bilaterais também são observados para a discriminação de fala no silêncio, o que pode ser parcialmente explicado pelo efeito somação binaural e o aumento da probabilidade de detectar corretamente o sinal. Para tarefas de localização espacial, o desempenho medido em condições bilaterais é significativamente melhor do que o obtida em condições unilaterais.[44] Os pacientes que apresentam melhor desempenho em testes de localização também são aqueles que alcançam as melhores pontuações na discriminação da fala em ambientes ruidosos.[40]

ESTIMULAÇÃO BIMODAL

Há um número crescente de usuários de IC, com perda auditiva severa a profunda bilateral, que utilizam o dispositivo em apenas uma orelha e AASI na orelha contralateral. Os motivos podem ser econômicos (alto custo da cirurgia) ou por ainda ter benefício com amplificação com o AASI na orelha contralateral. Este tipo de estimulação é conhecido como **bimodal**.[45] Tem efeito positivo significativo no reconhecimento de fala no ruído e no desempenho funcional na vida diária, assim como na melhoria da localização sonora e da percepção de música.[46,47] É amplamente utilizada em adultos, mas pouco indicada em crianças.

IMPLANTE COCLEAR EM SURDEZ UNILATERAL

Pacientes adultos com hipoacusia neurossensorial profunda unilateral associada a acúfenos incapacitantes têm poucas opções de reabilitação. Os AASI com sistema CROS (*Contralateral Routing Signal*) e o uso de próteses ancoradas no osso temporal têm pouco benefício para estes casos. O implante coclear tem sido a melhor forma de reabilitação para estes casos porque estimula a orelha doente, melhora o zumbido, a localização sonora e a compreensão de fala.[48]

Crianças e adolescentes com surdez neurossensorial unilateral têm tido benefício com uso do implante coclear com melhora da localização sonora, somação binaural e discriminação da fala em ambiente com ruído.[49,50]

IMPLANTE COCLEAR HÍBRIDO

Os implantes cocleares híbridos (ICH) permitem um estímulo acústico em regiões da cóclea relativamente preservadas (graves) e estímulo elétrico nas regiões em altas frequências que estão muito comprometidas.

Sinais acústicos de baixa frequência são importantes para a percepção da fala e outras habilidades auditivas que são transmitidas de forma mais eficaz do que a informação via elétrica desde que haja audição residual útil. Usuários de ICH mostram, significativamente, melhor percepção de identificação da frequência dos sons em comparação somente com estimulação elétrica.[51,52] A percepção acústica de sons de baixa frequência permite aos pacientes implantados usuários de ICH utilizarem a frequência fundamental e primeiro formante do discurso, momento de interpretação, e informação espectral de forma mais eficaz do que o estímulo auditivo elétrico.[53]

Esta informação acústica adicional pode compensar as limitações associadas ao estímulo auditivo gerado pelo implante coclear, como a redução do número de canais funcionais e má percepção do *pitch*, levando à dificuldade de ouvir em situações com vozes competitivas, mesmo para usuários de implante coclear que atingem níveis elevados de reconhecimento de fala no silêncio.[12]

CRITÉRIOS DE INDICAÇÃO DO IMPLANTE COCLEAR HÍBRIDO[54,55]

A) Limiares audiométricos inferiores a 65 dB nas frequências de 125 a 500 Hz e superiores a 75 dB nas frequências acima de 1.000 Hz;
B) Hipoacusia tipo neurossensorial, com *gap* aéreo-ósseo inferior a 15 dB, se presente;
C) Resultado do teste de percepção de fala, no silêncio, inferior a 50% na melhor orelha, com as melhores condições de amplificação possíveis;
D) Hipoacusia estável por mais de 2 anos;

E) Estar bem orientado em relação às expectativas.

CÓCLEAS OSSIFICADAS

Vários graus de ossificação coclear podem ocorrer em mais de 10% de todos os candidatos ao implante coclear.[56] As patologias implicadas na ossificação coclear variam de meningite (bacteriana),[57-59] otite média,[57,60] otosclerose,[60,61] doença autoimune (Cogan).[60,62,63] Alterações diversas como trauma de osso temporal, oclusão da artéria labiríntica, tumores de osso temporal e granulomatose de Wegener também estão associadas.[59,64]

O giro basal é o local mais afetado pela maioria das patologias. A ossificação é descrita de dois tipos: metaplásticos e osteoplásticos.[65] A forma metaplástica (meningite e otite média) possui alta celularidade, baixos osteoblastos e margens mal definidas. Está confinada ao lúmen coclear com a preservação do endósteo. A forma osteoplástica provoca o rompimento do endósteo (trauma e otosclerose), levando a uma neoformação óssea que é lamelar, menos celular, com margens pouco definidas.[65]

A meningite bacteriana é a causa mais comum da ossificação coclear relatada na literatura.[58] A infecção chega na cóclea através do aqueduto coclear que se comunica com o espaço subaracnóideo.[66] A propagação à cóclea é rápida e pode ocorrer após poucas horas do diagnóstico da infecção. A região mais afetada é a rampa timpânica, atingindo o órgão de Corti posteriormente.[67] O *Streptococcus pneumoniae* é o agente mais agressivo.[66] A meningite tem sido associada a desfechos negativos de fala pós-implante, independentemente da ossificação ou extensão da inserção do eletrodo.[68,69]

A ossificação coclear permanece um desafio ao IC em virtude de modificações consideráveis nas técnicas cirúrgicas que vão desde abordagens cirúrgicas distintas (timpanotomia posterior, fossa média e petrosectomia subtotal),[59,64,70] escolha dos eletrodos (padrão, reduzido e duplo),[58,70-72] extensão da abertura coclear (janela redonda, giro basal, giro médio/*circum-modiolar*)[59,64,70,71] à localização e extensão da inserção do eletrodo (rampa timpânica e rampa vestibular) (parcial e completa).[57,64,72,73]

Os resultados auditivos pós-operatórios são variáveis em razão de inserção do eletrodo, redução das células do gânglio espiral,[57,58,60,65] maior impedância[74] e maior risco de migração do eletrodo .[75]

A avaliação radiográfica pré-operatória é essencial para o planejamento pré-operatório. A TC e a RM são exames complementares. A técnica a ser utilizada varia conforme o grau de ossificação da cóclea.

RESSONÂNCIA MAGNÉTICA

A utilização do exame de ressonância magnética tem-se expandido, particularmente em aplicações não neurológicas como coração, abdome, pelve e sistema osteomuscular. O uso de RM está expandindo em aproximadamente 20% por ano .[76]

A dor é a complicação mais comum em usuários de implante coclear que se submetem à RM, podendo ocorrer em até 70% dos pacientes, mas apenas em cerca de 6 a 18% impede o término do exame.[77] Outras complicações significativas são deslocamento (0,6 a 15%) ,[76] despolarização e a inversão da polaridade do ímã.[76] Artefatos causados pelo IC permanecem um problema, mas podem ser reduzidos pela utilização de sequências específicas. A maioria dos IC é compatível com campo de 1,5 Tesla. Já estão disponíveis no mercado dispositivos que suportam campos de até 3 Tesla .[78]

As recomendações do fabricante devem ser seguidas para reduzir o risco de complicações, embora possam ocorrer mesmo quando as diretrizes são seguidas.

VACINAÇÃO

A incidência de meningite na população geral é de cerca de 0,5 a 5 casos por 100.000 por ano.[79] Os usuários de implante coclear têm maior risco de infecções no sistema nervoso central do que a população geral (30 vezes) e,[80] assim, devem ser vacinados para prevenção. O feixe de eletrodos do dispositivo é uma via de propagação de infecções da orelha média para dentro da cóclea (rampa timpânica que se comunica com o aqueduto coclear e espaço subaracnóideo).

O principal agente envolvido nos casos de meningite relacionado com o implante coclear é o pneumococo.[81] Existem mais de 90 sorotipos de *S. pneumoniae*. O número máximo de sorotipos abrangidos pela vacinação é 23. Atualmente existem duas vacinas comumente disponíveis para *S. pneumoniae*: 1) vacina pneumocócica conjugada 13 - valente (PCV - 13) (Prevnar 13, Pfizer Inc., Nova York, NY) e 2) vacina pneumocócica polivalente (PPSV - 23) (Pneumo 23, Merck & Co., Kenilwo RTH, NJ). A Pneumo 23 deve ser repetida uma vez após 5 anos.

Também estão indicadas as vacinas contra os vírus da gripe que também reduzem o risco de otites bacterianas. A vacinação contra meningite do tipo C também está indicada no Brasil.

REFERÊNCIAS BIBLIOGRÁFICAS

1. Carlyon RP, Goehring T. Cochlear implant research and development in the twenty-first century: a critical update. J Assoc Res Otolaryngol. 2021;22(5):481-508.
2. Collaborators G, Dalla P. Global, regional, and national incidence, prevalence, and years lived with disability for 310 diseases and injuries, 1990-2015: a systematic analysis for the Global Burden of Disease Study 2015. Lancet. 2016;388(10053):1545-602.
3. Cunningham LL, Tucci DL. Hearing loss in adults. N Engl J Med. 2017;377(25):2465-73.
4. Stewart JE, Bentley JE. Hearing loss in pediatrics: what the medical home needs to know. Pediatr Clin North Am. 2019;66(2):425-36.
5. Vincenti V, Bacciu A, Guida M, et al. Pediatric cochlear implantation: an update. Ital J Pediatr. 2014;40:72.
6. Riga M, Psarommatis I, Lyra C, et al. Etiological diagnosis of bilateral, sensorineural hearing impairment in a pediatric Greek population. Int J Pediatr Otorhinolaryngol. 2005;69(4):449-55.
7. Mudry A, Mills M. The early history of the cochlear implant: a retrospective. JAMA Otolaryngol Head Neck Surg. 2013;139(5):446-53.
8. Lenarz T. Cochlear implant – State of the art. GMS Curr Top Otorhinolaryngol Head Neck Surg. 2017;16:Doc04.
9. Tanamati LF, Bevilacqua MC, Costa OA. Cochlear implant in postlingual children: functional results 10 years after the surgery. Braz J Otorhinolaryngol. 2012;78(2):103-10.
10. Gomez MaVSG, Guedes MC, Santanna SBG, et al. Medical and audiological selection criteria and evaluation for cochlear implants candidates: HC-FMUSP Protocol. International Archives of Otorhinolaryngology. 2004;8.
11. Lehnhardt E. [Intracochlear placement of cochlear implant electrodes in soft surgery technique]. HNO. 1993 July;41(7):356-9.
12. Guimarães AC, Carvalho GM, Duarte AS, et al. Hearing preservation and cochlear implants according to inner ear approach: multicentric evaluation. Braz J Otorhinolaryngol. 2015;81(2):190-6.
13. Skarzynski H, Lorens A, Matusiak M, et al. Cochlear implantation with the nucleus slim straight electrode in subjects with residual low-frequency hearing. Ear Hear. 2014;35(2):e33-43.
14. Rajan G, Tavora-Vieira D, Baumgartner WD, et al. Hearing preservation cochlear implantation in children: The HEARRING Group consensus and practice guide. Cochlear Implants Int. 2018;19(1):1-13.

15. Dhanasingh A, Jolly C. An overview of cochlear implant electrode array designs. Hear Res. 2017;356:93-103.
16. Causon A, Verschuur C, Newman TA. A retrospective analysis of the contribution of reported factors in cochlear implantation on hearing preservation outcomes. Otol Neurotol. 2015;36(7):1137-45.
17. Radeloff A, Shehata-Dieler W, Scherzed A, et al. Intraoperative monitoring using cochlear microphonics in cochlear implant patients with residual hearing. Otol Neurotol. 2012;33(3):348-54.
18. Giardina CK, Brown KD, Adunka OF, et al. Intracochlear electrocochleography: response patterns during cochlear implantation and hearing preservation. Ear Hear. 2019;40(4):833-48.
19. Fitzpatrick DC, Campbell AP, Campbell AT, et al. Round window electrocochleography just before cochlear implantation: relationship to word recognition outcomes in adults. Otol Neurotol. 2014;35(1):64-71.
20. Kontorinis G, Lenarz T, Stöver T, Paasche G. Impact of the insertion speed of cochlear implant electrodes on the insertion forces. Otol Neurotol. 2011;32(4):565-70.
21. Rajan GP, Kontorinis G, Kuthubutheen J. The effects of insertion speed on inner ear function during cochlear implantation: a comparison study. Audiol Neuro-otol. 2013;18(1):17-22.
22. Santa Maria PL, Gluth MB, Yuan Y, et al. Hearing preservation surgery for cochlear implantation: a meta-analysis. Otol Neurotol. 2014;35(10):e256-69.
23. Friedmann DR, Peng R, Fang Y, et al. Effects of loss of residual hearing on speech performance with the CI422 and the Hybrid-L electrode. Cochlear Implants Int. 2015;16(5):277-84.
24. Heutink F, de Rijk SR, Verbist BM, et al. Angular electrode insertion depth and speech perception in adults with a cochlear implant: a systematic review. Otol Neurotol. 2019;40(7):900-10.
25. Fischer N, Pinggera L, Weichbold V, et al. Radiologic and functional evaluation of electrode dislocation from the scala tympani to the scala vestibuli in patients with cochlear implants. AJNR Am J Neuroradiol. 2015;36(2):372-7.
26. O'Connell BP, Hunter JB, Haynes DS, et al. Insertion depth impacts speech perception and hearing preservation for lateral wall electrodes. Laryngoscope. 2017;127(10):2352-7.
27. Briggs RJ, Tykocinski M, Lazsig R, et al. Development and evaluation of the modiolar research array--multi-centre collaborative study in human temporal bones. Cochlear Implants Int. 2011;12(3):129-39.
28. Locher H, de Groot JC, van Iperen L, et al. Distribution and development of peripheral glial cells in the human fetal cochlea. PLoS One. 2014;9(1):e88066.
29. Clark GM, Clark JC, Furness JB. The evolving science of cochlear implants. JAMA. 2013;310(12):1225-6.
30. Frisch CD, Carlson ML, Lane JI, Driscoll CL. Evaluation of a new mid-scala cochlear implant electrode using microcomputed tomography. Laryngoscope. 2015;125(12):2778-83.
31. Boyer E, Karkas A, Attye A, et al. Scalar localization by cone-beam computed tomography of cochlear implant carriers: a comparative study between straight and periomodiolar precurved electrode arrays. Otol Neurotol. 2015;36(3):422-9.
32. Doshi J, Johnson P, Mawman D, et al. Straight versus modiolar hugging electrodes: does one perform better than the other? Otol Neurotol. 2015;36(2):223-7.
33. Saunders E, Cohen L, Aschendorff A, et al. Threshold, comfortable level and impedance changes as a function of electrode-modiolar distance. Ear Hear. 2002;23(1):28S-40S.
34. Rivas A, Cakir A, Hunter JB, et al. Automatic cochlear duct length estimation for selection of cochlear implant electrode arrays. Otol Neurotol. 2017;38(3):339-46.
35. Hochmair I, Hochmair E, Nopp P, et al. Deep electrode insertion and sound coding in cochlear implants. Hear Res. 2015;322:14-23.
36. Kamakura T, Nadol JB. Correlation between word recognition escore and intracochlear new bone and fibrous tissue after cochlear implantation in the human. Hear Res. 2016;339:132-41.

37. Landsberger DM, Svrakic M, Roland JT, Svirsky M. The relationship between insertion angles, default frequency allocations, and spiral ganglion place pitch in cochlear implants. Ear Hear. 2015;36(5):e207-13.
38. Chole RA. Endoscopic view of the scala tympani. Otol Neurotol. 2015;36(3):e97-8.
39. Mittmann P, Rademacher G, Mutze S, et al. Electrode migration in patients with perimodiolar cochlear implant electrodes. Audiol Neuro-otol. 2015;20(6):349-53.
40. Brown KD, Balkany TJ. Benefits of bilateral cochlear implantation: a review. Curr Opin Otolaryngol Head Neck Surg. 2007;15(5):315-8.
41. Laback B, Egger K, Majdak P. Perception and coding of interaural time differences with bilateral cochlear implants. Hear Res. 2015;322:138-50.
42. Kan A, Litovsky RY. Binaural hearing with electrical stimulation. Hear Res. 2015;322:127-37.
43. Yoon YS, Li Y, Kang HY, Fu QJ. The relationship between binaural benefit and difference in unilateral speech recognition performance for bilateral cochlear implant users. Int J Audiol. 2011;50(8):554-65.
44. Freyman RL, Balakrishnan U, Helfer KS. Spatial release from informational masking in speech recognition. J Acoust Soc Am. 2001;109(5 Pt 1):2112-22.
45. Mok M, Grayden D, Dowell RC, Lawrence D. Speech perception for adults who use hearing aids in conjunction with cochlear implants in opposite ears. J Speech Lang Hear Res. 2006;49(2):338-51.
46. Dorman MF, Gifford RH, Spahr AJ, McKarns SA. The benefits of combining acoustic and electric stimulation for the recognition of speech, voice and melodies. Audiol Neuro-otol. 2008;13(2):105-12.
47. Ching TY, Incerti P, Hill M. Binaural benefits for adults who use hearing aids and cochlear implants in opposite ears. Ear Hear. 2004;25(1):9-21.
48. Blasco MA, Redleaf MI. Cochlear implantation in unilateral sudden deafness improves tinnitus and speech comprehension: meta-analysis and systematic review. Otol Neurotol. 2014;35(8):1426-32.
49. Ramos Macías Á, Borkoski-Barreiro SA, Falcón González JC, et al. Single-sided deafness and cochlear implantation in congenital and acquired hearing loss in children. Clin Otolaryngol. 2019;44(2):138-43.
50. Polonenko MJ, Papsin BC, Gordon KA. Children with single-sided deafness use their cochlear implant. Ear Hear. 2017;38(6):681-9.
51. Lorens A, Polak M, Piotrowska A, Skarzynski H. Outcomes of treatment of partial deafness with cochlear implantation: a DUET study. Laryngoscope. 2008;118(2):288-94.
52. Sato M, Baumhoff P, Tillein J, Kral A. Physiological mechanisms in combined electric-acoustic stimulation. Otol Neurotol. 2017;38(8):e215-e223.
53. Dorman MF, Gifford RH. Combining acoustic and electric stimulation in the service of speech recognition. Int J Audiol. 2010;49(12):912-9.
54. Li C, Kuhlmey M, Kim AH. Electroacoustic stimulation. Otolaryngol Clin North Am. 2019;52(2):311-22.
55. Okada M, Quinkert A, Franck KH, Welling DB. The natural progression of low-frequency hearing loss in patients who meet hybrid implant system candidacy criteria. Laryngoscope. 2019.
56. Nair SB, Abou-Elhamd KA, Hawthorne M. A retrospective analysis of high resolution computed tomography in the assessment of cochlear implant patients. Clin Otolaryngol Allied Sci. 2000;25(1):55-61.
57. Wang L, Zhang D. Surgical methods and postoperative results of cochlear implantation in 79 cases of ossified cochlea. Acta Otolaryngol. 2014;134(12):1219-24.
58. Nichani J, Green K, Hans P, et al. Cochlear implantation after bacterial meningitis in children: outcomes in ossified and nonossified cochleas. Otol Neurotol. 2011;32(5):784-9.
59. Vashishth A, Fulcheri A, Prasad SC, et al. Cochlear implantation in cochlear ossification: retrospective review of etiologies, surgical considerations, and auditory outcomes. Otol Neurotol. 2018;39(1):17-28.

60. Green JD, Marion MS, Hinojosa R. Labyrinthitis ossificans: histopathologic consideration for cochlear implantation. Otolaryngol Head Neck Surg. 1991;104(3):320-6.
61. Vashishth A, Fulcheri A, Rossi G, et al. Cochlear implantation in otosclerosis: surgical and auditory outcomes with a brief on facial nerve stimulation. Otol Neurotol. 2017;38(9):e345-e353.
62. Sakano H, Harris JP. Emerging options in immune-mediated hearing loss. Laryngoscope Investig Otolaryngol. 2019;4(1):102-8.
63. Bovo R, Ciorba A, Trevisi P, et al. Cochlear implant in Cogan syndrome. Acta Otolaryngol. 2011;131(5):494-7.
64. Coelho DH, Roland JT. Implanting obstructed and malformed cochleae. Otolaryngol Clin North Am. 2012;45(1):91-110.
65. Kotzias SA, Linthicum FH. Labyrinthine ossification: differences between two types of ectopic bone. Am J Otol. 1985;6(6):490-4.
66. Douglas SA, Sanli H, Gibson WP. Meningitis resulting in hearing loss and labyrinthitis ossificans – does the causative organism matter? Cochlear Implants Int. 2008;9(2):90-6.
67. Tinling SP, Colton J, Brodie HA. Location and timing of initial osteoid deposition in postmeningitic labyrinthitis ossificans determined by multiple fluorescent labels. Laryngoscope. 2004;114(4):675-80.
68. Kraaijenga VJ, Smit AL, Stegeman I, et al. Factors that influence outcomes in cochlear implantation in adults, based on patient-related characteristics – a retrospective study. Clin Otolaryngol. 2016;41(5):585-92.
69. García JM, Aparicio ML, Peñaranda A, et al. Auditory performance and central auditory processing after cochlear implantation in patients deafened by meningitis. Cochlear Implants Int. 2009;10(1):48-52.
70. Balkany T, Gantz BJ, Steenerson RL, Cohen NL. Systematic approach to electrode insertion in the ossified cochlea. Otolaryngol Head Neck Surg. 1996;114(1):4-11.
71. Roland JT, Coelho DH, Pantelides H, Waltzman SB. Partial and double-array implantation of the ossified cochlea. Otol Neurotol. 2008;29(8):1068-75.
72. Bacciu S, Bacciu A, Pasanisi E, et al. Nucleus multichannel cochlear implantation in partially ossified cochleas using the Steenerson procedure. Otol Neurotol. 2002;23(3):341-5.
73. Lin K, Marrinan MS, Waltzman SB, Roland JT. Multichannel cochlear implantation in the scala vestibuli. Otol Neurotol. 2006;27(5):634-8.
74. Durisin M, Büchner A, Lesinski-Schiedat A, et al. Cochlear implantation in children with bacterial meningitic deafness: The influence of the degree of ossification and obliteration on impedance and charge of the implant. Cochlear Implants Int. 2015;16(3):147-58.
75. Connell SS, Balkany TJ, Hodges AV, et al. Electrode migration after cochlear implantation. Otol Neurotol. 2008;29(2):156-9.
76. Hassepass F, Stabenau V, Arndt S, et al. Magnet dislocation: an increasing and serious complication following MRI in patients with cochlear implants. Rofo. 2014;186(7):680-5.
77. Kim BG, Kim JW, Park JJ, et al. Adverse events and discomfort during magnetic resonance imaging in cochlear implant recipients. JAMA Otolaryngol Head Neck Surg. 2015;141(1):45-52.
78. Cass ND, Honce JM, O'Dell AL, Gubbels SP. First MRI with new cochlear implant with rotatable internal magnet system and proposal for standardization of reporting magnet-related artifact size. Otol Neurotol. 2019;40(7):883-91.
79. Lalwani AK, Cohen NL. Does meningitis after cochlear implantation remain a concern in 2011? Otol Neurotol. 2012;33(1):93-5.
80. Reefhuis J, Honein MA, Whitney CG, et al. Risk of bacterial meningitis in children with cochlear implants. N Engl J Med. 2003;349(5):435-45.
81. Biernath KR, Reefhuis J, Whitney CG, et al. Bacterial meningitis among children with cochlear implants beyond 24 months after implantation. Pediatrics. 2006;117(2):284-9.

IMPLANTE COCLEAR: MALFORMAÇÕES, CÓCLEAS MALFORMADAS E CAVIDADES RADICAIS

CAPÍTULO 9

Rogerio Hamerschmidt ■ Oswaldo Laercio Mendonça Cruz
Luiz Rodolpho Penna Lima Junior

CLASSIFICAÇÃO E MANIFESTAÇÕES CLÍNICAS DAS MALFORMAÇÕES DA ORELHA INTERNA

As malformações da orelha interna (MOI) representam aproximadamente 20% dos casos congênitos de perda auditiva.[1-3] A maioria desses pacientes tem perda auditiva bilateral severa a profunda e é candidata ao implante coclear (IC), cuja abordagem cirúrgica pode ser diferente da habitual para a inserção do implante. A decisão entre IC e implante de tronco cerebral (*auditory braistem implant* – ABI) também pode ser desafiadora em alguns casos de MOI. É muito importante classificar as MOI corretamente e ter um sistema universalmente aceito. Há grande variedade de malformações que muitas vezes dificultam o diagnóstico e a conduta, sendo que há certos desafios nas MOI:

A) Extravasamento de líquido cefaloraquidiano (LCR) e risco aumentado de meningite;
B) Anomalias anatômicas do nervo facial;
C) Decisão sobre o tipo de implante, a abordagem cirúrgica e o modelo de eletrodos.

A classificação das MOI baseia-se em diferenças na anatomia coclear em várias malformações. Com esta classificação, anomalias grosseiras com aparência semelhante são agrupadas. Elas demonstram achados clínicos semelhantes e opções parecidas de tratamento, o que pode não representar o resultado funcional com o IC, que está intimamente relacionado com a situação do nervo coclear. Se há envolvimento anatômico do nervo coclear, evidentemente isso terá uma influência negativa no resultado audiológico e desenvolvimento de linguagem após a cirurgia. Portanto, durante a tomada de decisão pré-operatória para a escolha do método de implantação, três fatores devem ser considerados:

1. Classificação das MOI;
2. Situação do nervo coclear;
3. Achados audiológicos pré-operatórios.

Dividiremos este primeiro tópico deste capítulo em dois grupos, as malformações da orelha interna e as anormalidades do nervo coclear, sendo que muitas vezes elas coexistem.

MALFORMAÇÕES DA ORELHA INTERNA

De acordo com a literatura atual,[1-5] as MOI são divididas em oito grupos, descritos no Quadro 9-1.

Quadro 9-1. Características das Malformações de Orelha Interna

Malformação	Radiologia	Audiologia	Gusher	Alteração do trajeto do NF	Tratamento	Eletrodo de escolha
Aplasia do labirinto	Ausência do labirinto	HNS profunda		Sim	AB	AB
Otocisto rudimentar	Capsula ótica com formação incompleta, rudimentar	HNS profunda		Sim	AB	AB
Aplasia coclear	Ausência de cóclea	HNS profunda		Sim	AB	AB
Cavidade comum	Cóclea e vestíbulo formam uma cavidade cística/ovoide	HNS profunda	Raro	Sim	IC ou ABI	Não utilizar eletrodo perimodiolar
Hipoplasia coclear	Cóclea em tamanho reduzido (4 formas)	Condutiva, mista ou HNS	No tipo 2 pode ocorrer	Sim	AASI, estapedotomia, IC ou ABI	Eletrodo curto e fino
Partição incompleta tipo I	Cóclea cística	HNS profunda	50% dos casos	Possível	IC ou ABI	Eletrodo com um stopper
Partição incompleta tipo II	Ápice coclear cístico	Normal a profunda HNS ou mista Progressiva	< 10% dos casos	Não esperado	AASI ou IC	Qualquer tipo, mas é preferível eletrodo com um stopper
Partição incompleta tipo III	Modíolo ausente, mas septo interescalar presente	Mista ou HNS	100% dos casos	Sim	AASI ou IC	Não utilizar perimodiolar
Aqueduto vestibular alargado	Cóclea normal, com alargamento do AV	Normal a profunda HNS ou mista Progressiva	Pode ocorrer	Não esperado	AASI ou IC	Qualquer tipo, mas é preferível eletrodo com um stopper
Anomalias da abertura coclear	Ausência ou estreitamento da abertura coclear	HNS Normal a profunda OEA pode ser normal	Não	Não esperado	IC para hipoplasia ou ABI nos casos de aplasia do nervo coclear	Qualquer eletrodo ou ABI

HNS: hipoacusia neurossensorial; AV: aqueduto vestibular; OEA: otoemissões acústicas; NF: nervo facial; AASI: aparelho de amplificação sonora individual; IC: implante coclear; ABI: *auditory brainstem implantation* – implante auditivo de tronco encefálico.

Aplasia Labiríntica Completa (Deformidade de Michel)

A aplasia labiríntica completa (ALC) é a ausência dos canais de cóclea, vestíbulo, canais semicirculares (CSCs), aqueduto vestibular e aqueduto coclear. O osso petroso pode ser hipoplásico, enquanto a cápsula ótica pode ser hipoplásica ou aplásica.[4] Na maioria dos pacientes o CAI consiste apenas no canal facial e nos segmentos labiríntico, timpânico e mastóideo do nervo facial, aspecto visualizado no exame de ressonância magnética (Fig. 9-1). Em alguns pacientes não é possível observar o canal do nervo facial no osso temporal, apesar das funções faciais normais. O desenvolvimento dos ossículos da orelha média é normal. De acordo com os achados radiológicos,[4] três subgrupos de ALC estão presentes:

1. *ALC com osso petroso hipoplásico ou aplásico*: nestes casos, a ALC é acompanhada de hipoplasia ou aplasia do osso petroso. A orelha média pode ser adjacente à fossa posterior;
2. *ALC sem cápsula ótica:* neste grupo de ALC, a formação do osso petroso é normal, mas a cápsula ótica é hipoplásica ou aplásica;
3. *ALC com cápsula ótica*: formação do osso petroso e da cápsula ótica é normal. Somente neste grupo de ALC com desenvolvimento de cápsulas óticas o segmento labiríntico do canal do facial está em sua localização normal. Isso mostra que a formação de cápsulas óticas é essencial para que o canal facial obtenha sua posição normal.

Esses pacientes não apresentam respostas na avaliação audiológica. Não é possível realizar cirurgia de IC nessas crianças. O ABI é a única opção cirúrgica para habilitação auditiva.[5]

Otocisto Rudimentar

Um otocisto rudimentar é usado para definir representações milimétricas incompletas da cápsula ótica (redonda ou vazia) sem um conduto auditivo interno (CAI). Partes dos CSCs podem acompanhar o otocisto rudimentar. Esta patologia representa uma anomalia entre uma deformidade de Michel e cavidade comum (CC). Na deformidade de Michel não há desenvolvimento da orelha interna, enquanto na CC há um espaço vazio ou redondo em vez de uma cóclea e vestíbulo separados. A CC comunica-se com o tronco cerebral através dos nervos do CAI. O otocisto rudimentar tem alguns milímetros de tamanho sem a formação de um CAI. Semelhante à ALC, não há resposta nos testes audiológicos.

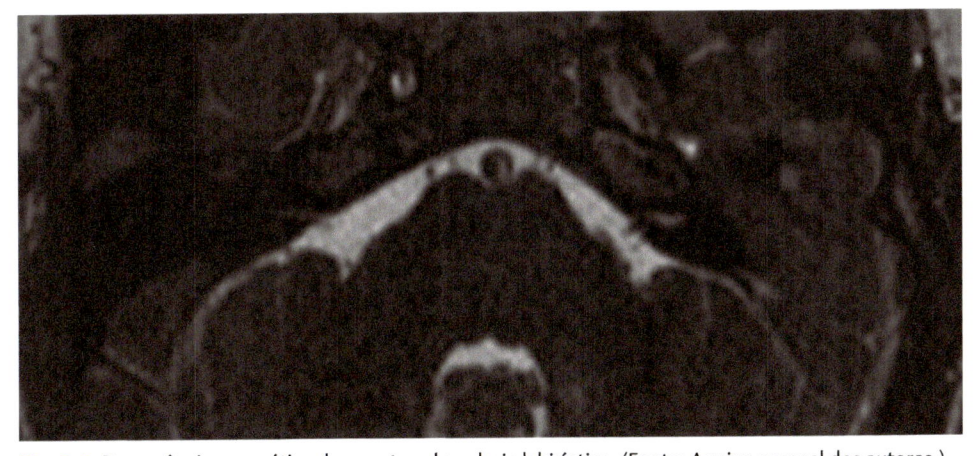

Fig. 9-1. Ressonância magnética demonstrando aplasia labiríntica. (Fonte: Aquivo pessoal dos autores.)

Aplasia Coclear ou Ausência da Cóclea

O segmento labiríntico do nervo facial é anteriormente deslocado e ocupa a localização normal da cóclea. Vestíbulo e CSCs estão em sua localização anatômica normal, na parte posterolateral do CAI.

Existem dois subgrupos de acordo com o acometimento do sistema vestibular:

1. *Aplasia coclear com labirinto normal:* vestíbulo e CSCs normalmente são desenvolvidos;
2. *Aplasia coclear com vestíbulo dilatado (ACVD):* vestíbulo e CSCs apresentam dilatação.

É muito importante diferenciar a ACVD de uma cavidade comum (CC). Neste último o CAI normalmente é desenvolvido. A cirurgia de IC não deve ser feita na ACVD. Na CC, porém, o CAI em geral é direcionado posteriormente e abre para o centro da CC. Se o nervo cocleovestibular (NVC) estiver presente, o IC pode ser feito na CC. No entanto, em alguns pacientes, pode ser muito difícil distinguir entre essas entidades. Aplasia coclear com labirinto normal geralmente é simétrica. Aparência semelhante está presente em diferentes indivíduos, sugerindo uma etiologia genética. Na ACVD, no entanto, o desenvolvimento assimétrico pode estar presente; a patologia pode ser em virtude de fatores genéticos ou ambientais. O desenvolvimento da cápsula ótica sempre é normal. Esses pacientes não têm respostas auditivas. Como não há desenvolvimento da orelha interna, o ABI é a única opção cirúrgica viável para fornecer audição em crianças com aplasia coclear.[5]

Cavidade Comum

A CC é definida como uma câmara única, vazia ou redonda, representando cóclea e vestíbulo, com imagem bem definida por tomografia computadorizada (Fig. 9-2). Teoricamente, essa estrutura tem estruturas neurais grosseiras. Pode haver acompanhamento dos CSCs ou suas partes serem rudimentares. O CAI geralmente entra na cavidade em seu centro. Os casos com dilatação vestibular são, ocasionalmente, denominados como **cavidade comum vestibular**; no entanto, este não é um termo correto. A CC precisa ser diferenciada da aplasia coclear com vestíbulo dilatado.[1,2] ACVD tem um vestíbulo dilatado e CSCs na parte posterolateral do fundo do CAI, que é sua localização habitual. O contorno externo se assemelha ao labirinto normal. O vestíbulo ampliado está no local esperado. Os CSCs podem ser ampliados ou normais. Uma CC, por outro lado, é uma estrutura vazia ou redonda.

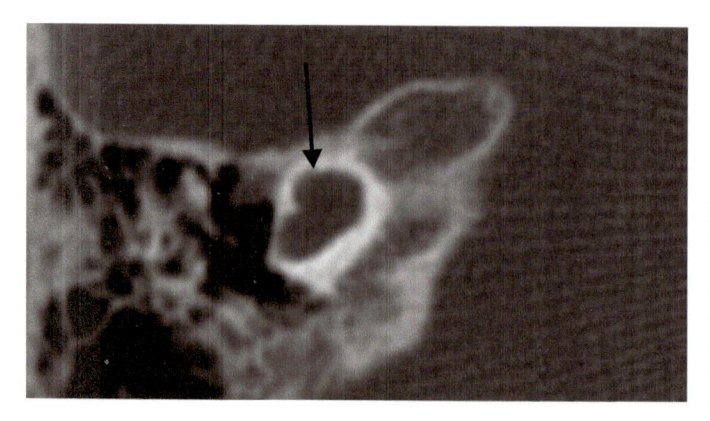

Fig. 9-2. Tomografia computadorizada da mastoide. Corte coronal. Orelha direita. A seta evidencia presença de cavidade única ou comum. (Fonte: Arquivo pessoal do autores.)

Os CSCs ou suas partes rudimentares podem acompanhar uma CC. O CAI geralmente entra na cavidade em seu centro. A localização de uma CC pode ser anterior, mas geralmente posterior à localização normal do labirinto. É muito importante diferenciar essas malformações entre si, pois o IC em uma CC pode resultar em estimulação acústica, enquanto na ACVD nenhuma estimulação funcional ocorrerá com o IC. Apesar disso, às vezes, pode ser difícil diferenciar entre as duas malformações. A terminologia correta para o nervo que entra no CC é nervo vestibulococlear comum (NVC). O NVC deve ser demonstrado por ressonância magnética de 3 Teslas em candidatos ao IC. Teoricamente, o NVC contém fibras nervosas cocleares e vestibulares, porém, com as atuais investigações radiológicas, não é possível determinar o percentual de fibras grosseiras dentro do NVC. A avaliação audiológica é muito importante para determinar se a audição está presente na CC, o que, indiretamente, dá uma estimativa das fibras grosseiras dentro do NVC. Se uma resposta audiométrica comportamental ou desenvolvimento de linguagem estiverem presentes com o uso de aparelhos auditivos, pode-se supor que existe uma população significativa de fibras e o paciente pode-se beneficiar de um IC. Se o NVC não puder ser demonstrado com ressonância magnética ou existir um CAI estreito ou longo, onde a presença de fibras cocleares seja questionável, um ABI pode ser uma opção mais apropriada desde o início. Como a audição pós-operatória não pode ser prevista com precisão antes da cirurgia de IC, é aconselhável orientar a família de que o ABI contralateral pode ser necessário em caso de desenvolvimento limitado da linguagem com o IC. Esses pacientes geralmente têm perda auditiva profunda.

Hipoplasia Coclear

Nesta deformidade há uma clara diferenciação entre cóclea e vestíbulo. A HC representa um grupo de malformações cocleares onde as dimensões externas são menores do que uma cóclea normal com várias deformidades de arquitetura interna. Em uma cóclea menor, geralmente é difícil contar o número de curvas na tomografia computadorizada e/ou ressonância magnética.

Quatro tipos diferentes de HC foram definidos:[4,5]

1. *HC-I*: a cóclea é como um pequeno broto, redondo ou vazio. A arquitetura interna é severamente deformada; modíolo e septos interescalares não podem ser identificados;
2. *HC-II*: a cóclea tem dimensões menores com modíolo e septos interescalares defeituosos, mas com contorno externo normal. Pode haver ausência completa de modíolo criando ampla conexão com o CAI, com maior incidência de *gusher* e deslocamento do eletrodo para o CAI. O aqueduto vestibular pode ser ampliado e o vestíbulo pode ser dilatado, havendo risco maior de meningite recorrente;
3. *HC-III*: a cóclea tem menos giros (menos de 2 voltas). O comprimento total do septo interescalar é reduzido. O contorno interno e o contorno externo são semelhantes aos de uma cóclea normal, com menor número de curvas e dimensões menores. O vestíbulo e os CSCs geralmente são hipoplásicos;
4. *HC-IV*: a cóclea tem uma espira basal normal, mas as espiras média e apical são severamente hipoplásicas e localizadas anteriores e medialmente, em vez da sua posição central normal.

O segmento labiríntico do nervo facial geralmente está localizado anterior à cóclea em lugar de sua localização normal.[6-8] Esses pacientes podem demonstrar todo o espectro da perda auditiva. Podem ter audição normal, surdez leve ou moderada, que pode ser reabilitada, eventualmente, com aparelhos auditivos. Também a perda auditiva condutiva pura não é incomum. A perda auditiva profunda também é possível e pode ser reabilitada com IC e, no caso de agenesia do nervo coclear, com o ABI.

Anomalias de Partição Incompleta da Cóclea

Representam um grupo de malformações cocleares onde há clara diferenciação entre cóclea e vestíbulo, com dimensões externas normais e vários defeitos de arquitetura interna. Existem três tipos diferentes de grupos de partição incompletas de acordo com o defeito no modíolo e no septo interescalar.

Partição Incompleta Tipo I (PI-I)

Este tipo de anomalia de partição incompleta foi denominado como **malformação cocleovestibular cística** em 2002, por Sennaroglu e Saatci.[9] Estes representam aproximadamente 20% das MOI. Nesta anomalia há uma clara diferenciação entre cóclea e vestíbulo. A cóclea está localizada em sua localização habitual na parte anterolateral do fundo do CAI com a aparência de uma estrutura cística vazia. As dimensões externas (altura e comprimento) de uma cóclea na PI-I são semelhantes às cócleas normais.[10] A cóclea é acompanhada por um vestíbulo ampliado e dilatado. O alargamento do aqueduto vestibular é muito raro. Pode haver um defeito entre o CAI e a cóclea em razão da anormalidade do desenvolvimento da abertura coclear e da ausência do modíolo e de o líquido cefalorraquidiano (LCR) poder encher completamente a cóclea. A meningite recorrente pode ocorrer em pacientes PI-I mesmo antes de sua cirurgia de IC. Fístula liquórica espontânea e meningite recorrente podem ser vistas com menos frequência no tipo II da hipoplasia coclear. Isso porque tanto a PI-I quanto a HC-II têm anomalia endosteal de desenvolvimento levando ao desenvolvimento de placas defeituosas.[4] É interessante notar que os casos de PI-III sempre têm um volume alto de LCR durante a cirurgia de IC, mas a meningite muito raramente é relatada entre pacientes.[1,11] Todos os pacientes com PI-I e meningite recorrente que têm membranas timpânicas normais, mas fluido preenchendo a orelha média e mastoide e devem ser submetidos à exploração da orelha média com atenção especial à janela oval. A maioria dos pacientes com PI-I tem surdez neurossensorial severa a profunda. Eles são quase sempre candidatos ao IC. Como na CC, pode ser indicado um ABI no lado contralateral em caso de progresso ruim com o IC.[5]

Partição Incompleta Tipo II (PI-II)

Na PI-II, a parte apical do modíolo é defeituosa. Esta anomalia foi originalmente descrita por Carlo Mondini e juntamente com um vestíbulo minimamente dilatado e um aqueduto vestibular ampliado (AVA) constituem a tríade da deformidade de Mondini. O termo **Mondini** só deve ser utilizado se a tríade acima mencionada de malformações estiver presente.[1,9,12-13] A parte apical do modíolo e o septo interescalar correspondente são defeituosos. As dimensões externas da cóclea (altura e diâmetro) são semelhantes às observadas em cócleas normais.[10] Portanto, não é correto definir essa anomalia como uma cóclea com 1,5 voltas.[10] O termo **cóclea com 1,5 volta** deve ser usado apenas para HC. Extravasamento de LCR e *gusher* são, às vezes, observados em cirurgia de IC na PI-II e ocorrem em decorrência de defeitos modiolares. Esses pacientes não possuem um nível auditivo característico, pois seus limiares audiométricos variam de normal a profundo. A perda auditiva pode ser simétrica ou assimétrica, mas geralmente é progressiva. Também é possível uma surdez neurossensorial súbita. Em uma idade jovem, esses pacientes podem ter audição quase normal e não precisam de amplificação inicialmente. Com flutuações e perda auditiva progressiva, tornam-se candidatos a aparelhos auditivos. Geralmente a progressão na perda auditiva continua criando, em última instância, a necessidade de IC em algum momento no futuro. Como todos os casos de PI-II têm nervo coclear, o ABI não é indicado.[14,15]

Partição Incompleta Tipo III (PI-III)
Na PI-III há septos interescalares, mas o modíolo está completamente ausente. A malformação coclear PI-III é o tipo de anomalia presente na surdez ligada a X, que foi descrita por Nance et al.[16] pela primeira vez em 1971. Phelps et al.[17] descreveram os achados da tomografia computadorizada associados a essa condição pela primeira vez, e essa deformidade característica foi incluída na categoria de deformidades de partição incompleta, pela primeira vez, por Sennaroglu et al.,[18] em 2006. Esta anomalia é a forma mais rara de casos de partição incompleta. Na PI-III, a cápsula ótica coclear ao redor do labirinto membranoso é mais fina quando comparada com a de uma cóclea normal. A tomografia demonstra que a cápsula ótica ao redor da cóclea é fina e segue o contorno do labirinto membranoso como se fosse formado por uma camada espessa endosteal. Em vez das três camadas usuais, provavelmente a segunda e a terceira camadas estão ausentes ou muito finas. A camada endosteal mais interna parece estar espessada sem camadas periosteais encondral e externa.[4] Sennaroglu et al.[18] relataram que nesta deformidade o septo intercalar está presente, mas o modíolo está ausente. Isso dá à cóclea uma aparência característica. A partir de um estudo anterior, as dimensões externas da cóclea (altura e diâmetro) foram encontradas semelhantes à cóclea normal,[19] portanto, é apropriado incluir a PI-III sob as anomalias de partição incompletas. Além disso, o segmento labiríntico do nervo facial está quase localizado acima da cóclea[20,21] em vez de fazer uma curva suave em torno da curva basal em seções axiais. O segmento labiríntico do nervo facial é a estrutura mais superior no osso temporal. A fina cápsula ótica ao redor da cóclea e do labirinto, que consiste apenas em uma camada endosteal espessa, pode ser responsável por isso. Segmentos timpânicos e mastóideos parecem estar em sua posição normal. Na PI-III pode haver surdez do tipo mista ou neurossensorial profunda.

Aqueduto Vestibular Alargado (AVA)
No aqueduto vestibular ampliado, o ponto médio entre labirinto posterior e *operculum* é maior que 1,5 mm na presença de cóclea, vestíbulo e CSCs normais. A diferença entre AVA e PI-II é que cóclea e vestíbulo são completamente normais na tomografia computadorizada (Fig. 9-3), e na ressonância magnética no AVA. Acredita-se que o AVA seja responsável pela transmissão da pressão de LCR na orelha interna, causando surdez neurossensorial progressiva ou súbita.[4] Parece ser ocasionada por um defeito genético, mas a surdez neurossensorial progressiva é resultado de um fenômeno de terceira janela. A apresentação e a conduta são semelhantes à PI-II.

Anormalidades de Abertura Coclear
A abertura coclear (AC), ou canal coclear ósseo, transmite o nervo coclear da cóclea para o CAI. Isso pode ser visualizado na visão modiolar média, bem como seções coronais na tomografia computadorizada (Fig. 9-4). A AC é considerada hipoplásica se a largura for inferior a 1,4 mm[20,22] e aplásica quando o canal é substituído por osso ou não há canal. Anormalidades de AC podem ser acompanhadas por um CAI estreito na tomografia. O CAI

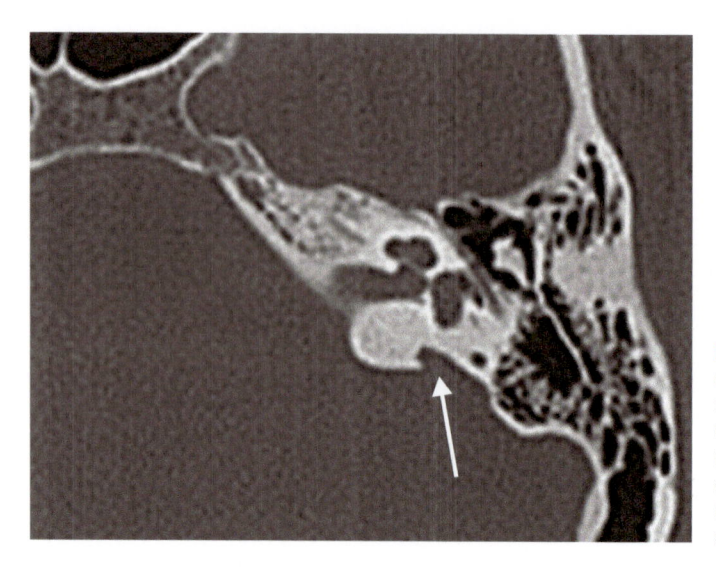

Fig. 9-3. Tomografia computadorizada da mastoide. Corte axial. Orelha esquerda. A seta mostra o alargamento do aqueduto vestibular. (Fonte: Arquivo pessoal dos autores.)

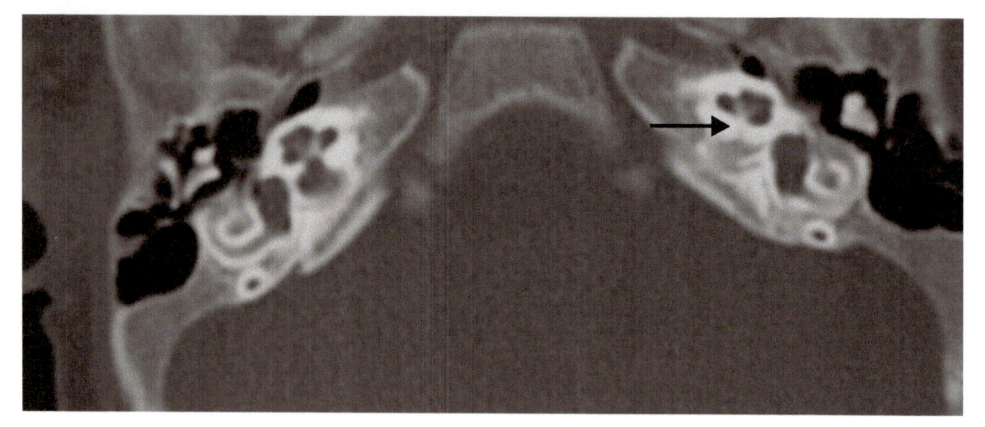

Fig. 9-4. Tomografia computadorizada da mastoide. Corte axial. Orelha direita: abertura coclear normal. Orelha esquerda: seta indica abertura coclear ausente ou estreita. (Fonte: Arquivo pessoal dos autores.)

é considerado estreito se a largura do ponto médio do CAI for inferior a 2,5 mm. O CAI estreito pode acompanhar outras malformações ou ter uma cóclea normal. Em casos de CAI estreito, a ressonância magnética deve ser obtida para demonstrar se o nervo coclear é normal, aplásico ou hipoplásico. Na aplasia do nervo coclear, nenhum nervo pode ser identificado na parte inferior e anterior do CAI. O nervo coclear pode ser hipoplásico ou aplásico quando a AC é hipoplásica. Hipoplasia e aplasia de AC também podem ser observadas em uma cóclea normal. Geralmente os pacientes apresentam surdez neurossensorial severa a profunda. Como a cóclea é normal, as emissões otoacústicas (EOA) podem estar presentes e a criança pode passar pela triagem auditiva neonatal. Sua perda auditiva geralmente é descoberta mais tarde na infância com base nas preocupações da família com a falta de resposta aos sons e atraso no desenvolvimento da linguagem. Se o protocolo de triagem de recém-nascidos envolver EOA e potenciais evocados auditivos de tronco encefálico (PEATE), essa malformação pode ser diagnosticada de modo precoce. A avaliação audiológica revelará a perda auditiva profunda. Os aparelhos auditivos geralmente não proporcionam amplificação suficiente em pacientes com hipoplasia e aplasia de AC. Em pacientes com AC hipoplásica bilateral com nervo coclear hipoplásico, a adaptação de aparelhos de amplificação sonora é necessária. Se isso não proporcionar uma audição funcional adequada, esses pacientes geralmente se tornam candidatos ao IC. A família deve ser aconselhada que se o IC não fornecer audição suficiente em termos de percepção auditiva, o ABI contralateral pode ser indicado.

ANORMALIDADES DO NERVO COCLEAR
A classificação dos nervos vestibulococleares também é importante para a conduta nas MOI.

Nervo Coclear (NC) Normal
É importante traçar o NC até que ele entre na cóclea em secções axiais inferiores que passam pelo CAI. Nas secções parassagitais há um NC separado localizado na parte inferior anterior do CAI, entrando na cóclea. O tamanho do nervo coclear é semelhante em tamanho quando comparado com o NC no lado normal contralateral. De acordo com Casselman et al.,[22] na vista parassagital o tamanho do NC é semelhante ou ligeiramente maior do que o nervo facial ipsilateral (Fig. 9-5).

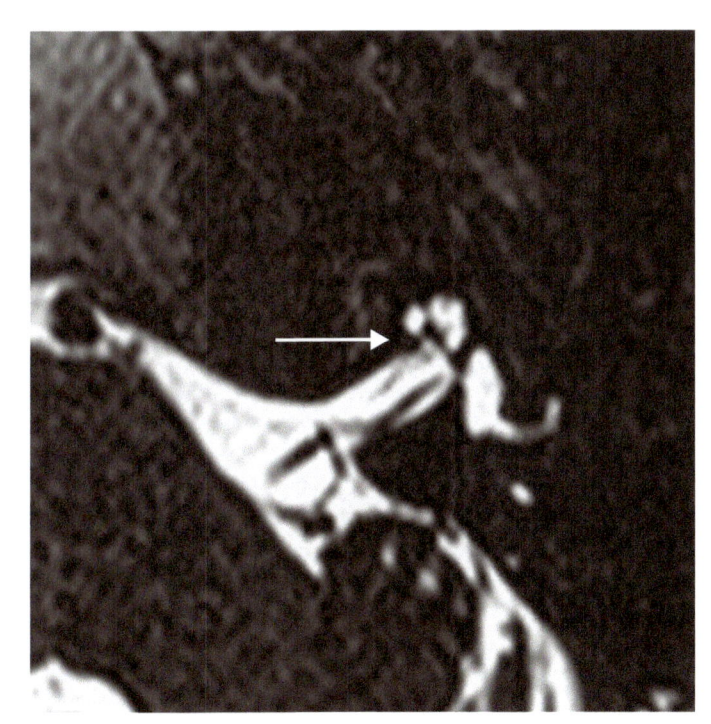

Fig. 9-5. Ressonância magnética de mastoide. T2. Corte axial. Orelha esquerda. Seta mostra nervo coclear hipoplásico. (Fonte: Arquivo pessoal dos autores.)

NC Hipoplásico
Existe um NC separado, mas o tamanho é menor do que o NC normal contralateral ou nervo facial normal ipsilateral.

NC Ausente
Não há nervo na parte anteroinferior do CAI. Isso está definitivamente presente na aplasia coclear. Também pode ser visto em hipoplasia e aplasia de AC.

Nervo Vestibulococlear Normal
Normalmente os nervos cocleares e vestibulares se originam no tronco cerebral juntos, formando o nervo vestibulococlear (NVC). O NVC, então, se separa em NC e nervos vestibulares superiores e inferiores no CAI. Nos casos de CC, o NVC entra na cavidade sem se separar em nervos individuais. Com a precisão radiológica atual, é impossível determinar o teor de fibras cocleares no NVC, mas o tamanho de 1,5-2 vezes maior do que o nervo facial ipsilateral ou semelhante ao NVC normal contralateral pode ser aceito como normalidade. A hipoplasia do NVC é particularmente importante na CC.

NVC Ausente
No caso de deformidade de Michel com CAI ausente, o NVC também está ausente. Só o nervo facial pode ser identificado. Ocorre surdez neurossensorial severa a profunda. Quando a cóclea é normal, as EOAs podem estar presentes e a criança pode passar pela triagem auditiva neonatal se o PEATE não for realizado. A quantidade de fibras nervosas determina grosseiramente o nível de audição e a conduta. O nervo vestibulococlear pode estar também ausentes em outras síndromes de malformação do sistema nervoso central como, por exemplo, a displasia cerebelopontina em boné (*cerebellopontine cap dysplasia*).

INDICAÇÕES DO IMPLANTE COCLEAR NAS MALFORMAÇÕES DA ORELHA INTERNA
Como já comentado, as malformações da orelha interna podem ser encontradas em aproximadamente 20% dos pacientes candidatos a implante coclear, ou seja, em pacientes portadores de perda auditiva neurossensorial severa a profunda.[1-3] Até há alguns anos atrás, a presença de qualquer alteração anatômica da orelha interna podia ser considerada como uma contraindicação ao implante coclear, restando apenas a opção do implante de tronco (ABI) como alternativa para reabilitação auditiva. Entretanto, o melhor entendimento dessas alterações e o seu impacto na distribuição das estruturais sensoriais e neurais na orelha interna, viabilizaram o implante coclear como uma alternativa a ser considerada, principalmente por ser um procedimento de menor risco e, muitas vezes, com resultados auditivos melhores que o implante de tronco.

Desde a década de 1980 os implantes cocleares vêm ganhando espaço como uma alternativa eficiente de reabilitação auditiva nos casos de MOI. A apresentação de Mangabeira-Albernaz,[23] em 1983, mostrando um caso de implante coclear em um paciente com PI-II com bons resultados, foi um dos importantes relatos na mudança de comportamento em relação à essas alterações.

Com o aumento da experiência do implante em malformações da orelha interna e a análise criteriosa dos seus resultados, fica mais claro, nos dias de hoje, que a as malformações com menor deformidade da anatomia e da distribuição das estruturas neurossensoriais proporcionam melhores resultados. A desorganização estrutural sensorial coclear poderia diminuir o efeito **analisador de frequências** da cóclea, mas a redundância neural (várias fibras para cada célula ciliada) pode proporcionar estímulos **processáveis** pelo sistema nervoso central (SNC).

Assim, os casos de AVA, PI-I, II e III têm melhor prognóstico, seguidos pelos casos de hipoplasia coclear e CC.[24] Por outro lado, as agenesias (labiríntica ou coclear) e as MOI associadas a alterações do nervo coclear têm pior prognóstico e,e nessas circunstâncias, o implante de tronco pode ser necessário.[24]

Outra condição que impõe dificuldade nesses casos, já mencionada, é a presença de topografia não habitual do nervo facial e a associação das MOI às síndromes como CHARGE, Wardenburg, Usher, entre outras, com aumento da dificuldade técnica na cirurgia e limitação no resultado por envolvimento de outros órgãos sensoriais ou estruturas do sistema nervoso central.[25] As alterações associadas ao SNC podem ocorrer tanto em casos sindrômicos quanto em infecções como CMV, meningite e ZiKa-vírus, sempre impondo um resultado mais reservado.[26]

Assim, alguns pontos são relevantes para viabilizar bons resultados do IC em MOI: idade do paciente no momento da cirurgia, o tempo de perda auditiva, a anatomia da OI (grau de displasia cocleovestibular), *status* do nervo auditivo (nervo coclear), bom desenvolvimento anatômico e funcional do SNC, suporte psicossocial e qualidade da reabilitação.[27]

Como vemos, não só a desorganização anatômica e funcional da orelha interna influencia na indicação do implante, na técnica cirúrgica a ser empregada e no prognóstico do IC em MOI. Por isso, é imprescindível uma avaliação pré-operatória minuciosa nesses casos, incluindo o exame físico detalhado, avaliação audiológica completa, avaliação do desenvolvimento neuropsicomotor e, fundamentalmente, o estudo por imagem com tomografia computadorizada (TC) de alta resolução e ressonância magnética (RM) da orelha interna e do ângulo pontocerebelar.

Não menos importante é a avaliação psicossocial, pois o suporte familiar e a disciplina a seguir no processo de reabilitação dessas crianças são absolutamente fundamentais, assim como a certeza de que o paciente terá acesso à terapia fonoaudiológica em longo prazo. Havendo outras alterações associadas além da perda auditiva, o acesso a terapias complementares é absolutamente indispensável.

Critérios Audiológicos

A realização dos testes comportamentais associados ao PEATE e EOA é sempre indicada. A presença de respostas nas EOA indica que há epitélio sensorial coclear presente e isso sinaliza melhor prognóstico. Da mesma forma, a presença de respostas, mesmo que em altas intensidades, no PEATE é indicativa de uma organização funcional que pode possibilitar bom processamento do sinal gerado pelo IC.

Assim, a possibilidade funcional do nervo coclear, aferida pela presença de respostas no potencial evocado de tronco, seria um achado que favorecia bastante o prognóstico. Mas, como na maioria desses casos, a perda é pelo menos severa, exceto nas PI-II e AVA, nem sempre a ausência de resposta no PEATE significa prognóstico ruim ou contraindicação.

Os critérios audiológicos para indicação do IC em pacientes com MOI não difere dos critérios gerais de IC.

- Perda auditiva neurossensorial ou mista severa/profunda e baixo rendimento com aparelhos auditivos de amplificação sonora individual (AASI):
  - LRF (limiar de reconhecimento de fala): acima de 50 dB com AASI;
  - TPF (testes de percepção de fala) abaixo de 50% em conjunto aberto com AASI.

É claro que em crianças sem desenvolvimento de linguagem os testes de percepção de fala não podem ser realizados, sendo considerados os resultados PEATE para determinação de limiar com os de frequência específica e estado estável.

Pacientes que preencham esses critérios podem ter a indicação do IC desde que tenham resguardadas as condições de acompanhamento e terapias mencionados anteriormente.

Critérios Anatômicos

Como já mencionado, as alterações com menor deformidade anatômica proporcionam melhores resultados. Isso parece óbvio porque haveria uma preservação morfofuncional mais adequada da cóclea, o que também permitiria melhor posicionamento do feixe de eletrodo, reproduzindo uma estratégia de programação próxima ao padrão habitual.

Assim, a aplasia labiríntica ou agenesia coclear impossibilitam o IC. Por outro lado, o AVA, as partições incompletas tipo II e III, hipoplasia coclear III e IV proporcionariam melhor adequação. As outras MOI teriam resultado menos preditivo, mas não têm contraindicação formal como nas agenesias.

É evidente que em todas essas alterações devemos ter a presença do nervo coclear confirmada pela RM e a análise dos riscos de Gusher ou fístula otoliquórica.

Outro fator anatômico que pesa na indicação do IC em MOI seria a possibilidade de falso trajeto ou a progressão do feixe de eletrodo para dentro do conduto auditivo interno (CAI). Muitas dessas alterações anatômicas proporcionam uma grande comunicação entre a luz coclear e o CAI pela ausência ou hipoplasia do modíolo, ou alargamento do canal do nervo coclear. Essas distorções anatômicas estão ligadas ao Gusher/fístula LCR e falso trajeto.

Esses riscos, além da ectopia comum do nervo facial nesses casos de MOI, impõem um planejamento cirúrgico detalhado.

Apesar de impor cuidados especiais, a indicação do IC em MFOI tem proporcionado resultados mais satisfatórios que o implante de tronco cerebral, principalmente nos casos anteriormente descritos de melhor adequação morfofuncional. O implante de tronco, em situações ideais, proporciona sensação auditiva, mas sempre com maior limitação em relação à discriminação de frequências e desenvolvimento de fala em relação ao IC. Além disso, a cirurgia do ABI é mais complexa e apresenta riscos mais importantes.

TÉCNICA CIRÚRGICA

A definição da técnica dependerá basicamente do nível de distorção anatômica da orelha interna e da posição do nervo facial.

Nas PIs, habitualmente, a janela redonda pode ser identificada através do acesso transmastóideo e timpanotomia posterior, com a inserção do feixe realizada da maneira habitual e com eletrodos de banda total ou meia banda. Já nas CC e hipoplasias cocleares, a identificação da janela é mais difícil e algumas opções para a inserção do feixe são descritas. Nesses casos, a melhor opção de feixes seria os de banda total pela maior chance de estimulação das estruturas sensoriais com distribuição anômala.[24]

Nos casos de localização difícil da janela redonda, mas anatomia adequada do facial, podem-se realizar o acesso tradicional e a confecção de cocleostomia alguns milímetros abaixo da janela oval.

Há descrição da cocleostomia vertical na hipoplasia para a colocação do feixe parcialmente curvado, preenchendo a cavidade com retalho muscular ou periosteal para manter o feixe (banda total) locado no aspecto medial e anterior da cavidade, permitindo maior proximidade com os filetes terminais do nervo coclear. A seguir demonstramos um caso de hipoplasia coclear (Fig. 9-6) e a colocação do feixe de eletrodos curvado e a oclusão com gordura da cocleostomia (Fig. 9-7) no que seria uma espira basal alargada, com inserção de 8 eletrodos (Fig. 9-8), o que obteve resultado positivo em termos de detecção sonora e percepção de fala.

Outra técnica seria a *rounded insertion technique* ou *slotted labyrinthotomy*, onde se realiza uma cocleostomia de 1 mm, aproximadamente, e o feixe é posicionado superior ao orifício em seu terço inicial e inserido (empurrado) fletido para dentro da cavidade.[28,29]

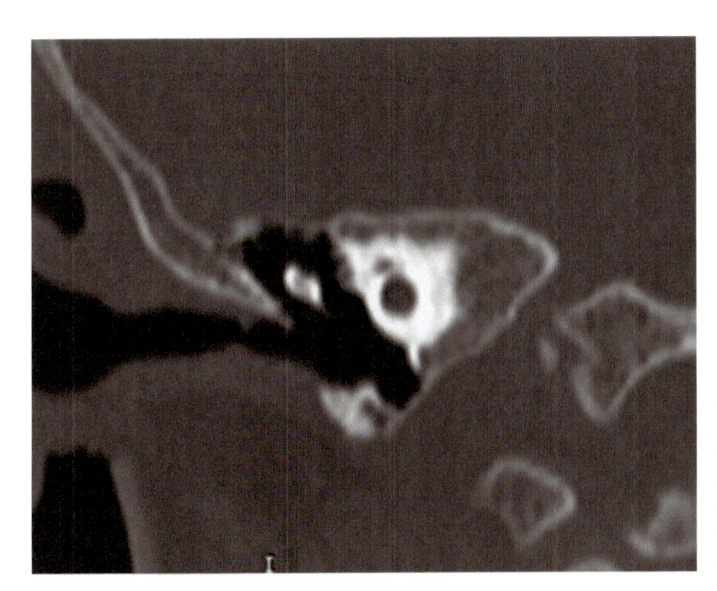

Fig. 9-6. Tomografia computadorizada da mastoide. Corte coronal. Orelha direita. Evidência de hipoplasia coclear. (Fonte: Arquivo pessoal dos autores.)

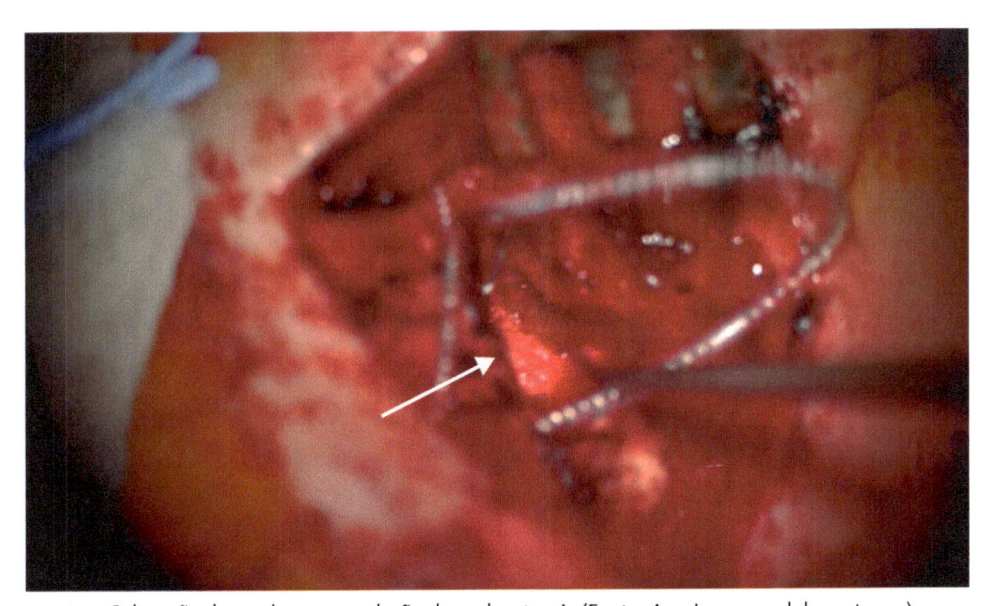

Fig. 9-7. Colocação de gordura para oclusão da cocleostomia (Fonte: Arquivo pessoal dos autores.)

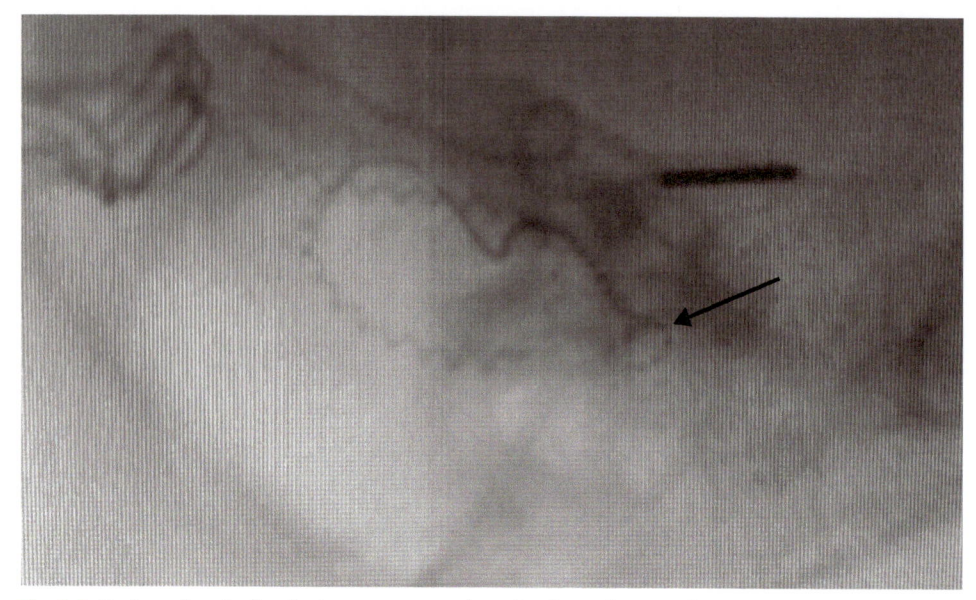

Fig. 9-8. Radiografia.. Orelha direita. Demonstra eletrodos de implante coclear parcialmente inseridos. (Fonte: Arquivo pessoal dos autores.)

Nos casos de comunicação grande entre a cavidade ou cóclea com o CAI, na ausência de modíolo ou AC (abertura coclear) alargada, é fundamental a escolha de eletrodos que possibilitem uma oclusão mais adequada da abertura por onde o feixe será inserido, além de uma oclusão reforçada com retalho muscular e/ou periósteo de qualquer espaço da abertura coclear que possibilite a manutenção de fístula liquórica.

Nos casos em que o nervo facial é atópico, normalmente mais anteriorizado, pode ser inviável ou limitada a realização da timpanotomia posterior com as dimensões adequadas para a localização da janela redonda ou confecção da cocleostomia e inserção do feixe.

Uma estratégia seria a realização do acesso transmastóideo com exposição do ático e/ou timpanotomia posterior limitada, associada ao acesso transcanal para a visualização da janela ou realização da cocleostomia e inserção do feixe, que é passado pelo acesso transmastóideo.

Outra possibilidade de acesso seria a realização da petrosectomia subtotal, onde remove-se a parede posterior do canal, membrana timpânica e ossículos, com exposição ampla da caixa do tímpano e trajeto do nervo facial, possibilitando ou a localização da janela redonda ou a realização da cocleostomia e inserção do feixe. Esse acesso também é interessante para os casos com grande possibilidade de Gusher ou fístula LCR, pois permite a oclusão da abertura coclear e de toda a orelha média, incluindo a tuba auditiva, reduzindo a chance de fístula e a ocorrência de meningite. Nos casos das mastoidectomias radicais também optamos pela técnica de petrosectomia subtotal quando há indicação do implante coclear. Obliteramos a cavidade com gordura abdominal e fazemos a oclusão do conduto auditivo externo.

REFERÊNCIAS BIBLIOGRÁFICAS

1. Sennaroglu L, Bajin MD. Classification and current management of inner ear malformations. Balkan Med J. 2017;34(5):397-411.
2. Sennaroglu L. Cochlear implantation in inner ear malformations-a review article. Cochlear Implants Int. 2010;11:4-41.
3. Lemmerling MM, Mancuso AA, Antonelli PJ, Kubilis PS. Normal modiolus: CT appearance in patients with a large vestibular aqueduct. Radiology. 1997;204:213-9.
4. Sennaroglu L, Sennaroglu G, Ozgen B. Management of inner ear malformations, in sataloff's comprehensive textbook of otolaryngology. In: Sataloff RT (Ed;). JP Medical Publishers. 2015:91-106.
5. Sennaroglu L. Histopathology of inner ear malformations: Do we have enough evidence to explain pathophysiology? Cochlear Implants Int. 2016;17:3-20.
6. Sennaroglu L, Colletti V, Manrique M, et al. Auditory brainstem implantation in children and non-neurofibromatosis type 2 patients: a consensus statement. Otol Neurotol. 2011;32:187-91.
7. McElveen JT Jr, Carrasco VN, Miyamoto RT, Linthicum FH Jr. Cochlear implantation in common cavity malformations using a transmastoid labyrinthotomy approach. Laryngoscope. 1997;107:1032-6.
8. Beltrame MA, Frau GN, Shanks M, et al. Double posterior labyrinthotomy technique: results in three Med-El patients with common cavity. Otol Neurotol. 2005;26:177-82.
9. Sennaroglu L, Bajin MD, Pamuk E, Tahir E. Cochlear hypoplasia type four with anteriorly displaced facial nerve canal. Otol Neurotol. 2016;37:407-9.
10. Sennaroglu L, Saatci I. A new classification for cochleovestibular malformations. Laryngoscope. 2002;112: 230-41.
11. Sennaroglu L, Saatci I. Unpartitioned versus incompletely partitioned cochleae: radiologic differentiation. Otol Neurotol. 2004;25:520-9.
12. Phelps PD, King A, Michaels L. Cochlear dysplasia and meningitis. Am J Otol. 1994;15:551-7.
13. Sennaroglu L, Atay G, Bajin MD. A new cochlear implant electrode with a cork-type stopper for inner ear malformations. Auris Nasus Larynx. 2014;41:331-6.
14. Lo WW. What is a 'Mondini' and what difference does a name make? AJNR Am J Neuroradiol. 1999;20:1442-4.
15. Sennaroglu L. Histopathology of inner ear malformations: Do we have enough evidence to explain pathophysiology? Cochlear Implants Int. 2016;17:3-20.
16. Nance WE, Setleff R, McLeod A, et al. X-linked mixed deafness with congenital fixation of the stapedial footplate and perilymphatic gusher. Birth Defects Orig Artic Ser. 1971;7:64-9.
17. Phelps PD, Reardon W, Pembrey M, et al. X-linked deafness, stapes gushers and a distinctive defect of the inner ear. Neuroradiology. 1991;33:326-30.
18. Sennaroglu L, Sarac S, Ergin T. Surgical results of cochlear implantation in malformed cochlea. Otol Neurotol. 2006;27:615-23.
19. Talbot JM, Wilson DF. Computed tomographic diagnosis of X-linked congenital mixed deafness, fixation of the stapedial footplate, and perilymphatic gusher. Am J Otol. 1994;15:177-82.
20. Sennaroglu L. Special article: incomplete partition type III., in Pediatric Ear Diseases Diagnostic Imaging Atlas and Case Reports. In: Naito Y, editor. Karger. 2013:106-8.
21. Wilkins A, Prabhu SP, Huang L, et al. Frequent association of cochlear nerve canal stenosis with pediatric sensorineural hearing loss. Arch Otolaryngol Head Neck Surg. 2012;138:383-8.
22. Casselman JW, Offeciers FE, Govaerts PJ, et al. Aplasia and hypoplasia of the vestibulocochlear nerve: diagnosis with MR imaging. Radiology. 1997;202:773-81.
23. Mangabeira-Albernaz PL. The Mondini dysplasia–from early diagnosis to cochlear implant. Acta Otolaryngol. 1983;95(5-6):627-31.
24. Shi Y, Li Y, Gong Y, et al. Cochlear implants for patients with inner ear malformation: Experience in a co-hort of 877 surgeries. Clin Otolaryngol. 2019;44:702-6.
25. Palomeque VJM, et al. Effectiveness of cochlear implant in inner ear bone malformations with anterior labyrinth involvement. International Journal of Pediatric Otorhinolaryngology. 2015;79:369-73.

26. Melo AS, Martins J, Silva J, et al. Cochlear implantation in children with anomalous cochleovestibular anatomy. Auris Nasus Larynx. 2017;44:509-16.
27. Isaiah A, Lee D, Lenes-Voit F, et al. Clinical outcomes following cochlear implantation in children with inner ear anomalies. International Journal of Pediatric Otorhinolaryngology. 2017;93:1-6.
28. Hu HC, Chen WKH, Huang MJ, et al. Rounded insertion technique for cochlear implantation surgery to treat cystic inner ear malformation. Laryngoscope. 2019.
29. Wei X, Li Y, Fu Q, et al. Slotted labyrinthotomy approach with customized electrode for patients with common cavity deformity. The Laryngoscope. 2017;128(2):468-72.

COMPLICAÇÕES CIRÚRGICAS DO IMPLANTE COCLEAR

Vagner Antonio Rodrigues da Silva ▪ André Ataíde
Celso Dall'Igna

INTRODUÇÃO

A cirurgia de implante coclear (IC) é um procedimento sistematizado e seguro, sendo atualmente a melhor solução para a reabilitação auditiva-oral de portadores de perdas auditivas severas e profundas. No entanto, há complicações inerentes à mastoidectomia e timpanotomia posterior, presença do dispositivo interno no paciente (corpo estranho) e falha do dispositivo implantado. A incidência destas complicações tem diminuído ao longo do tempo pela melhoria da técnica cirúrgica e evolução tecnológica, estando, atualmente, em torno de 9%.[1]

As indicações de IC foram ampliadas nas últimas décadas. É importante que pacientes, familiares e profissionais estejam cientes das possíveis complicações. Além das consequências na saúde dos pacientes, há também o impacto econômico para o sistema público e seguradoras de saúde.

Em 2009, Hansen *et al.*[2] definiram as complicações como menores (*minor*) e maiores (*major*) (Quadro 10-1). Os autores também as dividiram entre clínicas e cirúrgicas, adultos e crianças, perioperatórias (até 24 horas do fim da cirurgia), pós-operatórias precoce (até 1 semana após a cirurgia) e tardia (após 1 semana da cirurgia). A incidência de complicações relatadas na literatura é de 11,8% para complicações menores e 3,2% para complicações maiores.

As complicações consideradas maiores são aquelas que necessitam de revisão cirúrgica ou internação para tratamento médico:

A) Intercorrência grave (p. ex., meningite);
B) Complicação que necessite de nova intervenção cirúrgica mais complexa (colesteatoma ou explante);
C) Qualquer grau de incapacidade permanente (p. ex., paralisia facial permanente).

As complicações menores são aquelas que necessitam de tratamento conservador ou cirurgia minimamente invasiva, como colocação de tubos de ventilação e não se enquadram como complicações maiores.

Quadro 10-1. Complicações Menores (*minor*) e Maiores (*major*) da Cirurgia de Implante Coclear

Complicações maiores	Complicações menores
Infecção da ferida cirúrgica com exposição do componente interno	Infecção superficial da ferida cirúrgica
Paralisia facial permanente	Paralisia facial temporária
Vertigem persistente	Tontura leve
Fístula liquórica	*Gusher* ou *Oozing*
Migração ou erro de inserção dos eletrodos	Perfuração da membrana timpânica
Falha do dispositivo interno	Fenestração da parede posterior do conduto auditivo externo
Meningite	Disgeusia
Colesteatoma	Estímulo do nervo facial
Otalgia persistente	Zumbido

FALHA DO DISPOSITIVO INTERNO

Pode ser considerada uma complicação grave por alguns autores porque o paciente necessita de nova internação e cirurgia para troca do dispositivo. Ocorre em cerca de 2-4% dos casos. Em crianças é mais frequente do que em adultos em decorrência de traumas. Ao longo dos anos, tem sido reduzido pela melhora da qualidade e maior resistência do componente interno. Quando confirmada, deve ser realizado exame de tomografia computadorizada de mastoide e o reimplante feito o mais cedo possível.[3]

INFECÇÃO

É a causa mais comum de complicações pós-operatórias. A incidência varia entre 1,7 e 12%.[4,5]

Infecções na Orelha Média

Infecções na orelha média como otite média aguda, otite média serosa e mastoidite são mais comuns em crianças, principalmente nos primeiros 2 anos de vida. Em usuários de IC, podem ser responsáveis pela extrusão ou falha do IC e meningite. A incidência de meningite na população geral é entre 0,5 a 5 casos por 100.000 por ano.[6] Pacientes implantados têm maior risco de infecções no sistema nervoso central do que a população geral (30 vezes),[7] assim, devem ser vacinados para prevenção. O feixe de eletrodos é uma via de propagação de infecções da orelha média para dentro da cóclea (rampa timpânica que se comunica com o aqueduto coclear e espaço subaracnóideo).

O principal agente envolvido nos casos de meningite relacionado com o IC é o pneumococo.[8] Existem mais de 90 sorotipos de *Streptococcus pneumoniae*. O número máximo de sorotipos abrangidos pela vacinação é 23. Atualmente existem duas vacinas disponíveis para *S. pneumoniae*: vacina pneumocócica conjugada 13 – valente (PCV – 13) (Prevnar 13, Pfizer Inc., Nova York, NY) e vacina pneumocócica polivalente (PPSV – 23) (Pneumo 23, Merck & Co., Kenilwo RTH, NJ). A Pneumo 23 deve ser repetida 1 vez após 5 anos. Os pacientes devem ser vacinados contra os vírus da gripe para reduzir o risco de otites bacterianas. A vacinação contra meningite do tipo C também está indicada no Brasil.

A otite média aguda nas duas primeiras semanas da cirurgia pode causar lesões cocleares graves, responsáveis pela deterioração da audição residual, distúrbios vestibulares e ossificação coclear.[5] Nestes casos, o risco de meningite pode aumentar em até 50%.[7] Algumas equipes realizam a colocação de tubo de ventilação e/ou adenoidectomia antes da cirurgia de implante coclear em crianças com história de otite média aguda recorrente ou otite média serosa.[5,7,9,10]

Fatores de risco para infecções:

A) Idade na cirurgia inferior a 2 anos e superior a 65 anos;
B) Imunossupressão;
C) História de fístula liquórica espontânea ou traumática;
D) Presença de próteses neurocirúrgicas e história de meningite.[5]

Outros fatores estão mais diretamente relacionados com a orelha:

A) Malformações da orelha interna;
B) História de cirurgia otológica (estapedotomia).[11]

Infeções Cutâneas

Infecções superficiais na incisão ou retalho são comuns. Devem ser tratadas com antibioticoterapia e curativos, ambulatorialmente, de forma rápida. Caso ocorra exposição do componente interno, o explante está indicado. Bi et al.[12] sugeriram classificação e manejo das infecções cutâneas tardias (Fig. 10-1) em crianças de acordo com a gravidade: tipo (A) seroma de retalho ou hematoma ao redor do componente interno, tipo (B) infecção do retalho de pele ou necrose com tecido de granulação sobre a ferida, sem exposição do IC, tipo (C) ruptura do retalho da pele com exposição ao implante e extrusão (Figs. 10-2 e 10-3).

COLESTEATOMA

É raro o paciente desenvolver colesteatoma após o IC (Fig. 10-4). Pode ser resultado de lesão da membrana timpânica e/ou CAE durante a cirurgia. O tratamento consiste no explante pela infecção e formação de biofilme, além de baixar o muro do facial e remover toda a lesão. É interessante manter apenas o feixe de eletrodos dentro da cóclea e remover o restante do dispositivo para preservar a patência da mesma e evitar fibrose. O reimplante deve ser realizado o mais breve possível, após o controle da infecção, associado à petrosectomia subtotal.[13]

PARALISIA FACIAL PERIFÉRICA

A paralisia facial periférica (PFP) é uma das piores complicações que podem ocorrer em cirurgia otológica. Ao abrir a mastoide para ressecção de tumores ou tratamento de infecções, apesar de indesejável, a PFP pode ser uma complicação inerente ao procedimento. Entretanto, na cirurgia de IC, em pacientes com anatomia normal, a PFP é desastrosa. A incidência de PFP é baixa (0,4 a 0,7%).[14,15] Apesar de necessário, o uso do monitoramento do nervo facial não substitui o conhecimento de anatomia e técnica adequada do cirurgião.

A identificação do nervo facial é fundamental para evitar lesões e complicações graves. A avaliação pré-operatória com exames de imagem, principalmente em pacientes com malformações, previne intercorrências. A lesão mais comum ocorre por edema do nervo facial no intraoperatório. O dano térmico é causado pela rotação da broca na região do recesso facial (durante a timpanotomia posterior ou na identificação da janela redonda) e resulta em vasodilatação e edema neural.[14] Se identificada PFP imediata, é fundamen-

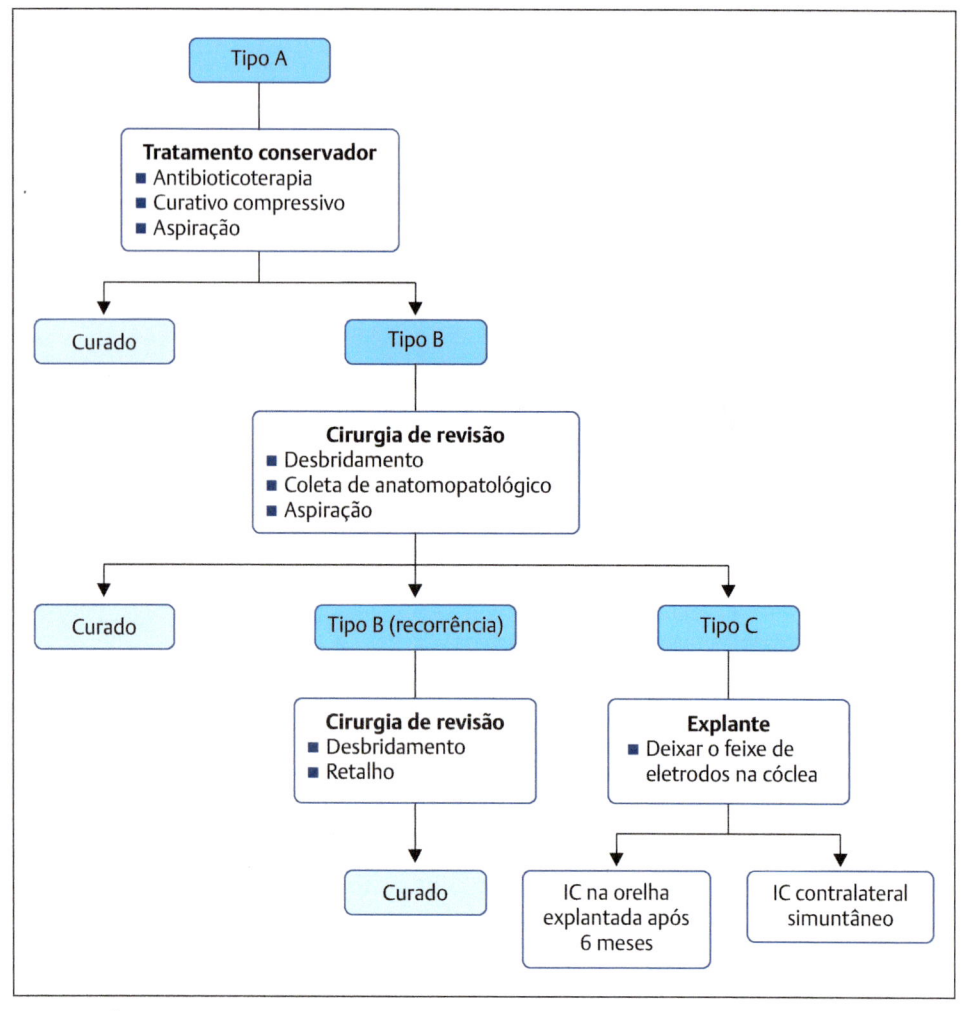

```
                    ┌─────────────┐
                    │   Tipo A    │
                    └──────┬──────┘
                           │
          ┌────────────────▼────────────────┐
          │   Tratamento conservador        │
          │   ■ Antibioticoterapia          │
          │   ■ Curativo compressivo        │
          │   ■ Aspiração                   │
          └────┬───────────────────────┬────┘
               │                       │
         ┌─────▼─────┐          ┌──────▼──────┐
         │  Curado   │          │   Tipo B    │
         └───────────┘          └──────┬──────┘
                                       │
                      ┌────────────────▼────────────────┐
                      │     Cirurgia de revisão         │
                      │   ■ Desbridamento               │
                      │   ■ Coleta de anatomopatológico │
                      │   ■ Aspiração                   │
                      └──┬──────────┬───────────────┬───┘
                         │          │               │
                   ┌─────▼───┐ ┌────▼─────────┐ ┌───▼────┐
                   │ Curado  │ │Tipo B        │ │ Tipo C │
                   └─────────┘ │(recorrência) │ └────┬───┘
                               └──────┬───────┘      │
                                      │              │
                        ┌─────────────▼───┐ ┌────────▼──────────┐
                        │Cirurgia de      │ │    Explante       │
                        │revisão          │ │ ■ Deixar o feixe  │
                        │■ Desbridamento  │ │   de eletrodos    │
                        │■ Retalho        │ │   na cóclea       │
                        └────────┬────────┘ └──────┬────────────┘
                                 │                 │
                            ┌────▼────┐    ┌───────▼──────┐ ┌──────────────┐
                            │ Curado  │    │IC na orelha  │ │IC contralat- │
                            └─────────┘    │explantada    │ │eral          │
                                           │após 6 meses  │ │simuntâneo    │
                                           └──────────────┘ └──────────────┘
```

Fig. 10-1. Fluxograma para manejo das complicações de retalhos em crianças usuárias de IC. (Adaptada de Bi *et al.*)[12]

COMPLICAÇÕES CIRÚRGICAS DO IMPLANTE COCLEAR

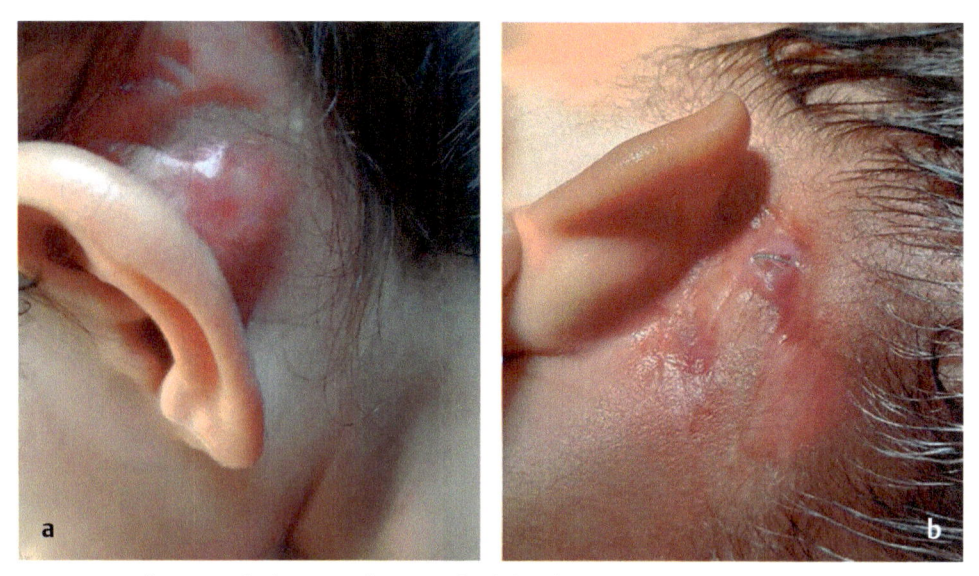

Fig. 10-2. Orelha esquerda de criança de 5 anos de idade submetida à segunda cirurgia de implante coclear. (**a**) Edema de partes moles (tipo B) – tratada com antibioticoterapia de amplo espectro. (**b**) Resolução da infecção, mas com exposição do feixe de eletrodos (tipo C).

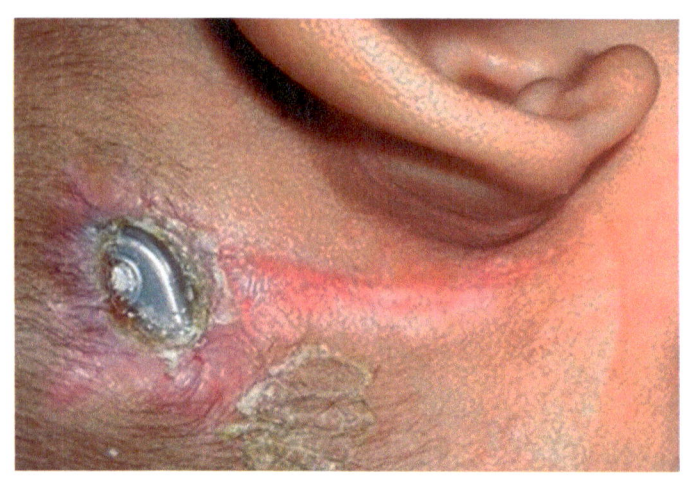

Fig. 10-3. Orelha direita de criança com exposição do componente interno (tipo C).

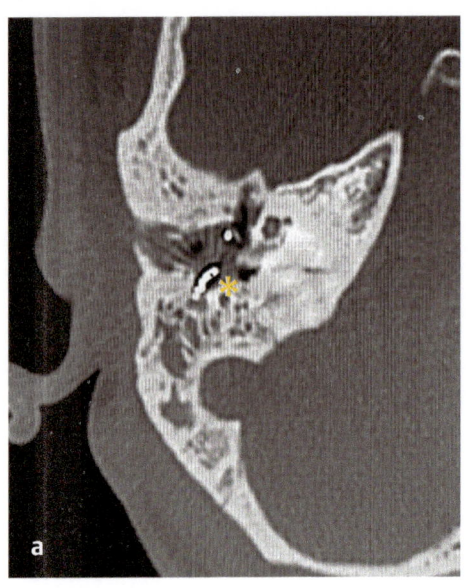

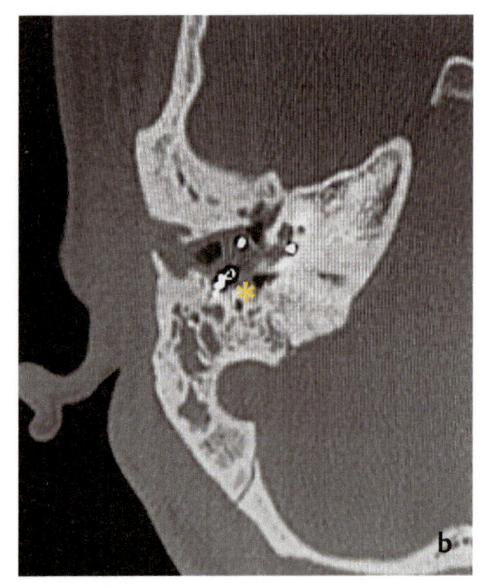

Fig. 10-4. Orelha direita. Tomografia computadorizada de mastoide, cortes axiais. (a,b) Pós-operatório tardio de implante coclear. Paciente apresentou colesteatoma (erosão da parede posterior do conduto auditivo externo (asterisco) e extrusão parcial do feixe de eletrodos.

tal reabordar a mastoide e fazer a descompressão do nervo o mais rapidamente possível. Quando há apenas lesão por edema, o prognóstico é mais favorável, mas se ocorrer lesão das fibras do nervo facial, o risco de paralisia permanente é mais elevado.

Paralisia Facial Tardia

Em alguns casos pode ocorrer PFP tardia (após algumas horas do procedimento ou mesmo dias depois). A disparidade no tempo e no curso clínico entre a paralisia facial imediata e tardia sugere que os mecanismos de lesão sejam diferentes. Fatores intraoperatórios, incluindo trauma mecânico e lesão térmica, podem causar inflamação progressiva, edema neural e isquemia resultando em paralisia algumas horas após o final da cirurgia.

A fisiopatologia da PFP após alguns dias da cirurgia é pouco compreendida. Há estudos que mostram surgimento de paralisia depois de 8 dias do procedimento.[16] Há várias teorias propostas, mas a reativação de um vírus tipo herpes (simples ou zóster) latente, presente no gânglio geniculado, parece mais provável. A reativação pode ocorrer após manipulação, transferência de calor, lesão no nervo corda do tímpano ou outros ramos sensoriais do nervo facial. Têm sido demonstradoos grandes aumentos na imunoglobulina (Ig)M e/ou IgG de herpes simples do tipo 1 e 2, e varicela-zóster em pacientes com paralisia facial de início tardio após estapedectomia e cirurgia de schwannoma vestibular.[14]

O tratamento da PFP é semelhante ao das outras causas. O uso de corticosteroides em altas dosagens é indicado, mas o benefício da associação de corticosteroide e antiviral permanece controverso, com a maioria dos ensaios controlados randomizados e metanálises não demonstrando vantagem sobre o corticosteroide como monoterapia. Aproximadamente 0,1% dos pacientes com sintomas tardios tem recuperação incompleta.[16]

ESTÍMULO DO NERVO FACIAL

A incidência da estimulação do nervo facial (ENF) varia de 0,9 a 14,9% nos usuários de IC. Normalmente está associada a otosclerose (mais comum), malformação coclear e fratura no osso temporal. Pode, também, ocorrer pela extrusão ou inserção parcial dos eletrodos e estímulo direto do nervo facial, principalmente na porção mastóidea. Os sintomas mais comuns são parestesia, espasmos faciais visíveis e dor.[17]

ENF durante o uso de IC é mais frequente em pacientes com otosclerose avançada, atingindo até 17% dos casos em alguns estudos.[18,19] Pode ser uma complicação menor ou maior, geralmente resolvida pela reprogramação ou desativação de parte dos eletrodos. No entanto, quando muitos eletrodos necessitam ser desativados, o desempenho do IC pode ser impactado negativamente. Em alguns casos pode ser necessário explante.

O risco para ENF na otosclerose avançada é menor em eletrodos perimodiolares. A migração do feixe de eletrodos para o conduto auditivo interno (CAI) também pode ocorrer. Neste caso, o exame de imagem pode ser útil para se fazer o diagnóstico e avaliar a necessidade de reposicionamento do eletrodo. Pacientes com malformações cocleares como cavidade comum e partição incompleta do tipo I e III têm maior risco de migração dos eletrodos para o CAI. Outros sintomas desagradáveis que podem aparecer após o IC em otosclerose muito avançada são zumbido, tontura e cefaleia.

ERRO DE INSERÇÃO DO FEIXE DE ELETRODOS

É um dos erros mais comuns em cirurgiões com pouca experiência. A incidência de inserção incompleta ocorre em até 2% dos pacientes com anatomia coclear normal, sendo mais prevalente em eletrodos de banda completa do que em perimodiolares.[20]

Para ter melhor resultado auditivo, o feixe de eletrodos deve ser inserido na rampa timpânica. A melhor forma de garantir que os eletrodos estarão nessa localização é introduzi-los pela janela redonda (JR). Às vezes a JR pode ser confundida com células hipotimpânicas que são abertas inadvertidamente e, na tentativa de inserção do IC, pode ocorrer até a quebra do componente interno. Para evitar esse tipo de erro, além de identificar a janela redonda, devemos também localizar a eminência piramidal e o estribo. O broqueamento do lábio superior do nicho da JR expõe a janela de forma mais adequada. Outra forma de confirmar a localização adequada da janela é movimentar o cabo do martelo e verificar se a membrana da JR também se movimenta (Figs. 10-5 a 10-7).

MIGRAÇÃO DO FEIXE DE ELETRODOS NA CÓCLEA

As complicações de posicionamento do eletrodo representam uma proporção significativa das complicações perioperatórias da IC e comprometem ganho auditivo dos pacientes. O planejamento cirúrgico cuidadoso e a imagem pré e intraoperatória adequados podem reduzir o risco e o impacto das complicações de posicionamento do eletrodo.
Em 2003, Eshraghi *et al.* criaram uma escala de trauma intracoclear causado pela inserção de três tipos diferentes de eletrodos perimodiolares em cadáveres (Quadro 10-2).[21]

Em cócleas com anatomia normais e não ossificadas, os eletrodos devem permanecer completamente na rampa timpânica após a inserção. A translocação escalar (TE) do feixe de eletrodos ocorre pela migração dos eletrodos da rampa timpânica para a rampa vestibular ou média, perfurando a partição intracoclear. Diminui a audição residual do paciente, além de levar a uma posição do feixe de eletrodos mais desfavorável para o estímulo do nervo coclear. Os eletrodos de banda completa têm risco significativamente menor de

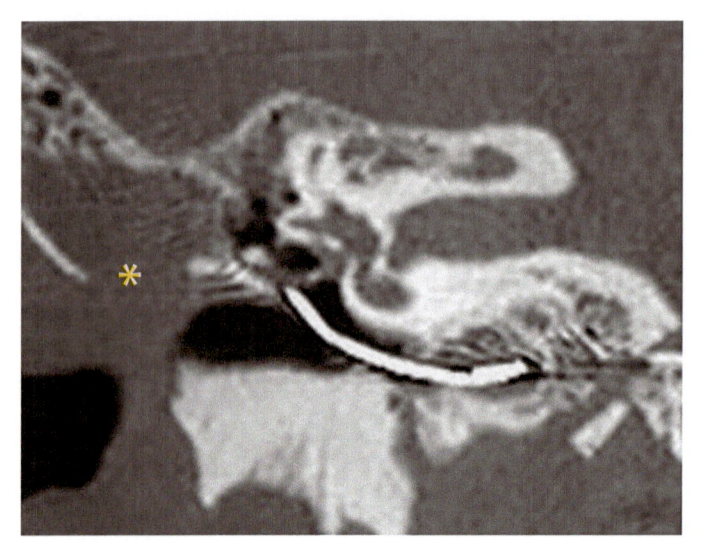

Fig. 10-5. Orelha direita. Tomografia computadorizada de mastoide, corte coronal. Implante coclear inserido na região do hipotímpano. Em asterisco, também é evidenciada erosão da parede do conduto auditivo externo.

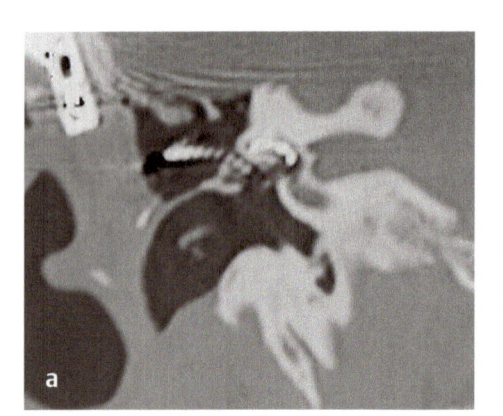

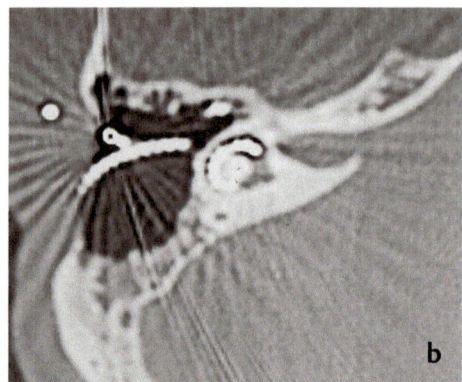

ig. 10-6. Orelha direita. Tomografia computadorizada de mastoide. (a) Corte coronal. (b) Corte axial. Implante coclear inserido no canal semicircular lateral.

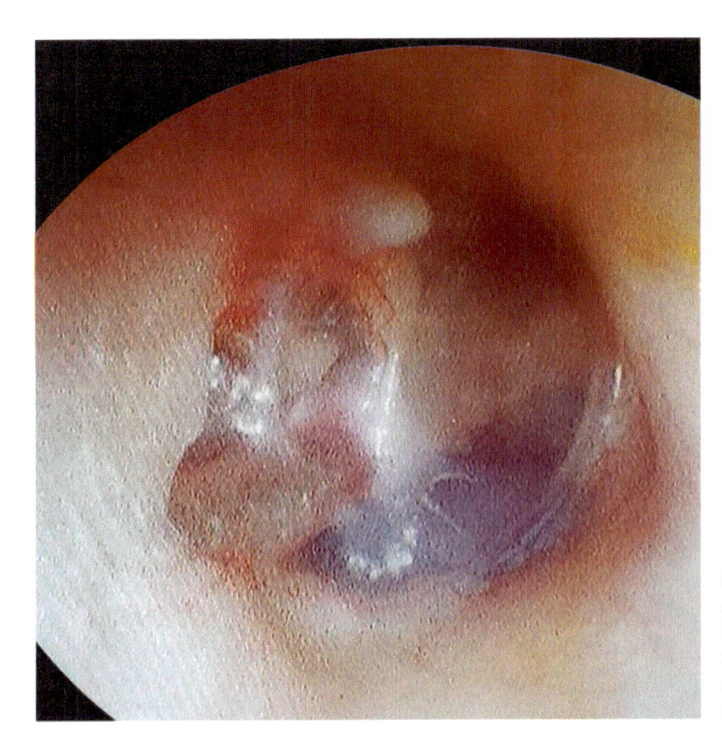

Fig. 10-7. Vídeo-otoscopia da orelha direita. Evidenciada extrusão do feixe de eletrodos retrotimpânico com erosão da região do epitímpano.

Quadro 10-2. Escala de Trauma Intracoclear Causado por Eletrodos Perimodiolares.

Grau	Lesão
0 (zero)	Não há trauma (inserção atraumática)
1	Leve elevação da membrana basilar, mas sem ruptura
2	Ruptura da membrana basilar
3	Translocação escalar do eletrodo
4	Fratura da parede do modíolo ou ruptura da estria vascular

Adaptado de Eshraghi et al.[21]

TE, quando comparado com eletrodos perimodiolares (7 vs 43%), mesmo se considerada apenas a inserção pela JR (2 vs 22%).[22]

A dobra da ponta do eletrodo (*tip fold-over* ou *rollover*) é outra complicação de inserção do IC. É pouco comum, menos de 2% das cirurgias, sendo mais frequente em eletrodos perimodiolares. Ocorre porque a ponta do eletrodo se dobra durante a inserção que pode não ser percebida pelo cirurgião. Normalmente o exame de neurotelemetria, realizado no intraoperatório, é normal. Pode ser corrigida antes de acordar o paciente, se identificada por imagens intraoperatórias ou em cirurgia de revisão, se identificado no pós-operatório e os pacientes apresentarem vertigem, desempenho auditivo desfavorável ou zumbido.[23]

TONTURA

O implante coclear tem impacto significativo na função vestibular. A incidência da disfunção vestibular, após cirurgia do IC, varia na literatura entre 39-74%. O tempo de duração pode ser de 2 dias até 2 anos.[24] Poucos pacientes relatam sintomas significativos no pós-operatório. Entretanto, nos casos que serão submetidos à cirurgia unilateral, a avaliação vestibular é importante. Se o lado escolhido tiver boa função vestibular e o lado contralateral apresentar hipofunção vestibular, há alto risco de causar hipofunção vestibular bilateral, podendo levar à perda do equilíbrio com grande limitação nas atividades diárias. Nestes casos é preferível escolher o lado de pior função vestibular.[25]

O surgimento da vertigem pode ser imediato ou tardio. O feixe de eletrodos prejudica a função fisiológica do órgão de Corti e estruturas labirínticas adjacentes.[26] Outros possíveis mecanismos são a alteração dos receptores vestibulares e efeitos sobre o sistema nervoso central.[27] Pacientes com perda auditiva profunda podem ter disfunção vestibular e relatar vertigem antes da cirurgia. Crianças raramente sofrem vertigem a longo prazo.[28] Entretanto, a disfunção vestibular e o comprometimento do equilíbrio têm sido identificados como importantes fatores de risco para falha de IC em crianças.[29] Os pacientes idosos se queixam de vertigem mais frequentemente após o implante coclear.[30]

O sáculo é o órgão mais afetado. A cirurgia de implante coclear tem efeito negativo significativo na prova de função calórica e no VEMP em adultos. Os fatores que mais influenciam na sintomatologia são idade avançada e etiologia da surdez.[31] Pacientes mais jovens podem compensar melhor após disfunção vestibular.[32] As técnicas de preservação auditiva e a inserção dos eletrodos pela janela redonda parecem preservar melhor, também, a função vestibular.[33] Assim, apesar de raros, os possíveis efeitos da cirurgia de IC no sistema vestibular devem ser comunicados aos pacientes antes da cirurgia.

GUSHER

O termo *gusher* é usado na literatura para descrever a saída de fluido claro profuso, ao fazer uma abertura no ouvido interno, por 10 a 20 minutos. Oozing é um fluxo intermitente de perilinfa em pequenas quantidades, que geralmente cessa após alguns segundos.[34] A incidência de *gusher* ocorre entre 40 e 50% dos pacientes com malformações da orelha interna.

O *gusher* deve ser controlado e tratado adequadamente pelo risco de fístula persistente. Aumenta a chance de meningite no pós-operatório. É mais observado em pacientes com partição incompleta do tipo I e III, mas também em alguns casos de partição incompleta do tipo II e em casos de aqueduto vestibular isolado. Um defeito na lâmina crivosa, na extremidade lateral do conduto auditivo interno, é a causa mais comum.

O tratamento do *gusher* varia conforme o serviço. O objetivo principal é selar a abertura da cóclea onde foi inserido o feixe de eletrodos. Há algumas marcas de implantes cocleares que desenvolveram eletrodos que facilitam o selamento. Fragmentos de músculo, fáscia, pericôndrio e cola biológica podem ser utilizados. Há alguns relatos de extrusão (expulsão) de eletrodos no pós-operatório tardio de pacientes que tiveram *gusher* atribuído à elevada pressão intracoclear.

Medidas adicionais para controlar fístula intratável são descritas na literatura como elevar cabeceira, reduzir o CO_2, uso de manitol com acetazolamida e punção lombar no intra e no pós-operatório (mantida por até 5 dias). No caso de falha de controle da fístula, pode ser necessária a realização de petrosectomia subtotal para o completo isolamento da orelha média.

COMPLICAÇÕES EM CRIANÇAS COM MENOS DE 1 ANO DE IDADE

A cirurgia de IC em pacientes com menos de 1 ano de idade é segura, quando realizada por cirurgião, anestesiologista e equipe de enfermagem experientes, assim como um hospital com estrutura adequada para atendimento de pacientes pediátricos. A taxa de complicações cirúrgicas e anestésicas para esses bebês com IC são comparáveis às cirurgias realizadas em crianças com mais de 1 ano de idade.[35]

Bebês com menos de 1 ano têm os ossos do crânio mais finos e mastoides significativamente menores. Apesar dessa anatomia, a orelha interna está totalmente desenvolvida desde o nascimento, não causando dificuldades para a inserção do feixe de eletrodos.

O volume total de sangue nessas crianças é significativamente menor do que as mais velhas, sendo necessária hemostasia efetiva para evitar a perda excessiva de sangue. Perdas de sangue em pequeno volume podem causar graves complicações. A cortical da mastoide muitas vezes tem maior teor de medula que tende a sangrar mais, mas pode ser resolvida com brocas diamantadas e cera de osso.[36]

Outra consideração importante é que o nervo facial está mais lateralizado na região do forame estilomastóideo, assim, cuidado para que a incisão não ultrapasse a ponta da mastoide. Da mesma forma, deve ser evitada a dissecção mais agressiva do periósteo nessa região pelo risco de lesão do nervo facial.

REFERÊNCIAS BIBLIOGRÁFICAS

1. Farinetti A, Ben Gharbia D, Mancini J, et al. Cochlear implant complications in 403 patients: comparative study of adults and children and review of the literature. Eur Ann Otorhinolaryngol Head Neck Dis. 2014;131(3):177-82.
2. Hansen S, Anthonsen K, Stangerup SE, et al. Unexpected findings and surgical complications in 505 consecutive cochlear implantations: a proposal for reporting consensus. Acta Otolaryngol. 2010;130(5):540-9.
3. Lenarz T. Cochlear implant – state of the art. GMS Curr Top Otorhinolaryngol Head Neck Surg. 2017;16:Doc04.
4. Cunningham CD, Slattery WH, Luxford WM. Postoperative infection in cochlear implant patients. Otolaryngol Head Neck Surg. 2004;131(1):109-14.
5. Theunisse HJ, Pennings RJE, Kunst HPM, et al. Risk factors for complications in cochlear implant surgery. Eur Arch Otorhinolaryngol. 2018;275(4):895-903.
6. Lalwani AK, Cohen NL. Does meningitis after cochlear implantation remain a concern in 2011? Otol Neurotol. 2012;33(1):93-5.
7. Reefhuis J, Honein MA, Whitney CG, et al. Risk of bacterial meningitis in children with cochlear implants. N Engl J Med. 2003;349(5):435-45.
8. Biernath KR, Reefhuis J, Whitney CG, et al. Bacterial meningitis among children with cochlear implants beyond 24 months after implantation. Pediatrics. 2006;117(2):284-9.
9. Luntz M, Teszler CB, Shpak T. Cochlear implantation in children with otitis media: second stage of a long-term prospective study. Int J Pediatr Otorhinolaryngol. 2004;68(3):273-80.
10. Kennedy RJ, Shelton C. Ventilation tubes and cochlear implants: what do we do? Otol Neurotol. 2005;26(3):438-41.
11. Cohen NL, Roland JT, Marrinan M. Meningitis in cochlear implant recipients: the North American experience. Otol Neurotol. 2004;25(3):275-81.
12. Bi Q, Chen Z, Lv Y, et al. Management of delayed-onset skin flap complications after pediatric cochlear implantation. Eur Arch Otorhinolaryngol. 2021;278(8):2753-61.
13. Kaila R, Evans RA. Cochlear implant infection due to cholesteatoma. Cochlear Implants Int. 2005;6(3):141-6.

14. Alzhrani F, Lenarz T, Teschner M. Facial palsy following cochlear implantation. Eur Arch Otorhinolaryngol. 2016;273(12):4199-207.
15. Fayad JN, Wanna GB, Micheletto JN, Parisier SC. Facial nerve paralysis following cochlear implant surgery. Laryngoscope. 2003;113(8):1344-6.
16. Joseph ST, Vishwakarma R, Ramani MK, Aurora R. Cochlear implant and delayed facial palsy. Cochlear Implants Int. 2009;10(4):229-36.
17. Eshraghi AA, Ila K, Ocak E, Telischi FF. Advanced otosclerosis: stapes surgery or cochlear implantation? Otolaryngol Clin North Am. 2018;51(2):429-40.
18. Marshall AH, Fanning N, Symons S, et al. Cochlear implantation in cochlear otosclerosis. Laryngoscope. 2005;115(10):1728-33.
19. Rayner MG, King T, Djalilian HR, et al. Resolution of facial stimulation in otosclerotic cochlear implants. Otolaryngol Head Neck Surg. 2003;129(5):475-80.
20. Ishiyama A, Risi F, Boyd P. Potential insertion complications with cochlear implant electrodes. Cochlear Implants Int. 2020;21(4):206-19.
21. Eshraghi AA, Yang NW, Balkany TJ. Comparative study of cochlear damage with three perimodiolar electrode designs. Laryngoscope. 2003;113(3):415-9.
22. Jwair S, Prins A, Wegner I, et al. Scalar translocation comparison between lateral wall and perimodiolar cochlear implant arrays – a meta-analysis. Laryngoscope. 2021;131(6):1358-68.
23. Dhanasingh A, Jolly C. Review on cochlear implant electrode array tip fold-over and scalar deviation. J Otol. 2019;14(3):94-100.
24. Rah YC, Park JH, Choi BY, Koo JW. Dizziness and vestibular function before and after cochlear implantation. Eur Arch Otorhinolaryngol. 2016;273(11):3615-21.
25. Ribári O, Küstel M, Szirmai A, Répássy G. Cochlear implantation influences contralateral hearing and vestibular responsiveness. Acta Otolaryngol. 1999;119(2):225-8.
26. Todt I, Basta D, Ernst A. Does the surgical approach in cochlear implantation influence the occurrence of postoperative vertigo? Otolaryngol Head Neck Surg. 2008;138(1):8-12.
27. Coordes A, Basta D, Götze R, et al. Sound-induced vertigo after cochlear implantation. Otol Neurotol. 2012;33(3):335-42.
28. Thierry B, Blanchard M, Leboulanger N, et al. Cochlear implantation and vestibular function in children. Int J Pediatr Otorhinolaryngol. 2015;79(2):101-4.
29. Wolter NE, Gordon KA, Papsin BC, Cushing SL. Vestibular and balance impairment contributes to cochlear implant failure in children. Otol Neurotol. 2015;36(6):1029-34.
30. Chen X, Zhang F, Qin Z. Influence of cochlear implantation on vestibular function. Acta Otolaryngol. 2016;136(7):655-9.
31. Ibrahim I, da Silva SD, Segal B, Zeitouni A. Effect of cochlear implant surgery on vestibular function: meta-analysis study. J Otolaryngol Head Neck Surg. 2017;46(1):44.
32. Hänsel T, Gauger U, Bernhard N, et al. Meta-analysis of subjective complaints of vertigo and vestibular tests after cochlear implantation. Laryngoscope. 2018;128(9):2110-23.
33. Karimi D, Mittmann P, Ernst A, Todt I. Surgical treatment of vertigo in cochlear implantees by electrode resealing. Acta Otolaryngol. 2017;137(10):1031-4.
34. Vashist S, Singh S. CSF Gusher in Cochlear Implant Surgery-does it affect surgical outcomes? Eur Ann Otorhinolaryngol Head Neck Dis. 2016;133(1):S21-4.
35. Deep NL, Purcell PL, Gordon KA, et al. Cochlear Implantation in infants: evidence of safety. Trends Hear. 2021;25:23312165211014695.
36. Roland JT, Cosetti M, Wang KH, et al. Cochlear implantation in the very young child: Long-term safety and efficacy. Laryngoscope. 2009;119(11):2205-10.

PRÓTESES ESTEEM®

Ricardo Ferreira Bento ▪ Mariana Hausen Pinna

INTRODUÇÃO

Sabe-se que a maioria dos pacientes com perda auditiva, usuários de aparelhos convencionais, sonha com a possibilidade de ouvir durante o sono, atividades aquáticas e banho. Além disso, muitos ainda se queixam, esteticamente, do uso de aparelhos de amplificação sonora, alguns até rejeitam seu uso por esse motivo. Na tentativa de sanar essas queixas, busca-se o desenvolvimento de próteses sem partes externas visíveis, nesse contexto surge o **Esteem**®.

Trata-se de uma prótese totalmente implantável, sem partes externas visíveis,[1] de tecnologia piezoelétrica. Utiliza-se da anatomia normal da orelha para seu funcionamento, em uma tentativa de tornar a audição o mais natural possível e sem a necessidade de utilização de microfone implantável.

A grande vantagem de um sistema sem componentes externos é possibilitar o uso em todas as situações do cotidiano, incluindo sono, banho e atividades aquáticas.[1-3]

O fato de não possuir microfone implantável diminui o gasto energético para anular os sons internos do organismo: respiração, mastigação, batimentos cardíacos. A ausência de microfone deve-se à captação do som diretamente pelo sistema membrana timpânica/cadeia ossicular.[3]

A empresa responsável por seu desenvolvimento e manufatura é americana, a Envoy Medical. Foi aprovada para comercialização nos EUA em 2011 e está em fase de aprovação no Brasil.

O SISTEMA

O sistema piezoelétrico Esteem® consiste em dois transdutores e um processador de som, no qual está contida a bateria (Fig. 11-1).[3]

Os transdutores são o sensor e o *driver*. O sensor é acoplado ao corpo da bigorna por meio de cimento de ionômero de vidro e capta a onda mecânica, convertendo-a em corrente elétrica que é enviada ao processador de som. O *driver* é acoplado ao capítulo do estribo e recebe o estímulo elétrico e o transforma em energia mecânica que será transmitida à platina e orelha interna.[4,5]

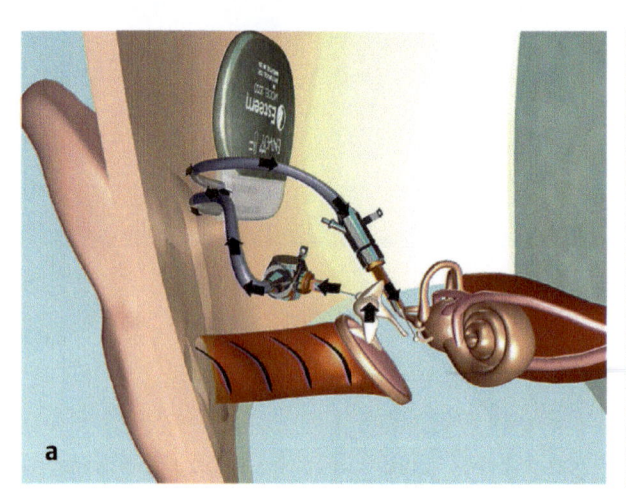

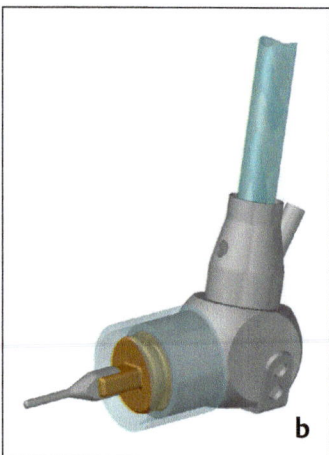

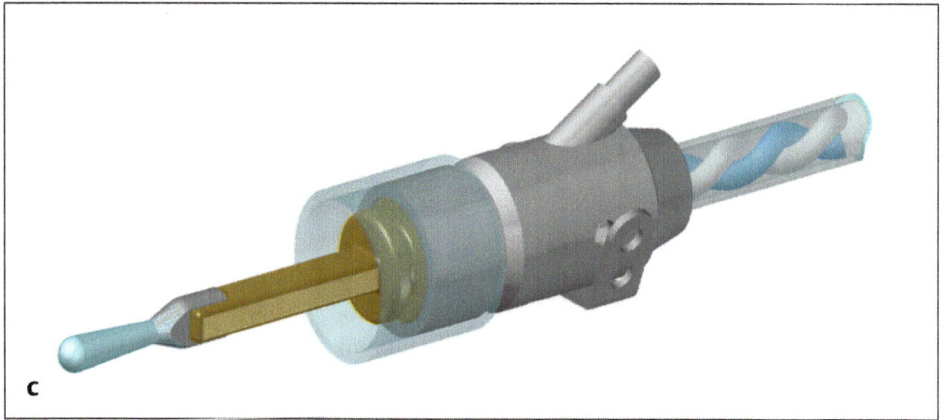

Fig. 11-1. (a) Processador de som, sensor e *driver* em posição. **(b)** Sensor que é acoplado ao ramo corpo da bigorna. **(c)** *Driver* que deve ser acoplado ao capítulo do estribo.

O processador de som é analógico e filtra e amplifica o sinal elétrico recebido. A bateria está contida em seu interior. O consumo energético é baixo, pois não há microfone implantável, a captação do som é feita pelo sistema membrana/bigorna/sensor, diminuindo a necessidade de o processador reduzir sons internos como: respiração, mastigação e batimentos cardíacos.[3]

A troca de baterias deve ser feita, em média, a cada 7 anos e requer um procedimento cirúrgico de menor porte.

INDICAÇÕES

Está indicado em pacientes com mais de 18 anos com perdas neurossensoriais bilaterais de moderada a severa e boa discriminação, ou seja, superior a 50% de compreensão de palavras em teste de campo livre com prótese auditiva.[3]

O Esteem® não é indicado para pacientes com perdas condutivas ou mistas, e para sua implantação há necessidade de anatomia normal da orelha média.

AVALIAÇÃO PRÉ-OPERATÓRIA

Os candidatos ao procedimento devem ser submetidos à avaliação médica e fonoaudiológica especializada.

O pior lado audiológico, com pior desempenho com prótese auditiva deve ser escolhido para implantação.

O paciente deve ter otoscopia normal com tomografia de ossos temporais de alta resolução mostrando anatomia normal e espaço suficiente na mastoide para colocação dos transdutores. O tamanho do osso temporal é importante para o procedimento, pois ossos pouco pneumatizados inviabilizam a cirurgia por causa das dimensões do Esteem®.

Pacientes com perda condutiva, retrococlear ou central não podem ser submetidos ao procedimento.[3]

TÉCNICA CIRÚRGICA

Trata-se de um procedimento delicado, que deve ser realizado por cirurgiões com experiência em cirurgia otológica.

Realiza-se uma incisão retroauricular em S (Fig. 11-2a). Em região retroauricular, num ângulo de cerca de 30 graus com o conduto auditivo externo, confecciona-se amplo nicho para a colocação do processador de som que contém a bateria (Fig. 11-2b).

Para o acesso é realizada mastoidectomia ampla com abertura do recesso facial, passo primordial na cirurgia.

A integridade e a movimentação da cadeia ossicular são testadas através de um *laser* vibrômetro ossículos rígidos inviabilizam o procedimento. A bigorna é, então, desarticulada do estribo e procede-se à remoção do seu ramo longo (Fig. 11-2c).

A mucosa que reveste o capítulo deve ser cuidadosamente removida para permitir a fixação da prótese. Trata-se de um estribo móvel. Esse passo é extremamente delicado e deve ser realizado com cautela (Fig. 11-2d).

O sensor é acoplado ao corpo da bigorna e o *driver*, ao capítulo do estribo. A fixação do sensor e do *driver* é feita por cimento de ionômero de vidro (Fig. 11-2e).

Após o posicionamento da prótese, todo o sistema é testado com *laser* vibrômetro e há possibilidade de se prever o ganho funcional que o indivíduo terá no pós-operatório. Em caso de ganho inadequado, o posicionamento da prótese deve ser refeito.

Quando o ganho está adequado, as extremidades do sensor e do *driver* são acopladas ao processador de som.

Após o fechamento por planos, realiza-se curativo compressivo que deve ser mantido por 24 horas, refeito, e mantido por outras 24 horas. A retirada dos pontos é feita entre 10 a 14 dias de pós-operatório.

O aparelho é ativado 45 dias após a cirurgia. A bateria tem duração de 5 a 7 anos e deve ser trocada sob anestesia local e incisão retroauricular após este período. Para esse procedimento, as extremidades do sensor e *driver* são desconectadas do processador e reconectadas ao novo processador/bateria.

RESULTADOS

Os resultados audiológicos com a prótese totalmente implantável Esteem são satisfatórios, mas o que mais chama a atenção é a satisfação auditiva e melhora da qualidade de vida dos pacientes.[4,6]

Estudos a longo prazo, com acompanhamento de 5 anos após ativação do implante mostram índice de reconhecimento de fala igual ou superior ao aparelho auditivo em 90%

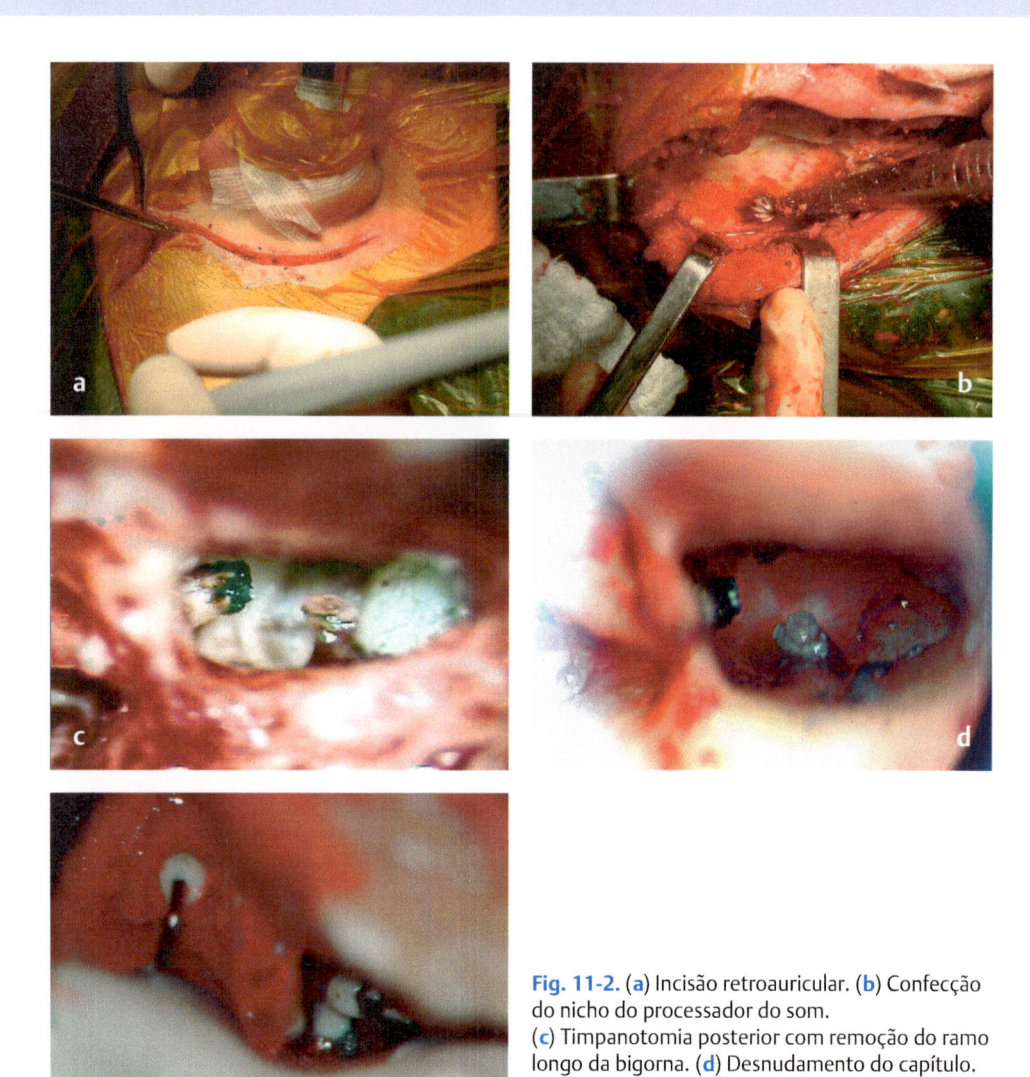

Fig. 11-2. (**a**) Incisão retroauricular. (**b**) Confecção do nicho do processador do som.
(**c**) Timpanotomia posterior com remoção do ramo longo da bigorna. (**d**) Desnudamento do capítulo.
(**e**) Aspecto final dos transdutores em posição.
(Fonte: arquivo pessoal dos autores.)

dos pacientes, além disso não há efeito deletério à orelha interna com o tempo de uso. No estudo com maior casuística, com 62 pacientes e acompanhamento de 5 anos, houve 5 revisões cirúrgicas e 3 explantações.[6]

Apesar dos benefícios comprovados, ainda há muitos desafios a serem superados: alto custo, ausência de cobertura de seguros de saúde, alta complexidade cirúrgica e impossibilidade de realização de ressonância após a implantação.

CONCLUSÕES

A possibilidade de uso em qualquer situação, benefícios estéticos e a ausência de microfone tornam esta prótese única e muito interessante.[4,5]

Entretanto, a cirurgia é um procedimento bastante delicado e longo, e o tamanho dos transdutores é um fator crítico. Outra desvantagem é a necessidade de remoção do ramo longo da bigorna em uma orelha com anatomia previamente normal. A troca frequente de baterias é outro fator que precisa ser pesado no pré-operatório e deve ser esclarecido ao paciente. Espera-se que com o avanço dos microcomponentes eletrônicos esses desafios sejam minimizados.

Estudos atuais sugerem que a qualidade sonora é superior aos AASI, assim como a satisfação geral dos indivíduos implantados, por permitir seu uso em qualquer situação, incluindo sono, atividades aquáticas e esportes.[4,6]

REFERÊNCIAS BIBLIOGRÁFICAS

1. Huttenbrink KB. Current status and critical reflections on implantable hearing aids. Am J Otology. 1999;20:409-15.
2. Backousa DD, Dukeb W. Implantable middle ear hearing devices: current state of technology and market challenges. Curr Opin Otol Head Neck Surg. 2006;14:314-8.
3. Chen DA, Backous DD, Arriaga MA, et al. Phase 1 clinical trial results of the envoy system: a totally implantable middle ear device for sensorineural hearing loss. Otol Head Neck Surg. 2004;131:904-16.
4. Snik FM, Moulder J, Cremers C, Noten J. Middle ear implants; patients' satisfaction, 9th International Conference on Cochlear Implants, Vienna Austria. 2006.
5. Ko WH, Zhu WL, Kane M, et al. Engineering principles applied to implantable otologic devices. Otolaryngol Clin North Am. 2001;34:299-314.
6. Shohet JA, Krauss EM, Catalano PJ, Toh E. Totally implantable hearing system: five year hearing results. Laryngoscope. 2018;128:210-6.

ÍNDICE REMISSIVO

Entradas acompanhadas por *f* ou *q* em itálico indicam figuras e quadros, respectivamente.

A

Acopladores
  de janela redonda, 67*f*
  de ramo longo, 66*f*
  em clip, 67*f*
  para janela oval, 68*f*
Anomalias
  de abertura coclear, 125
Aparato auditivo
  desenvolvimento do, 19
Aparelho de amplificação sonora individual (AASI), 63, 95
Aplasia
  coclear, 122
    tipos, 122
  labiríntica
    completa, 121
      achados radiológicos, 121
      definição, 121
Aqueduto
  vestibular
    alargado, 125
Audição
  binaural, 111
Audiograma
  em pacientes com hipoacusia, 72*f*
  na perda auditiva, 20*f*
Audiólogo, 5
Audiometria, 98
  com reforço visual, 23
  lúdica, 24
  tonal limiar, 24

B

BAHA ATTRACT, 46
  desafios do, 46
  técnica cirúrgica, 47
    cirurgia de estágio único, 47
      componentes, 48
      curativo, 52
      implantação, 50
      incisão e retalho, 49
      nivelamento do leito ósseo, 51
      perfuração, 49
      preparação do paciente, 48
      redução tecidual
        e reposicionamento do retalho, 52
    cirurgia em dois estágios, 52
      colocação do implante, 52
      curativos, 53
      reposicionamento do retalho, 53
Bevacizumab, 83
BONEBRIDGE, 53
  benefício do, 54
  definição, 53, 54*f*
  técnica cirúrgica, 54
    colocação e fixação, 54
    fechamento, 55
    incisão, 54

C

Cavidade
  comum, 122
    definição, 122
    localização, 123
Classificação de Lloyd e Kaplan, 24
Classificação de Northern & Downs, 24
Cócleas
  anomalias
    de partição incompleta, 124
  malformadas, 119
  ossificadas, 113
Colesteatoma, 137
  tratamento, 137
Comitê Misto de Audição Infantil, 15
Comunicação
  oral, 1
Conduto do canal auditivo, 44

D

Diagnóstico audiológico
  determinação do, 23
Disfunção auditiva
  específica, 7
Displasia
  de Mondini, 10
Doença
  de Charcot-Marie-Tooth, 8

E

Educação oral, 2
Eletrocautério
  monopolar, 56
Eletrococleografia, 26
  no diagnóstico otológico, 26
Escola para surdos, 1
Esteem, 63
  próteses, 147
Estimulação
  bimodal, 112
Exames
  audiológicos e
    otorrinolaringológicos, 3
  de emissões otoacústicas (EOA), 15, 25
  de imagem, 99

F

Falha
  do dispositivo interno, 135
Feixe de eletrodos
  erro de inserção do, 141
  na cóclea
    migração do, 141
Função vestibular
  tontura, 143

G

Genética
  e perda da audição, 7
    em neonatos
      diagnóstico, 14
    etiologia da, 8
    genes associados, *13q*
    hereditária
      diagnóstico da, 14
    síndromes que manifestam a, 11
Gusher, 144
  controle de, 12
  tratamento, 144

H

Hiperemia
  da pele, 71

Hipoacusia
  neurossensorial, 71, 95
Hipoplasia
  coclear, *103f*, 123
    tipos, 123

I

Implante(s)
  auditivo
    de tronco encefálico, 77
      avaliação e critérios de indicação, 81
        aconselhamento e orientação, 82
        complicações, 89
          principais, *90q*
        da leitura orofacial, 82
        fonoaudiológica, 82
        outros candidatos, 82
        pacientes com neurofibromatose tipo
          II, 83
        pós-operatório, 90
        potencial auditivo eletricamente
          evocado
            intraoperatório, 88
        pré-operatória, 81
        procedimento cirúrgico, 84
          via retrolabiríntica ampliada, 88
          via translabiríntica, 86
      histórico, 77
  cocleares, 2, 16
    bilateral, 111
    complicações cirúrgicas do, 135
      colesteatoma, 137
      complicações em crianças
        com menos de 1 ano de idade, 144
      erro de inserção do feixe de eletrodos,
        141
      estímulo do nervo facial, 140
      falha do dispositivo interno, 135
      Gusher, 144
      infecção(ões), 136
        cutâneas, 137
        na orelha média, 136
      migração do feixe de eletrodos
        na cóclea, 141
      paralisia facial periférica, 137
      paralisia facial tardia, 140
      tontura, 143
    fatores críticos para o sucesso dos, 16
    indicações, cirurgia, exames pré e pós-
      vacinação, 95
      avaliação fonoaudiológica, 97
        adultos, 98
        crianças, 98
      avaliação propedêutica, 96

cirurgia, 107
cócleas ossificadas, 113
componentes, 96
contraindicações gerais, 107
critérios de indicação, 106
eletrodos, 109
  perimodiolares, 109
  retos, 110
em surdez unilateral, 112
estimulação bimodal, 112
exames de imagem, 99
  malformações, 100
  ossificação coclear, 104
  otosclerose, 100
  tumores, 106
híbrido, 113
  critérios de indicação, 113
história, 96
preservação auditiva, 108
ressonância magnética, 114
telemetria, 111
vacinação, 114
malformações
  cócleas malformadas
    anormalidades do nervo coclear, 127
    cavidades radicais, 119
      classificação, 119
      malformações, 119-127

L

Leitura
  orofacial, 82
Limiar de Detecção de Voz (LDV), 24
Limiar de Reconhecimento de Fala (LRF), 24
Linguagem
  dos sinais, 1
Logoaudiometria, 24
  definição, 24
Luschka
  forame de, 84, *85f*, 88

M

Manobra de Valsalva, 87

N

Necrose
  da pele do retalho, 60
Neonatos
  surdez em
    diagnóstico da, 15
    incidência de, 19
Nervo
  coclear, 127
    anormalidades do, 127

    ausente, 128
    hipoplásico, 128
    normal, 127
    vestibulococlear, 128
  facial
    estímulo do, 140
    incidência da, 140
  vestibulococlear, 19
Neurofibromatose
  tipo II, 77
    pacientes com, 83
Neuropatia
  auditiva, 16
    distúrbio do espectro da, 8
    diagnóstico da, 22
Neurotelemetria
  intraoperatória, *112f*

O

Orelha interna
  malformação da, 100, 119
  características da, *120q*
    classificação, 119
    implante coclear
      indicações do, 128
        critérios anatômicos, 130
        critérios audiológicos, 129
        técnica cirúrgica, 130
Orelha média
  infecções na, 136
    agente envolvido, 136
  próteses auditivas de, 63
    OTOTRONIX MAXUM, 71
      cirurgia, 73
      contraindicações, 73
      definição, 71
      indicações, 71
        e comparações, *74q*
      resultados, 73
    VIBRANT SOUNDBRIDGE, 64
      cirurgia, 68
      dois componentes, 64
      e otosclerose, 70
      complicações, 70
        intraoperatórias, 70
        pós-operatórias, 71
        em malformações, 70
      fabricação, 65
      indicações, 68
Organização Internacional, 5
Organização Mundial de Saúde (OMS), 2, 3
OSIA2, 56
  técnica cirúrgica, 56
    descolamento, 57

escolha do acesso, 56
fechamento, 58
marcação e medidas, 56
posicionamento do implante, 57
Ossificação
coclear, 104
definição, 104
Otite
infecciosa, 5
média
aguda, 136
fatores de risco, 137
crônica, 2
Otocisto
rudimentar, 121
definição, 121
Otosclerose, 31, 70, 100

P

Paralisia facial
periférica, 137
dano térmico, 137
tardia, 140
fisiopatologia, 140
tratamento, 140
Perda auditiva
audiograma na, *20f*
causas, 20
classificação, 20
do grau de, *24q, 25q*
definição, 2
diagnóstico da, 7
e genética, 7
exames eletrofisiológicos
para diagnóstico da, 19
avaliação por imagem na investigação da, 27
métodos de avaliação, 22
hereditária
diagnóstico etiológico da, 14
impacto da, 5
neonatal
incidência de, 19
não sindrômica, 9
genes associados à, *13q*
no Brasil
e no mundo, 1
diagnóstico, 3
em diferentes regiões, *4f*
prevalência da surdez, *4q*
prevenção da, 2
níveis de, 2
principais síndromes que manifestam a, *11q*
sensorioneural, 7
unilateral, 2

Potencial evocado auditivo
de tronco encefálico (PEATE), 16, 26
eletricamente, 88
principal aplicação do, 26
Próteses auditivas, 2, 3, 5
ancoradas no osso temporal
percutâneas (PAAO), 29
cirurgia para implante das PAAO, 33
técnica de incisão linear
em estágio único, 33
cicatrização e reabilitação, 36
curativo, 35
instalação da *abutment*, 35
perfuração, 35
técnica minimamente invasiva com *punch*, 36
incisão, 37
instalação do implante e curativo, 37
perfuração, 37
complicações cirúrgicas, 37
falhas de osteointegração, 39
dor, 39
intraoperatórias, 37, 38
pós-operatórias
de tecidos moles, 38
contraindicações, 32
indicações, 30
critérios audiológicos de, 32
tipos, 29
de ancoramento ósseo (PAAO)
transcutâneas, 43
avaliação propedêutica, 44
BAHA ATTRACT, 46
técnica cirúrgica, 47
BONEBRIDGE, 53
técnica cirúrgica, 53
critérios audiológicos de indicação, 45
indicações médicas, 44
OSIA2, 56
técnica cirúrgica, 56
seleção do lado a ser implantado, 46
bilateral, 46
unilateral, 46
seleção do tipo de sistema implantado, 45
de orelha média, 63
ESTEEM, 147
avaliação pré-operatória, 149
indicações, 148
o sistema, 147
resultados, 149
técnica cirúrgica, 149
reabilitação com, 7

Q
Queloides, 60

R
Ressonância magnética, 27, *101f, 103f, 106f,* 114
  na investigação
    da perda auditiva, 27, 44
Retinose pigmentar, 12

S
Sanger
  sequenciamento, 15
Síndrome
  de Alport, 12
  de Pendred, 10
  de Usher, 11
Sistema Carina, 63
Sociedade Brasileira de Otologia, 3
Surdez
  em neonatos
    diagnóstico da, 15
  etiologia genética da, 8, *10q*
  formas sindrômicas de, 8
  na infância
    causas de, *21q*
  neurossensorial, 3, 9
  profunda, 2
  unilateral
    implante coclear em, 112

T
Telemetria, 111
  de resposta neural, 111
  indicação, 111
Timpanograma
  classificação do, *26q*
Timpanometria, 24
  convencional, 25
Timpanotomia
  posterior, 107
Tomografia computadorizada, 27
  de mastoide, *101f*
  na investigação
    da perda auditiva, 27, 44
Tronco encefálico
  implante auditivo de, 77

V
Vacinação, 114
Valsalva
  manobra de, 87
Vibroplastia
  de janela redonda, *69f*
Vídeo-otoscopia
  da orelha direita, *143f*